全国中医药行业高等教育"十四五"规划教材
全国高等中医药院校规划教材（第十一版）

康复医学

（新世纪第二版）

（供康复治疗学、中医康复学、中医学、中西医临床医学、

护理学等专业用）

主　编　张　宏　苏友新

U0345928

中国中医药出版社
·北　京·

图书在版编目（CIP）数据

康复医学 / 张宏，苏友新主编 .--2 版 .-- 北京：
中国中医药出版社，2024.11.--（全国中医药行业高等
教育"十四五"规划教材）
ISBN 978-7-5132-8919-1

Ⅰ.R49

中国国家版本馆 CIP 数据核字第 202458N4B5 号

融合出版数字化资源服务说明

全国中医药行业高等教育"十四五"规划教材为融合教材，各教材相关数字化资源（电子教材、PPT 课件、视频、复习思考题等）在全国中医药行业教育云平台"医开讲"发布。

资源访问说明

扫描右方二维码下载"医开讲 APP"或到"医开讲网站"（网址：www.e-lesson.cn）注册登录，输入封底"序列号"进行账号绑定后即可访问相关数字化资源（注意：序列号只可绑定一个账号，为避免不必要的损失，请您刮开序列号立即进行账号绑定激活）。

资源下载说明

本书有配套 PPT 课件，供教师下载使用，请到"医开讲网站"（网址：www.e-lesson.cn）认证教师身份后，搜索书名进入具体图书页面实现下载。

中国中医药出版社出版

北京经济技术开发区科创十三街 31 号院二区 8 号楼

邮政编码　100176

传真　010-64405721

廊坊市祥丰印刷有限公司印刷

各地新华书店经销

开本 889×1194　1/16　印张 18.5　字数 510 千字
2024 年 11 月第 2 版　2024 年 11 月第 1 次印刷
书号　ISBN 978-7-5132-8919-1

定价　69.00 元

网址　www.cptcm.com

服 务 热 线　010-64405510　　微信服务号　zgzyycbs
购 书 热 线　010-89535836　　微商城网址　https://kdt.im/LIdUGr
维 权 打 假　010-64405753　　天猫旗舰店网址　https://zgzyycbs.tmall.com

如有印装质量问题请与本社出版部联系（010-64405510）

全国中医药行业高等教育"十四五"规划教材
全国高等中医药院校规划教材（第十一版）

专家指导委员会

匡海学（黑龙江中医药大学教授、教育部高等学校中药学类专业教学指导委员会主任委员）

吕志平（南方医科大学教授、全国名中医）

吕晓东（辽宁中医药大学党委书记）

朱卫丰（江西中医药大学校长）

朱兆云（云南中医药大学教授、中国工程院院士）

刘　良（广州中医药大学教授、中国工程院院士）

刘松林（湖北中医药大学校长）

刘叔文（南方医科大学副校长）

刘清泉（首都医科大学附属北京中医医院院长）

李可建（山东中医药大学校长）

李灿东（福建中医药大学校长）

杨　柱（贵州中医药大学党委书记）

杨晓航（陕西中医药大学校长）

肖　伟（南京中医药大学教授、中国工程院院士）

吴以岭（河北中医药大学名誉校长、中国工程院院士）

余曙光（成都中医药大学校长）

谷晓红（北京中医药大学教授、教育部高等学校中医学类专业教学指导委员会主任委员）

冷向阳（长春中医药大学校长）

张忠德（广东省中医院院长）

陆付耳（华中科技大学同济医学院教授）

阿吉艾克拜尔·艾萨（新疆医科大学校长）

陈　忠（浙江中医药大学校长）

陈凯先（中国科学院上海药物研究所研究员、中国科学院院士）

陈香美（解放军总医院教授、中国工程院院士）

易刚强（湖南中医药大学校长）

季　光（上海中医药大学校长）

周建军（重庆中医药学院院长）

赵继荣（甘肃中医药大学校长）

郝慧琴（山西中医药大学党委书记）

胡　刚（江苏省政协副主席、南京中医药大学教授）

侯卫伟（中国中医药出版社有限公司董事长）

姚　春（广西中医药大学校长）

徐安龙（北京中医药大学校长、教育部高等学校中西医结合类专业教学指导委员会主任委员）

高秀梅（天津中医药大学校长）

高维娟（河北中医药大学校长）

郭宏伟（黑龙江中医药大学校长）

唐志书（中国中医科学院副院长、研究生院院长）

彭代银（安徽中医药大学校长）

董竞成（复旦大学中西医结合研究院院长）

韩晶岩（北京大学医学部基础医学院中西医结合教研室主任）

程海波（南京中医药大学校长）

鲁海文（内蒙古医科大学副校长）

翟理祥（广东药科大学校长）

秘书长（兼）

陆建伟（国家中医药管理局人事教育司司长）

侯卫伟（中国中医药出版社有限公司董事长）

办公室主任

周景玉（国家中医药管理局人事教育司副司长）

李秀明（中国中医药出版社有限公司总编辑）

办公室成员

陈令轩（国家中医药管理局人事教育司综合协调处处长）

李占永（中国中医药出版社有限公司副总编辑）

张峘宇（中国中医药出版社有限公司副总经理）

芮立新（中国中医药出版社有限公司副总编辑）

沈承玲（中国中医药出版社有限公司教材中心主任）

编审专家组

全国中医药行业高等教育"十四五"规划教材
全国高等中医药院校规划教材（第十一版）

组　长

余艳红（国家卫生健康委员会党组成员，国家中医药管理局党组书记、局长）

副组长

张伯礼（天津中医药大学教授、中国工程院院士、国医大师）

秦怀金（国家中医药管理局副局长、党组成员）

组　员

陆建伟（国家中医药管理局人事教育司司长）

严世芸（上海中医药大学教授、国医大师）

吴勉华（南京中医药大学教授）

匡海学（黑龙江中医药大学教授）

刘红宁（江西中医药大学教授）

翟双庆（北京中医药大学教授）

胡鸿毅（上海中医药大学教授）

余曙光（成都中医药大学教授）

周桂桐（天津中医药大学教授）

石　岩（辽宁中医药大学教授）

黄必胜（湖北中医药大学教授）

前 言

为全面贯彻《中共中央 国务院关于促进中医药传承创新发展的意见》和全国中医药大会精神，落实《国务院办公厅关于加快医学教育创新发展的指导意见》《教育部 国家卫生健康委 国家中医药管理局关于深化医教协同进一步推动中医药教育改革与高质量发展的实施意见》，紧密对接新医科建设对中医药教育改革的新要求和中医药传承创新发展对人才培养的新需求，国家中医药管理局教材办公室（以下简称"教材办"）、中国中医药出版社在国家中医药管理局领导下，在教育部高等学校中医学类、中药学类、中西医结合类专业教学指导委员会及全国中医药行业高等教育规划教材专家指导委员会指导下，对全国中医药行业高等教育"十三五"规划教材进行综合评价，研究制定《全国中医药行业高等教育"十四五"规划教材建设方案》，并全面组织实施。鉴于全国中医药行业主管部门主持编写的全国高等中医药院校规划教材目前已出版十版，为体现其系统性和传承性，本套教材称为第十一版。

本套教材建设，坚持问题导向、目标导向、需求导向，结合"十三五"规划教材综合评价中发现的问题和收集的意见建议，对教材建设知识体系、结构安排等进行系统整体优化，进一步加强顶层设计和组织管理，坚持立德树人根本任务，力求构建适应中医药教育教学改革需求的教材体系，更好地服务院校人才培养和学科专业建设，促进中医药教育创新发展。

本套教材建设过程中，教材办聘请中医学、中药学、针灸推拿学三个专业的权威专家组成编审专家组，参与主编确定，提出指导意见，审查编写质量。特别是对核心示范教材建设加强了组织管理，成立了专门评价专家组，全程指导教材建设，确保教材质量。

本套教材具有以下特点：

1.坚持立德树人，融入课程思政内容

将党的二十大精神进教材，把立德树人贯穿教材建设全过程、各方面，体现课程思政建设新要求，发挥中医药文化育人优势，促进中医药人文教育与专业教育有机融合，指导学生树立正确世界观、人生观、价值观，帮助学生立大志、明大德、成大才、担大任，坚定信念信心，努力成为堪当民族复兴重任的时代新人。

2.优化知识结构，强化中医思维培养

在"十三五"规划教材知识架构基础上，进一步整合优化学科知识结构体系，减少不同学科教材间相同知识内容交叉重复，增强教材知识结构的系统性、完整性。强化中医思维培养，突出中医思维在教材编写中的主导作用，注重中医经典内容编写，在《内经》《伤寒论》等经典课程中更加突出重点，同时更加强化经典与临床的融合，增强中医经典的临床运用，帮助学生筑牢中医经典基础，逐步形成中医思维。

3.突出"三基五性"，注重内容严谨准确

坚持"以本为本"，更加突出教材的"三基五性"，即基本知识、基本理论、基本技能，思想性、科学性、先进性、启发性、适用性。注重名词术语统一，概念准确，表述科学严谨，知识点结合完备，内容精炼完整。教材编写综合考虑学科的分化、交叉，既充分体现不同学科自身特点，又注意各学科之间的有机衔接；注重理论与临床实践结合，与医师规范化培训、医师资格考试接轨。

4.强化精品意识，建设行业示范教材

遴选行业权威专家，吸纳一线优秀教师，组建经验丰富、专业精湛、治学严谨、作风扎实的高水平编写团队，将精品意识和质量意识贯穿教材建设始终，严格编审把关，确保教材编写质量。特别是对32门核心示范教材建设，更加强调知识体系架构建设，紧密结合国家精品课程、一流学科、一流专业建设，提高编写标准和要求，着力推出一批高质量的核心示范教材。

5.加强数字化建设，丰富拓展教材内容

为适应新型出版业态，充分借助现代信息技术，在纸质教材基础上，强化数字化教材开发建设，对全国中医药行业教育云平台"医开讲"进行了升级改造，融入了更多更实用的数字化教学素材，如精品视频、复习思考题、AR/VR等，对纸质教材内容进行拓展和延伸，更好地服务教师线上教学和学生线下自主学习，满足中医药教育教学需要。

本套教材的建设，凝聚了全国中医药行业高等教育工作者的集体智慧，体现了中医药行业齐心协力、求真务实、精益求精的工作作风，谨此向有关单位和个人致以衷心的感谢！

尽管所有组织者与编写者竭尽心智，精益求精，本套教材仍有进一步提升空间，敬请广大师生提出宝贵意见和建议，以便不断修订完善。

国家中医药管理局教材办公室
中国中医药出版社有限公司
2023 年 6 月

编写说明

　　康复医学是一门新兴的医学学科，与预防医学、保健医学、临床医学并列为西医学的四大分支。20世纪80年代，我国引进现代康复医学体系之后，康复医学在中国得到了飞速发展，但是，康复医学在中国的发展一定要符合中国的国情。中国传统康复疗法历史悠久、疗效显著、广受欢迎，因此，现代康复医学需要与中国传统康复疗法相结合，形成具有中国特色的康复医学。

　　本教材是根据国务院《"十四五"中医药发展规划》《教育部等六部门关于医教协同深化临床医学人才培养改革的意见》的精神，以全面提高中医药人才的培养质量、积极与医疗卫生实践接轨、为临床服务为目标，依据中医药行业人才培养规律和实际需求，由国家中医药管理局教材办公室组织建设的。本教材在总体思路上突出更新观念、创新发展，将中医康复学与现代康复医学有机结合，体现了中医药院校的学科特色；在内容选材上强调"三基""五性"，体现了教材的科学性、公认性、权威性和严肃性；同时注重中医药院校的专业特点，将"教师好教，学生好学"的理念贯穿教材编写的过程中。通过本课程的学习，学生应该重点掌握临床上常用的康复评定及康复治疗技术，并能应用于常见病的康复治疗中，尤其应掌握传统康复疗法在临床康复中的应用。本教材供康复治疗学、中医康复学、中医学、针灸推拿学、中西医临床医学、临床医学、护理学等专业本科生使用，也可作为康复医学专业人员或康复治疗从业人员的参考用书。

　　本教材共九章，包括康复医学概论、康复医学相关基础、康复评定、康复治疗技术，以及神经系统、运动系统、内脏及其他常见病损的康复，并对临床常见问题的康复评定与处理进行了阐述；在上一版教材的基础上，增加了肌骨超声技术、整骨技术、注射治疗，并补充了重症康复、手术快速康复、盆底肌康复等内容。

　　本教材编委会由全国27所高等中医药院校的29位长期从事康复医学教学工作的专家组成，由上海中医药大学张宏教授、福建中医药大学苏友新教授担任主编。编写分工如下：第一章由张宏编写；第二章第一节、第三节由邓石峰编写，第二节、第四节由牛坤编写，第五节由余航编写；第三章第一节由魏合伟、王霄梅、李文迅、陈宇编写，第二节由陈宇编写，第三节、第六节由胡守玉编写，第四节由余航编写，第五节由胡晓丽编写，第七节由彭科志编写；第四章第一节由杨馨、张国辉、郑洁编写，第二节由胡晓丽编写，第三节由林瑞珠编写，第四节由苏友新编写，第五节由余航编写，第六节由郭爱松编写，第七节由彭科志编写；第五章第一节由韦玲编写，第二节、第四节由丁乐编写，第三节由陈静编写，第五节、第六节由潘雷编写，第七节由郭洁梅编写；第六章第一节由张国辉编写，第二节由牛坤编写，第三节、第四节由陈俊琦编写，第五节、第六节由郑鹏编写，第七节、第八节由崔俊武编写，第九节、第十节由齐亚军编写；第七章第一节由郭洁梅编写，第二节、第三节由张洪侠编写；第八章第一节由苏友新编写，第二节、第四节、第六节由郭健编写，第三节由林瑞珠编写，第五节由郭爱松编写；第九章由张立编写。

　　在本版教材编写过程中，编者们竭尽所能，历经多次互审和修改，书中若有疏漏之处，恳请使用本教材的广大师生和读者提出宝贵意见，以便再版时修订提高。

《康复医学》编委会

2024 年 7 月

目　录

扫一扫，查阅
本书数字资源

扫一扫，查阅本章数字资源，含PPT、音视频、图片等

第一节　概　述

一、康复

（一）概念

1981 年，世界卫生组织（World Health Organization，WHO）将康复（rehabilitation）定义为"采取一切措施以减轻残疾带来的影响，并使残疾人重返社会""康复不仅是指残疾人适应周围环境，还包括调整周围环境和社会条件以利于残疾人重返社会"。因此，康复是指综合地、协调地应用医学的、教育的、社会的、职业的各种方法，使病、伤、残者（包括先天性残）已经丧失的功能尽快地、最大可能地得到恢复和重建，使他们在体格、精神、社会和经济能力上得到尽可能的恢复，并使他们重返社会，提高生存质量。康复尽管无法消除所有的病理改变，但经过早期、系统、规范的康复治疗，仍可使个体生存达到最佳状态。

康复是解决病、伤、残者功能障碍的方法。功能障碍是指身体、心理不能发挥正常的功能，可以是潜在的或现存的、可逆的或不可逆的、部分的或全部的，可以与疾病并存或为后遗症。康复的主要目的是针对病、伤残者的功能障碍，提高其局部与整体功能水平，以整体的人为对象，即使局部或系统功能无法恢复，却仍可在某些功能障碍存在的情况下过着有意义、有成效的生活。康复以提高生存质量、最终融入社会为目标。

（二）内涵

1. 医疗康复（medical rehabilitation） 即利用医疗手段促进康复，医学领域内使用的一切方法都可以应用，也包括康复医学所特有的各种功能训练。

2. 教育康复（educational rehabilitation） 通过各种教育促进聋哑儿童、弱智儿童、肢体伤残儿童等的康复。对能接受普通教育的残疾人应创造条件使其进入普通学校接受教育；对不能接受教育的残疾人，应开设特殊学校，如专门学校、访问学校、医学康复和教育康复相结合的学校，使其接受特殊的教育。

3. 社会康复（social rehabilitation） 从社会的角度推进和保证医疗康复、教育康复、职业康复的进行，维护残疾者的尊严和提供公平待遇，使其适应家庭、邻里、工作环境，充分参与社会活动，如工伤的认定和处理、社区及居室的无障碍环境设计与改造、康复器材及残疾人用品用具

的配备等。

4. 职业康复（vocational rehabilitation） 是指采取各种适当手段，帮助伤残人士恢复健康和工作能力，使其重返工作岗位或胜任新的职业，恢复正常生活能力。这对于发挥其潜能，实现人的价值和尊严，取得独立经济能力及贡献社会很有意义。职业康复包括职业评定、职业训练、选择介绍职业和就业后的随访。

以上四个领域的康复，首先实施的是医疗康复，其他三个部分在医疗康复之中或之后开展，社会康复需要持续相当长的时间，部分患者无须教育康复或职业康复也可回归社会。

二、康复医学

（一）概念

康复医学（rehabilitation medicine）是具有独立的理论基础、功能测评方法、治疗技能和规范的医学应用的学科，旨在加速人体伤病后的恢复进程，预防功能障碍的发生或减轻功能障碍程度，帮助病伤残者回归社会，提高其生存质量。它和预防医学、保健医学、临床医学并称为"四大医学"，共同组成全面医学（comprehensive medicine）。

（二）对象与范围

康复医学的对象十分广泛，主要包括以下四种人群：

1. 急性伤病后及手术后患者 急性伤病及手术后患者，无论是处在早期、恢复期或是后遗症期，只要存在功能障碍，就是康复医学的对象。

2. 残疾人 包括肢体和器官等损害所引起的各类残疾者，如肢体残疾、听力残疾、言语残疾、视力残疾、精神残疾、智力残疾等。全世界残疾人总量约占全球人口总数的15%，多数需要康复治疗。根据全国第二次残疾人抽样调查结果，我国残疾人总数为8296万，占人口总数的6.34%。

3. 慢性疾病患者 很多慢性疾病患者病程进展缓慢或反复发作，相应的脏器与器官出现功能障碍，而功能障碍又加重了原发病的病情，形成恶性循环。对慢性疾病患者的康复治疗，一方面帮助其功能恢复，另一方面有助于防止原发病的进一步发展。

4. 老年人 按照自然规律，身体障碍与年龄老化一般成正比，老年人的脏器与器官功能逐渐衰退，其功能障碍严重影响健康，需要康复医学的帮助。康复措施有助于延缓衰老过程，提高生活质量。

（三）康复医学的目标

基本目标是改善康复对象的身心、社会、职业功能，使康复对象能在某种意义上像正常人一样过着积极的、工作性的生活。在可能的情况下，使康复对象能够生活自理、回归社会、劳动就业、经济自主。在病情严重、患者高龄等不能达到上述目标的情况下，应着重提高康复对象的自理程度，保持现有功能或延缓功能衰退。

在实施康复时，常设定患者的短期目标和长期目标，实现短期目标是实现长期目标的前提和基础，若干个短期目标构成了长期目标。

1. 短期目标 是指经过康复专业人员和患者的努力，可以很快达到的具体目标。短期目标的实现通常是几天或1～2周。例如，长期卧床患者的短期目标可能是由卧位到坐位的体位转换。

2. 长期目标 是短期内难以达到，需要经过一段时间的积极努力才有可能达到的具体目标。

例如，脑卒中偏瘫患者的长期目标可能是恢复行走功能。

（四）康复医学的基本原则

1. 功能训练　康复医学强调恢复人体的功能活动，重视功能评估，并针对病伤残者生理、心理的功能缺陷采用多种方式进行功能训练，鼓励病伤残者主动参与康复训练，而不仅是被动地接受治疗。

2. 整体康复　康复医学将人作为一个整体来研究，注重病伤残者整体能力的康复。它以特有的团队方式对病伤残者进行多学科、多方面的综合评定和处理，对于功能缺失无法或较难恢复的病伤残者进行功能重建和补偿，努力提高其生存质量。

3. 重返社会　病、伤、残使人暂时离开社会，康复医学的最终目的是使病伤残者通过功能与环境条件的改善，提高生活质量，重返工作、家庭和社会。

第二节　康复医学的发展

一、康复医学的形成与发展

（一）我国传统康复疗法的形成与发展

我国传统康复有着几千年的悠久历史，战国至南北朝可称为中国传统康复疗法的创立阶段。1984 年出土的汉简《引书》记载了治疗落枕的仰卧位颈椎拔伸法，是最早的脊柱复位方法；马王堆汉墓出土的帛书《导引图》记载了应用腰背肌锻炼和活动关节的方法治疗腰痛和关节活动困难；《内经》在论述瘫痪、麻木、肌肉痉挛等病证时，提倡应用针灸、导引、气功、按摩、熨法（热疗）、角（拔罐）等治疗方法；汉代张仲景《金匮要略》以"导引吐纳、针灸膏摩"等防治疾病；汉末名医华佗编制的"五禽戏"至今还被广泛习练。

隋、唐至清代是中国传统康复疗法的发展阶段。隋代巢元方的《诸病源候论》记载"养生方导引法"治疗痹证、手足不遂等，并提出治疗的适应证和禁忌证；唐代孙思邈《备急千金要方》、王焘《外台秘要》均重视饮食在康复治疗中的作用。宋代陈直《养老奉亲书》、蒲虔贯《保生要录》、苏东坡《养生说》和元代丘处机《摄生消息论》均有众多老年康复与养生的实践记载。唐代太医署所设置的四个医学部门中就有按摩科，由按摩博士、按摩师和按摩工组成，与现代康复的医师、治疗师的团队架构和职责非常类似，也体现了当时对手法治疗的高度认可。明代李时珍《本草纲目》、龚廷贤《寿世保元》，清代汪灏《保生篇》等，均保存了大量的传统康复理论与实践经验。

1956 年北京、上海、广州、成都成立了中医院校，使中国传统康复疗法得以传承和发展，北京中医学院（现北京中医药大学）于 1982 年设立针灸推拿专业、1988 年设立养生康复专业，使传统康复疗法进一步发展壮大；2007 年国家中医药管理局设立中医康复重点专科，极大地推动了中医康复的蓬勃发展。

我国传统康复疗法对世界康复医学的发展也有着深远的影响，17 世纪末针灸术传入欧洲，18 世纪末导引传入西方，而我国的太极拳、易筋经、五禽戏等传统功法训练，以及推拿、拔罐、刮痧等传统康复治疗技术都具有独特的疗效，至今为世界医学界所瞩目。20 世纪 80 年代后，传统康复和现代康复在中国正经历着相互借鉴、相互融合的过程，逐渐形成了具有中国特色的康复医学体系。

（二）现代康复医学的形成与发展

第一时期——物理治疗学阶段（1880—1919）：这个阶段主要利用单纯物理因子治疗，如按摩、矫正体操、直流电、感应电、日光疗法、紫外线等。美国于 1917 年在纽约成立了国际残疾人中心，美国陆军建立了身体功能恢复和康复部，对受伤的军人进行康复治疗；1917 年美国成立了国家作业疗法促进会。

第二时期——物理医学阶段（1920—1945）：战伤及小儿麻痹的流行使残疾人增多，刺激了物理治疗学迅速发展，如电疗不仅用于治疗，还用于诊断及预防残疾，发展成为物理医学。1920 年，美国成立了物理治疗师协会；1923 年，美国创立了物理医学与康复协会。一些功能评定方法和康复手段陆续出现。康复医学之父，美国的 Howard A. Rusk 等在物理医学的基础上，采用多学科综合应用康复治疗，为大量伤病员进行功能恢复的实践，提高了康复效果，推动了康复医学的发展。1938 年，美国物理治疗师学会成立；1943 年，英国成立了物理医学会。

第三时期——物理医学与康复阶段（1946 年至今）：美国 Rusk 博士等大力提倡康复医学，将战伤的康复经验运用于和平时期，推动了某些重大疾病治疗学的进展。1947 年，美国将以前的物理医学会改称为物理医学与康复学会，并建立了康复专科医生制度。康复医学逐渐成为一门独立的医学学科。1950 年，国际物理医学会成立，并于 1972 年更名为国际物理医学与康复联合会（IFPMR）。1969 年，国际康复医学会（IRMA）成立，标志着康复医学学科的成熟。

20 世纪 80 年代我国引进现代康复医学体系之后，康复医学在中国得到了飞速的发展。1983 年，中国康复医学会成立，拉开了发展我国现代康复医学事业的帷幕。近十多年来，康复医学不断向纵深发展，并逐渐形成了分支学科，如神经康复、骨科康复、心肺康复、老年康复、儿童康复、肿瘤康复和精神康复等。

二、康复医学发展的背景

（一）社会的发展

康复医学是人类社会发展的必然产物，是人类物质文明和精神文明的体现。

1. 人口平均寿命延长　随着我国进入老龄化社会，老年人的比例明显增加，约 60% 的老年人患有多种老年病或慢性病，老年人心肌梗死、脑卒中和癌症的发病率比年轻人高，也使康复医学的重要性显得更为突出。

2. 工业与交通日益发达　工伤和车祸致残的绝对人数日益增多，这部分残疾人迫切需要积极的康复治疗，使他们残而不废。

3. 文体活动日益发达　随着经济的发展和生活水平的提高，文体活动也蓬勃发展。无论在训练还是竞赛过程中，都有致伤致残的风险，由于此因造成残疾损伤的患者同样需要康复治疗，使他们重返社会，或使他们残而不废。

4. 慢性病增加　近年来，世界卫生组织注意到，疾病谱中慢性疾病比例增加，强调慢性疾病的预防、治疗。许多慢性疾病都伴有不同程度的功能减退或丧失，这类患者更需要康复服务。

（二）患者的需要

目前人类的死因主要是心肌梗死、脑卒中、癌症和创伤，除少部分患者在急性期死亡外，多数患者可长期存活，若要提高存活患者的生存质量，就要借助康复医学的介入。如心肌梗死患者中，参加康复治疗者的病死率比不参加者低36.8%；在脑卒中存活的患者中，通过积极的康复治疗，90%的存活患者能重新步行和生活自理，30%的患者能恢复一些简单的工作能力；相反，未进行康复治疗的患者，上述两方面相应的恢复率只有6%和5%。康复治疗组比未经康复治疗组的病死率低12%，充分说明疾病过程中康复介入的重要性。

（三）应对自然灾害和战争

目前，人类还不能完全控制自然灾害、避免战争，比如地震、战争等造成了大量人员伤残，这些伤残人员都需要进行积极的康复治疗，这也是必须重视发展康复医学的主要原因之一。

（四）科学技术的进步

随着科学技术的日新月异，医学技术也飞速发展，能早期识别、诊断、治疗许多原来认为不可能治疗的疾病，从而使患者的存活率提高，而存活者往往需要进一步的康复治疗。科技与康复医学的融合，也使原来不可能或难以实现的目标成为可能。

三、相关政策法令

康复涉及许多社会学的内容，其发展必须依靠社会、政府和国际合作。

（一）国际有关康复的政策法令

1.联合国颁布的政策法令 1975年联合国通过了《残疾人权利宣言》；1982年通过了《关于残疾人的世界行动纲领》；1992年第47届联合国大会首次举行了关于残疾人问题的特别会议，将每年的12月3日定为"国际残疾人日"；1994年国际劳工组织、联合国教科文组织、世界卫生组织发表了联合意见书《社区康复——残疾人参与、残疾人受益》；2006年12月联合国大会通过了《残疾人权利国际公约》，从"宣言"到制定"公约"，突出法律与行政的责任，具有约束力。

2.WHO颁布的政策法令 1980年世界卫生组织制定了《国际病损、残疾和残障分类》；2001年第54届世界卫生大会上通过了《国际功能、残疾和健康分类》；2005年第58次世界卫生大会通过了《残疾，包括预防、管理和康复》决议；2011年6月9日发布了《世界残疾报告》。2014年颁布《全球残疾行动计划2014—2022》，提倡发挥所有残疾人的潜能。2017年在日内瓦召开主题为"健康2030：行动呼吁"的国际会议，强化康复在健康服务体系中的重要地位；同年发布《健康服务体系中的康复》，为康复政策的制定和实施提供了指南。

3.关心和支持康复事业的国际组织 包括联合国儿童基金会（United Nations International Children's Emergency Fund，UNICEF）、联合国经济社会理事会（United Nations Economic and Social Council，UNESC）、残疾人国际（Disabled People's International，DPI）、国际物理医学与康复医学学会（International Society of Physical & Rehabilitation Medicine，ISPRM）、世界物理治疗联盟（World Confederation of Physical Therapists，WCPT）及世界职业治疗师联合会（World Federation of Occupational Therapists，WFOT）等。

（二）国内有关康复的政策法令

1996年，卫生部（现国家卫生健康委员会）颁布了《综合医院康复医学科管理规范》，规定二级以上医院必须建立康复医学科；2011年，卫生部颁布了《综合医院康复医学科建设与管理指南》，提出二级以上综合医院康复医学科应以相关伤病的早期临床干预为重点。此外，卫生部还将康复治疗师的培养纳入了《医药卫生中长期人才发展规划（2011—2020）》重大人才工程。2012年，卫生部先后颁布了《"十二五"时期康复医疗工作指导意见》《康复医院基本标准》《常用康复治疗技术操作规范》，规范了学科的发展。2016年10月25日，中共中央、国务院印发《"健康中国2030"规划纲要》，提出共建共享、全民健康的战略主题。2021年6月国家卫生健康委员会、国家发展和改革委员会等八部委联合发布《关于加快推进康复医疗工作发展的意见》，促进了康复事业的发展。

第三节　康复医学的组成

康复医学的主要内容包括康复医学基础、康复评定、康复治疗、临床康复。

一、康复医学基础

康复医学是一门独立的医学分支，与其他医学分支有很多交叉与联系，同时也是应用性很强的临床学科。康复医学基础是指康复医学的理论基础，重点是与康复功能训练相关的解剖学、运动学、人体发育学、生理学、生物力学、医学心理学、医学工程学，以及一定的临床各科相关知识等。

二、康复评定

康复评定（rehabilitation assessment）是指在临床检查的基础上，对病、伤、残者的功能状况及其水平进行客观、定性和（或）定量的描述，并对结果做出合理解释的过程，又称功能评定。康复评定不同于临床诊断，不是寻找疾病的病因和做出诊断，而是客观准确地评定功能障碍的原因、性质、部位、范围、严重程度、发展趋势、预后和转归，目的是制定康复目标、确定治疗计划、进行疗效评价。康复评定至少应在治疗的前、中、后各进行一次，根据评定结果制定和修改治疗计划，并对康复治疗效果和预后做出客观的评价。康复治疗应该始于评定，止于评定。康复评定主要包括运动功能评定、感觉功能评定、心理与认知功能评定、言语与吞咽功能评定、日常生活活动能力评定及神经电生理评定等。

三、康复治疗

（一）方法和原则

康复治疗是帮助病、伤、残者获得知识和技能，最大限度地获得躯体、精神和社会功能的一个主动的动态过程。康复治疗的主要方法：①减轻残疾的方法。②设计获得新的技能和决策能力，从而减少残疾的影响的方法。③帮助改变环境，使残疾人适应环境，将导致残障的可能降到最低的方法。

康复治疗的原则包括早期介入、综合实施、主动参与、全程干预。

1. 早期介入　康复医疗工作宜在伤病的早期进行，康复医学应该从医疗的第一阶段就开始跟进，在伤病抢救的同时配合康复医师的诊治，及时实施物理治疗、作业治疗、康复护理等，可以减轻甚至避免许多功能障碍。

2. 综合实施　康复治疗应采取一切可以使用的有效手段或治疗方法，各种康复疗法并非按先后顺序排列，而是多种治疗手段同时实施；但是在治疗过程中也要针对康复对象的个体情况，循序渐进地进行康复治疗。

3. 主动参与　在确保安全的情况下，对于清醒的患者，要鼓励其尽可能地主动参与康复治疗，以更快地促进功能的恢复。

4. 全程干预　康复治疗应贯穿疾病发生、发展和恢复的过程中。疾病早期应注意预防并发症的发生，特别是避免因卧床、制动引起的废用性改变。疾病的亚急性期和恢复期应强调系统康复，采用物理治疗、作业治疗、心理治疗等综合方法改善机体的功能状态。患者出院后也要持续进行康复指导，继续提高或保持患者的功能状态。

（二）治疗手段

1. 物理治疗（physical therapy，PT）　包括物理因子治疗和运动疗法。物理因子治疗是使用电、光、声、磁、水、蜡等物理因子治疗，对减轻炎症、缓解疼痛、改善肌肉瘫痪、抑制痉挛、防止瘢痕的增生及促进局部血液循环等均有较好效果。运动疗法强调力的应用，是通过手法操作、医疗体操及器械锻炼等，采用主动（为主）和（或）被动运动的方式达到改善或代偿躯体或脏器功能的治疗方法。运动疗法也利于预防和治疗肌肉萎缩、关节僵直、骨质疏松、局部或全身畸形等并发症，在促进功能恢复与重建的临床实际工作中的应用越来越广。

2. 作业治疗（occupational therapy，OT）　是指针对病、伤、残者在执行作业活动（生活、工作、劳动及文娱活动等各种活动）时表现出来的功能障碍设计有目的的功能性活动和日常生活活动训练的治疗方法。作业治疗师在了解患者作业表现的障碍后，会用作业活动作为治疗媒介，增强个体维持、发展或重新建立日常生活、工作、学习等功能。作业治疗还可以预防疾病、矫治残障、协助适应环境，进而提升生活质量与身心健康。

3. 言语治疗（speech therapy，ST）　是指针对疾病、外伤或先天缺陷导致的言语功能障碍和吞咽功能障碍通过评定给予的针对性治疗。目的是改善沟通交流能力，保障摄食安全性，预防不良并发症的发生。

4. 心理治疗（psychological therapy，PsT）　是通过观察、谈话、实验和心理测验法（智力、人格、神经心理等）对患者的心理异常进行评定，采用精神支持疗法、暗示疗法、催眠疗法、行为疗法、脱敏疗法、松弛疗法、音乐疗法和心理咨询等对患者进行治疗，使患者以积极、主动的态度参与康复治疗，回归家庭和社会生活。

5. 文体治疗（recreation therapy，RT）　选择患者力所能及的一些文娱、体育活动，对患者进行功能恢复训练，一方面恢复其功能，另一方面使患者得到娱乐。

6. 中国传统治疗（traditional Chinese medicine，TCM）　针灸、推拿、传统锻炼方法（如太极拳、易筋经、八段锦）等中国传统治疗方法在调整机体整体功能、疼痛处理与控制、身体平衡和协调功能改善等方面具有独特的作用，综合应用中国传统治疗与康复训练能进一步增强患者的功能。

7. 康复护理（rehabilitation nursing，RN）　除一般基础护理内容外，康复护士还应该理解和熟悉康复医学的基本概念、主要内容和技能，并使之渗透到整体的护理工作中，使康复的观念和基本技术成为整体护理工作的一部分。康复护理人员是康复对象的照护者、早期康复的执行者、将康复治疗转移到日常生活中的督促者、对患者存在问题的协调者和健康教育者。康复护理特别要为患者提供良好的康复环境及有益的活动，避免并发症，创造及利用各种条件将功能训练内容与日常生活活动相结合，提高患者的生活自理能力。

8. 康复工程（rehabilitation engineering，RE）　是应用现代工程学的原理和方法，研究康复对象全面康复中的工程技术问题、康复对象的能力障碍和社会的不利条件，通过假肢、矫形器等辅助器具及环境改造等途径最大限度地恢复、代偿或重建患者的躯体功能的治疗措施，是重要的康复手段之一。

9. 社会服务（social service，SS） 在住院期间，帮助患者尽快熟悉、适应新环境，正确对待现实和将来，并寻求社会福利服务和救济部门的帮助；在治疗期间协调患者与专业组治疗人员的关系；出院前对患者提供社会康复方面的指导，如职业培训、指导再就业等。

四、临床康复

临床医学是以治疗疾病为核心；而康复医学是以改善功能为主导。临床医学与康复医学的有机结合促进了临床康复的发展，临床康复正在形成多个临床康复亚专业，例如：神经康复（neurological rehabilitation）、骨骼肌肉康复（musculoskeletal rehabilitation）、心肺康复（cardiopulmonary rehabilitation）、疼痛康复（pain rehabilitation）、儿童康复（pediatric rehabilitation）、重症康复（intensive rehabilitation）、肿瘤康复（tumor rehabilitation）等。临床各科的各系统疾病在所有阶段都可以介入康复，并且介入越早结局越好。

第四节 康复医学的管理

一、康复医学的工作方式

（一）治疗团队

康复医学需要多种专业服务，采用"多专业联合作战"的方式（图1-1），共同组成康复团队（team work），康复医师（rehabilitation doctor，RD）和患者（patient，P）是核心，成员包括物理治疗师（physical therapist，PT）、作业治疗师（occupational therapist，OT）、言语治疗师（speech therapist，ST）、中医治疗师（traditional Chinese medicine therapist，TCMT）、康复护士（rehabilitation nurse，RN）、心理治疗师（psychologist，Psy）、假肢与矫形器师（prosthetist and orthotist，P&O）、文体治疗师（recreational therapist，RT）、社会工作者（social workers，SW）、职业顾问（vocational counselor，VC）等。

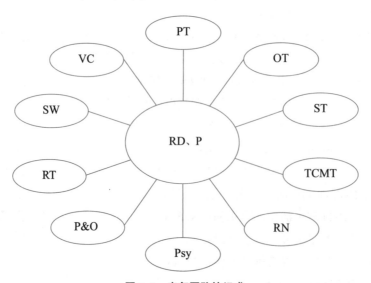

图1-1 康复团队的组成

（二）工作流程

在康复医师的带领下，康复团队各专业人员对患者进行检查评定，讨论形成完整的诊疗计划，专业人员各司其职以保证诊疗计划的顺利进行；治疗中期，再召开小组会议，对计划的执行结果进行评价，并对诊疗计划进行修改、补充；阶段治疗结束后，康复团队成员应对案例进行分析归纳，为下阶段的治疗或出院后的康复提出意见，并为今后工作生活等提供有益的建议。

二、康复医学的服务方式

1. 机构康复（institution-based rehabilitation，IBR） 包括综合医院的康复科、康复门诊、康复医院（中心）、专科康复门诊、专科康复医院及特殊的康复机构等。其特点是有较完善的康复设备；有经过正规训练的各类专业人员，工种齐全，有较高的专业技术水平，能解决病、伤、残者各种康复问题。其不足是病、伤、残者必须前往这些机构方能接受康复服务。

2. 社区康复（community-based rehabilitation，CBR） 1981 年，WHO 定义社区康复是"在社区的层次上采取的康复措施，这些措施是利用和依靠社区的人力资源而进行的，包括依靠有残损、残疾、残障的人员本身，以及他们的家庭和社会"。社区康复计划必须包括转介服务部分，一些康复技术由上级机构指导。而一些难于在社区解决的问题，又必须向上级机构转送。社区康复依靠社区的行政领导和群众组织，依靠社区人力、物力、信息和技术，以简便实用的方式向残疾人提供全面康复服务。其优点是服务面广、实用易行、方便快捷、费用低，有利于残疾人回归家庭和社会，应大力推广，以解决大部分残疾人的康复问题。

3. 居家康复（home-based rehabilitation，HBR） 指具有一定资质和水平的康复治疗师及相关人员，到长期卧床患者、残疾人、临终患者和其他需要康复服务者家庭，提供康复治疗、健康宣教等服务。其不足是服务数量和内容均有一定限制。

上述三种康复服务方式相辅相成，互不排斥。没有良好的机构康复就难有良好的社区康复；没有良好的社区康复及居家康复，机构康复也无法解决病、伤、残者的所有康复问题。

康复是一个长期动态的过程，有些患者可能只经历某阶段即可恢复工作，而有些患者虽经努力仍不能生活自理。2015 年国家发布《国务院办公厅关于推进分级诊疗制度建设的指导意见》，确立了分级诊疗制度总纲领。分级诊疗是指按照疾病的轻重缓急及治疗的难易程度对诊疗服务进行分期、分级提供，不同级别的医疗机构承担疾病急性期或急性后各期的治疗，逐步形成基层首诊、双向转诊、急慢分治、上下联动的分级诊疗模式。

第五节　康复医学的地位与发展前景

一、康复医学的地位

（一）康复医学与临床医学的区别

康复医学与临床医学在研究的对象、目的、方法和实施人员等方面均有区别（表 1-1），但两者区别并不是绝对的，两者相互渗透，互为补充。

表 1-1　康复医学与临床医学的区别

	康复医学	临床医学
对象	伤病造成的暂时或永久性的功能障碍	疾病和疾病的变化过程
目的	恢复、补偿、代偿患者丧失的功能，使其重返社会	寻找并祛除病因，治愈疾病
方法	物理疗法、作业疗法、言语疗法等治疗手段，假肢、矫形器等辅具及必要的药物和手术	药物、手术等
实施人员	康复团队人员	临床各科医护人员

（二）康复医学在综合医院中的定位

2011 年卫生部发布了《综合医院康复医学科建设与管理指南》，明确指出综合医院康复医学科是在康复医学理论指导下，应用功能评定和物理治疗、作业治疗、言语治疗、心理治疗、传统康复治疗、康复工程等康复医学诊断和治疗技术，为患者提供全面、系统的康复医学专业诊疗服务的临床科室。

康复介入时间越早，功能恢复的效果越好，耗费的时间、经费、精力也就越少。在疾病急性期开始的所有医疗内容都具有康复的意义。由于康复的医疗费用较临床诊疗低，故当康复医学在临床医学的发展中滞后于临床诊疗时就形成了医疗诊断水平和救治能力越高，对家庭和社会的负担就越重的奇怪现象，这一现象也突显了康复医学是临床医学发展的"短板"。因此，疾病早期进行康复介入是恢复患者的整体功能、提高生活质量、降低生存负担的关键。综合医院是开始早期康复的最佳场所，住院期间是康复介入的最佳时机。因此，承担医疗一线任务的综合医院，担负着重要的康复责任，是取得康复成功的关键。

（三）临床医师与康复

康复是所有医师的责任，临床阶段是实施康复的最佳时期。在患者的全面康复中，临床医师起着非常重要的作用，应该充分掌握康复医学理论和实际操作，为患者提供全面的康复服务。21世纪的临床医师应做到以下几点：①熟悉完整的医学体系：康复的观点和技术应融入医疗计划之中，应当是所有临床医师医疗手段的组成部分。如果患者的功能不能很好地发挥，不能正常地生活和工作，这意味着医疗工作并没有结束。②了解有效的康复治疗手段：康复工作进行得愈早，效果愈好，而临床医师处在实施康复最有利、最有效的阶段。③掌握全程服务理念：临床医师是二级预防的组织者和执行者。合格的临床医师不仅应对住院、门诊患者负责，还应对出院后的患者负责；不仅要治病救人，还要帮助患者恢复其功能。康复医师与临床医师密切合作、互相补充奠定了康复医疗工作的基础。

二、康复医学的发展前景

随着物质文明、精神文明的提高，人们对于健康越来越重视。世界卫生组织提出："健康是指在身体上、精神上、社会生活上处于一种完全良好的状态，而不仅是没有患病或衰弱的现象。"而康复医学的目标就是使病人全面康复，这与"健康新观念"的精神是一致的。另外，疾病谱的变化告诉我们，疾病正趋于慢性化、残疾化和老年化。因此，未来医学发展面对的不仅是治好疾病，而且要面对社会与患者的全面康复需求。医疗机构中的所有患者，都需要康复。越来越多的伤病、慢性病和老年病患者，不仅要生存，而且要高质量地生活。可以预见，随着医学的进步，康复医学必将成为医学的前沿学科。

此外，国家卫生健康委员会将康复医学科与内科、外科、妇产科、儿科等临床学科并列为临床一级学科，足见其在临床学科中的重要地位。与此同时，随着医学技术的进步，医学各科间互相渗透，康复医学在注重功能障碍的处理方法研究基础上，逐渐开始重视消除患者的病理变化。如今，康复医学分科化的速度加快，康复医学正向临床各个领域延伸，紧密结合临床开展康复医疗和护理；专科建设也将不断加强；多层次、多领域、多种形式及多种模式的社区康复工作也将逐步展开；传统康复医学在康复医疗中的作用将得到充分发挥；康复技术的信息化和社会化；康复医学与康复工程学的紧密结合，为补偿、增强和替代已有缺陷的功能提供帮助。未来，更多的临床科室将开展康复工作，康复理念将贯穿医疗的全过程。

三、中国康复的发展趋势

我国是世界上人口最多的发展中国家，人口众多、地域间发展差异大、医疗资源分布不平衡是我国医疗的现状。中国传统康复既有显著的临床疗效，又有广泛的群众基础。因此，现代康复与中国传统康复相结合，形成了具有中国特色的康复医学，即中国式康复或中国康复学，或称为中西医结合康复、中国康复医学模式。

（一）中国康复学的特点

中国康复学是具有中国特色的康复医学，其特色主要表现为：①对于健康和疾病的认识是立体的。②重视外治法，针法、手法、功法特色鲜明。③主张综合治疗，内外兼顾。④对人体的认识着重于功能。

（二）中国康复学诊疗原则

中国康复学包括现代康复医学和中医康复学两部分，是中西医结合的康复医学。中国康复学坚持整体康复，将现代诊断、中医辨证、功能评估结合成为检查手段，实施个体化诊疗、全面康复和康复预防。

（三）中国康复学的理论基础

中国康复学同时具备两种康复基础理论：①现代康复医学理论，源于生理学、解剖学、神经发育学、运动医学、生物力学等学科。②中医康复理论，源于阴阳、五行、藏象、经络、五运六气等学说。虽然两者解释疾病的理论依据不同、分析疾病的角度不同，但是本质上又有一定的相同之处。中医、西医的某些理论极其相似，如脊髓神经节段理论与"华佗夹脊"原理、阴阳学说和机体平衡理论、经筋理论与肌筋膜理论等。中医学注重机体整体功能的研究，关于生理、病理的阐述主要在宏观层面，同时，运用中医理论归纳分析人体功能状态的变化；而西医学侧重于解剖、实验，注重对人体器官和结构的研究，关于生理、病理的阐述主要在微观层面。两者从不同的侧面分析疾病的演变过程，各有侧重，各有精妙所在，但也各有不足。

（四）中国康复学的评定

康复评定贯穿整个康复治疗，具有重要的作用。中国康复学评定的对象以功能障碍者为主，同时兼顾外在形体、行为障碍及内在脏腑功能障碍者。外在形体和行为障碍，可以通过现代康复评价手段来评定；而脏腑功能的障碍则以证候的形式表现出来，需要通过独特的中医四诊手段来辨别。因此，中国康复学的评定，除了应用现代康复医学评定方法，还具有自己独特的评定方式——中医四诊和辨证评定方法。

（五）中国康复学治疗技术

中国康复学治疗技术包括现代康复治疗技术和传统康复治疗技术两大类。现代康复治疗技术是在康复医学理论指导下产生的各种治疗技术，主要包括物理治疗、作业治疗、言语治疗、心理治疗、康复工程等技术。传统康复治疗技术则是以中医理论为指导，在临床上已经广泛应用的一些技术和方法，主要包括针灸疗法、推拿疗法、传统运动疗法、饮食疗法等。传统康复治疗技术是中国康复学的优势和特色，是中国康复对世界康复医学做出的卓越贡献。

（六）中国康复学临床治疗

中国康复学以功能障碍为治疗对象，综合应用现代康复治疗技术与传统康复治疗技术，预防和减轻功能障碍，帮助病伤残者提高生存质量、回归社会。这体现了中医学对于疾病综合治疗的主导思想，即"圣人杂合以治，各得其所宜"的观点；同时，现代康复治疗技术与传统康复治疗技术的综合应用不是简单的技术叠加，而是根据功能障碍的病理变化过程，将各种技术进行整合，以使其发挥最大效益。

现在，以及将来很长一段时间，现代康复医学和传统康复并存、融合的趋势将会更加突出，并主要表现为中西医结合的康复形式。随着康复医学的发展，中国康复学已成为康复的重要组成部分，推动了中医学现代化的进程。

【复习思考题】

1. 康复包括哪些内容？
2. 简述康复医学的概念及对象。
3. 康复评定与临床诊断有什么区别？
4. 简述康复医学的主要内容。
5. 简述临床医学和康复医学的关系。
6. 请列举康复早期介入的几种实际举措。
7. 如对同一病例分别用中医、西医康复理论进行剖析，侧重点会有怎样的不同？

第一节 残疾学

一、概述

残疾是自人类诞生以来就与人类相伴的现象，随着经济的发展、社会的进步，目前已成为全球普遍关心的社会问题。残疾是康复医学产生和发展的基础和推动力量，残疾人是康复医学的主要服务对象之一，全面认识和了解残疾，有助于深刻理解康复医学的内涵和任务。

1. 残疾（disability） 是指因外伤、疾病、发育缺陷或精神因素等，导致躯体解剖结构、生理功能的异常和（或）丧失，以致不同程度地影响正常的生活、工作、学习和社会交往活动的一种状态。广义的残疾包括病损、残障，是人体各类身心功能障碍的总称。

2. 残疾人（disable person） 指因躯体、生理、精神心理疾病和损伤或先天性异常，以致部分或全部失去以正常方式从事正常范围的日常生活活动、社会活动能力的人群的总称。随着康复理念的发展和进步，国际上开始普遍采用"person with disability"一词替代"disable person"以消除偏见和歧视，两者的最大区别：前者首先关注和强调平等的"人"/"person"，随后关注个体可能伴随的各种功能障碍及相关的不利因素"disability"；而后者首先关注到的是个体的能力缺失和不足，即"disable"。同理，国内越来越多的专家学者建议使用"失能者"或"残疾者"替代"残疾人"一词，以消除歧视，构建包容性社会。

3. 残疾学（disability studies） 是以残疾人及残疾状态为研究对象，专门研究残疾的原因、流行、表现特点、发展规律、功能障碍的特点及影响、康复及预防的一门学科。它以医学为基础、涉及社会学、教育学、管理学及政策法规等诸多学科，是自然科学和社会科学相结合的产物。

二、残疾的分类

（一）国际使用的分类法

1. 国际病损、残疾和残障分类（ICIDH） 1980 年，世界卫生组织制定了《国际病损、残疾和残障分类》（ICIDH）。ICIDH 模式从身体、个体和社会三个方面反映功能损害的程度，被康复医学界普遍接受和采用（图 2-1）。

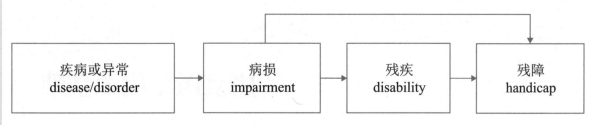

图 2-1 ICIDH 模式

（1）病损（impairment） 或称残损、病伤，指各种原因导致的解剖结构、生理、心理功能的异常或丧失，是生物器官系统水平上的残疾。如智力残损、心理残损、语言残损、视力残损、内脏（心肺、消化等器官）残损等。

（2）残疾（disability） 指由于疾病或病损导致患者的日常生活活动能力下降或受到限制，是个体水平上的残疾。如生活自理残疾、交流残疾、技能活动残疾、身体姿势活动残疾等。

（3）残障（handicap） 指由于病损、残疾限制或阻碍了个人在正常范围内履行社会职责，导致其在社会活动层面不能独立，是社会水平的障碍。如社会活动残障、就业残障、经济自立残障等。

病损、残疾和残障分别代表了不同层面的功能障碍，通常病损引起残疾并最终导致残障，如脊髓损伤的患者运动功能障碍导致个体活动障碍出现生活自理的困难，甚至造成学习、就业等社会活动的参与障碍。通过有效的康复干预手段，避免残疾和残障的发生，就成为康复医学的重要任务。

2. 国际功能、残疾和健康分类（ICF） 随着医疗保健事业的发展，原有的分类模式已不能满足医学的发展需要，迫切需要建立新的理念模式与分类系统。2001 年 5 月，第 54 届世界卫生大会上通过了《国际功能、残疾和健康分类》（ICF）。该分类在 ICIDH 分类的基础上进一步完善，提供了一种统一、标准的框架用以描述健康状况和与健康有关的状况。它作为一个重要的健康指标，广泛应用于预防、卫生保健、人口调查、社会政策、法律制定等方面。

（1）ICF 的框架和内容 包括身体功能和结构、活动和参与，以及背景性因素两大部分（图 2-2）。其中身体功能和结构、活动和参与是 ICF 的主体和核心。

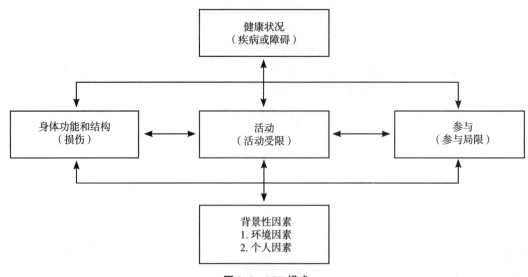

图 2-2 ICF 模式

1）身体功能、结构和损伤 ①身体功能和结构：身体功能指身体各系统的生理或心理功能；

身体结构指身体的解剖部位，如器官肢体及其组成。两者是两个不相同但相互平行的部分，如"视功能"代表身体功能，而"视器"代表身体结构。②损伤：身体结构或功能的损害。损伤是健康状况的组成部分或一种描述，应当注意其范围比障碍或疾病更广泛。

2）活动、活动受限　①活动：指个体执行一项任务或行动，涉及与生活有关的所有个人行为，是一种综合应用身体功能的能力，如行走、进食等。②活动受限：指个体在进行活动时可能遇到的困难，包括行为、交流、生活自理、运动、身体姿势和活动、技能活动等受限。

3）参与、参与局限　①参与：指投入一种生活情景中，它代表了功能的社会特征。②参与局限：个体投入生活情景中面临的困难，如定向识别受限、就业受限、经济自主受限等。

4）背景性因素　指构成个体生活背景的所有外部因素，包括环境因素和个人因素。①环境因素：包括个体所处的现实环境和社会环境两个层面，前者包括家庭、学校、工作场所等，后者包括社区活动、政府机构、法律、各类条例、态度和意识形态等。②个人因素：包括性别、年龄、种族、教养、职业、性格类型等。环境因素构成了人们生活和指导人们生活的自然和社会环境，这些因素对个体而言是外在的，对个体的活动表现、活动能力及身体功能结构会产生积极或消极的影响。

在 ICF 框架当中，健康状况取决于上述因素的交互作用，各因素之间的交互作用是动态的、双向的，一种因素的变化会对其他因素产生作用，从而促进或者阻碍健康。

（2）ICF 的理论模式

1）功能与残疾的交互模式　在 ICIDH 的模式中，各个项目间的关系是单向的、平面的模式；而在 ICF 的模式中，各个项目的关系是双向联系的、相互作用的，是立体模式（图 2-2）。这种模式不但形象深刻地揭示了各个项目之间的动态关系，同时为功能障碍的康复治疗提供指导。例如，通过作业治疗当中活动层面的干预，改善身体结构和功能的障碍，以促进健康；同样可通过环境改造等背景性因素的设计和干预，以促进参与并改善健康。

2）医学和社会模式　残疾的概念经历了传统模式、医学模式和社会模式的发展；其中，医学模式认为残疾直接由疾病、创伤或其他健康状况造成。因此，残疾是有关人的问题，解决残疾问题的重点是治疗或个体的调适和行为改变。社会学模式认为残疾主要是由社会引发的问题，残疾人的劣势是因复杂的歧视性问题所导致的，解决问题的方法涉及政策和人权问题，需要全社会共同行动，要求社会改变其态度和观点。从 ICIDH 到 ICF 的发展不难看出，ICF 建立在以上两种模式的基础之上，ICF 更加强调重视残疾人积极的一面，引入并强调背景性因素的作用，呼吁社会集体行动，要求改善环境以使残疾人充分参与社会生活的各个方面。

（3）ICF 类目　WHO 及有关机构为了推动 ICF 在临床和研究项目中的应用和发展，开发设计了国际功能、残疾和健康分类检查表（简称检查表）供临床使用，使用字母数字编码系统，以字母代表功能性状态或背景因素，数字代表不同水平类目。ICF 编程系统组成要素：身体功能（body functions，代码 b）、身体结构（body structures，代码 s）、活动与参与（activity and participation，代码 d）、环境因素（environmental factors，代码 e）与个人因素（personal factors，ICF 分类系统不特别针对个人因素进行再分类）。使用限定值是 ICF 编码的一个重要特点，表示健康水平的程度，任何编码都应该至少加上一位限定值。ICF 编码应用举例见表 2-1。ICF 检查表是一种综合性检查表，检查的内容涵盖了不同领域。

表 2-1 ICF 编码应用举例

编码	释义	说明
b	身体功能	
b 2	感觉功能和疼痛	1 级水平类目
b 210	视功能	2 级水平类目
b 2102	视觉质量	3 级水平类目
b 21022	对比感觉	4 级水平类目
b 21022.2	对比感觉中度损伤（损伤程度）	小数点后为限定值，可以是小数的后 1 位、2 位或多位数字

（二）中国残疾分类标准

2011 年 5 月 1 日中国首部《残疾人残疾分类和分级》国家标准正式实施。残疾分类：

1. 视力残疾 各种原因导致双眼视力低下并且不能矫正，或视野缩小，以致影响其日常生活和社会参与，包括盲和低视力。

2. 听力残疾 各种原因导致双耳不同程度的永久性听力障碍，听不到或听不清周围环境声及言语声。

3. 言语残疾 各种原因导致的不同程度的言语障碍，经治疗 1 年以上不愈或病程超过 2 年而不能或难以进行正常的言语交流活动，以致影响其日常生活和社会参与。包括失语、构音障碍、语言发育迟滞、口吃等（注：3 岁以下不定残）。

4. 肢体残疾 四肢残缺或四肢、躯干麻痹（瘫痪）及畸形等导致人体运动功能不同程度丧失以及活动受限或参与局限。残疾的分类应从人体运动器官系统有几处残疾、致残的部位高低和功能障碍程度等方面综合考虑。以下情况不属于肢体残疾范围：脊柱畸形后凸 <70° 或侧凸 <70°；双下肢不等长，差距 <50 mm；保留拇指和食指（或中指），而失去另三指者；保留足跟而失去足前半部者。

5. 智力残疾 智力明显低于一般人的水平，并显示出适应行为的障碍。按照智力商数（IQ）及社会适应行为来划分智力残疾的等级。

6. 精神残疾 指精神疾病病情持续 1 年以上未痊愈，从而影响其社交能力和在家庭、社会应尽职能上出现不同程度的紊乱和障碍。18 岁及以上的精神障碍患者可依据 WHO-DAS II 分值和适应行为表现分级；18 岁以下的精神障碍患者可依据适应行为的表现分级。

7. 多重残疾 指不同类别的残疾在一个个体同时存在，包括 2 个或 2 个以上类别。按所属残疾中残疾程度最重类别的分级确定其残疾等级。

除了上述的国家分类标准以外，根据具体的应用领域和范围，还存在一些其他的分类标准：对于工伤和职业病，可进一步参考《劳动能力鉴定 职工工伤与职业病致残等级》（国家标准，2014）；伤残军人可参考《军人残疾等级评定标准》（民政部等，2011）；而残疾人体育运动则采用国际残疾运动员分类标准。

三、残疾的预防

残疾预防是康复医学的重要内容，与康复治疗相互补充。残疾预防应在国家、社区、家庭不同层次进行，应在胎儿、儿童、成年不同时期进行，具体包括三个等级预防。

1. 一级预防 指预防控制可能致残的各种损伤和疾病，避免原发性致残过程。一级预防能有效预防残疾，可降低约 70% 的残疾发生率。具体措施包括积极的运动锻炼、生活方式的修正、产前检查、孕期和围产期保健、防止意外事故、降低职业病损害等。

2. 二级预防 指疾病或损伤发生后，采取积极主动的措施限制或逆转由身心功能损伤造成的活动受限引起的个体活动水平的功能障碍，可降低 10% ~ 20% 的残疾发生率。具体措施包括疾病早期筛查、适当的药物治疗和必要的手术治疗（尤其是心脑血管疾病的控制和治疗）、早期康复治疗和控制危险因素等。

3. 三级预防 防止个体活动水平的受限转化为社会参与水平的受限，以减少残疾对个人、家庭和社会造成的消极影响。这是康复预防中康复医学技术人员涉入最深和最多的部分。具体措施包括物理治疗、作业治疗、言语治疗、康复心理、康复工程等常用康复治疗技术，同时还需要教育康复、职业康复和社会康复等多领域的介入。

第二节　人体运动学

一、定义

人体运动学是研究人体运动规律的学科，如通过位置、速度、加速度等物理量来描述人体运动变化规律。人体运动学注重人体结构和功能的关系，主要包括人体的功能解剖学、生物力学和部分运动生物力学的内容。

二、骨骼运动学

本节主要介绍骨骼运动学基础。

1. 骨的形状、结构与代谢

（1）形状　正常成人有 206 块骨，按部位分为躯干骨、头颅骨、四肢骨；根据骨的外部形状分为长骨、短骨、扁骨和不规则骨。

长骨中空管状结构使其在矢状面和额状面上能有效抗弯曲，长轴能有效抗扭曲。骨的两端膨大部分称为骨骺，骨骺与骨干相连处称为干骺端，参与骨的生长。

短骨因其结构特点，多分布于承受压力较大、运动形式较复杂而又需要较大灵活度的部位，如腕部、踝部。

（2）结构　骨结构包括骨膜、骨质、骨髓、关节面软骨及血管、神经等。

骨膜包括骨外膜和骨内膜，参与骨的生成。骨质分为骨密质和骨松质。骨密质因结构致密，具有抗压、抗拉力强的特点，常分布于骨的表面和长骨骨干；骨松质呈网状结构，形成骨小梁，既可起到减轻骨的重量的作用，又能承担较大的力学性能。骨髓分为红骨髓和黄骨髓。红骨髓具有造血功能，长骨中的红骨髓 5 岁左右便转化为黄骨髓；黄骨髓不具有造血功能，但应急状态下可转化为红骨髓，再次具有造血功能。关节面软骨由透明软骨组成，在功能上主要有减少摩擦、缓冲震动的作用。

（3）代谢　骨的代谢是通过成骨细胞和破骨细胞参与的骨形成与骨吸收来实现的，是一个动态平衡过程。在生长期，骨形成大于骨吸收，骨量呈线性增长，表现为骨皮质增厚、骨松质更密集，这一过程称为骨构建或骨塑形；在成人期，骨生长停止，但骨的形成和吸收仍在继续，处于一种平衡状态，称为骨重建。

2. 骨的血管、淋巴与神经　新鲜骨具有丰富的血管、淋巴和神经，对保证骨的功能发挥具有重要作用。

3. 骨的功能

（1）力学功能　包括支撑功能、杠杆功能和保护功能。骨骼既具有强度和刚度，使其很好地完成支持和保护功能，又具有一定的弹性和韧性，因而能很好地完成运动中的力学功能。

（2）生理功能　包括钙、磷等物质代谢功能，以及造血功能和免疫功能等。

三、关节运动学

关节是人体运动的枢纽，是连接人体各个部位使人体完成正常运动的重要器官。

（一）人体关节的运动形式

在康复医学中，人体的基本姿势是人体运动的始发姿势：身体直立，面向前方，双目平视，双足并立，足尖向前，双上肢下垂置于体侧，掌心贴于躯干两侧（有别于解剖学的基本姿势）。

在三维直角坐标系中，人体的运动有三个面：水平面、冠状面和矢状面。每两个面相交的线称为轴，分别是冠状轴（横轴）、垂直轴（纵轴）、矢状轴（图2-3）。

人体关节运动的基本形式是骨骼以关节为轴心，在矢状面、水平面和冠状面三个主要平面上的运动，主要包括以下几种：

1. 屈曲（flexion）与伸展（extension）　是以横轴为中心，在矢状面上的运动。

2. 内收（adduction）与外展（abduction）　是以矢状轴为中心，在冠状面上的运动。

3. 内旋（internal rotation）与外旋（external rotation）　是以纵轴为中心，在水平面上的运动。

另外，前臂和小腿还有旋前（pronation）和旋后（supination）运动，足踝部还有内翻（inversion）和外翻（eversion）运动。

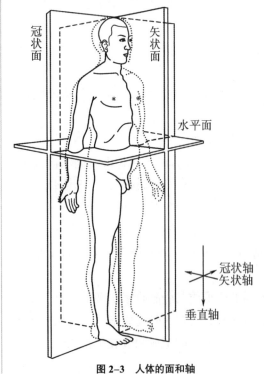

图2-3　人体的面和轴

（二）人体关节面的基本运动形式

关节面的形态变化范围是从扁平到弯曲的。大部分关节面是弯曲的，分为凸面和凹面。关节凸凹面的结合，提高了关节的吻合度，增加了关节接触面积，因而能分散压力，增强关节稳定性，并能辅助引导骨与骨之间的运动轨迹。关节面的基本运动主要包括三种：

1. 滚动（roll）　构成关节的两骨接触面发生接触点不断变化的成角运动。无论关节表面凹凸程度如何，滚动的方向总是与成角运动的方向一致。滚动并不单独发生，一般伴随着关节的滑动和旋转。

2. 滑动（slide）　构成关节的两骨面发生的一侧骨表面的同一个点接触对侧骨表面不同点的成角运动。关节表面形状越接近，一块骨在另一块骨表面的滑动就越多；形状越不一致，滚动就越多。

3. 旋转（spin）　移动骨在静止骨表面绕旋转轴

转动，滑动和滚动常同时发生，很少单独作用。不同关节旋转轴的位置不同。

（三）人体的力学杠杆

肌肉、骨骼和关节的运动都符合杠杆原理。杠杆包括支点、阻力点（又称重心）和动力点。支点到动力点的垂直距离为动力臂，支点到阻力点的垂直距离为阻力臂。用杠杆原理对运动进行分析，是运动力学分析的重要手段。根据支点、动力点、阻力点的不同位置关系可分为三类杠杆（图2-4）：

1. 第一类杠杆（平衡杠杆）　支点位于动力点和阻力点中间，如抬头或点头是靠平衡杠杆的作用。主要作用是传递动力和保持平衡，既产生力又产生速度。

2. 第二类杠杆（省力杠杆）　阻力点位于支点和动力点中间，如站立位提足跟。主要作用是省力。

3. 第三类杠杆（速度杠杆）　动力点位于阻力点和支点中间，如屈曲前臂举物的动作。此类杠杆在人体最为普遍，主要作用是获得速度。

在康复医学中，应用杠杆原理进行康复训练可达到省力、获得速度和防止损伤的目的。

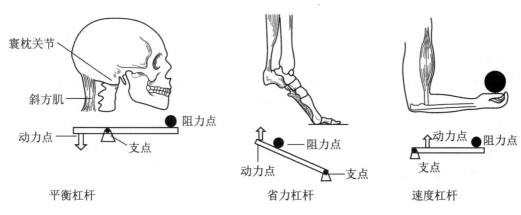

图2-4　人体中三类杠杆

（四）人体运动链

身体几个部位通过关节连接而成的复合链称为运动链（kinematic chain），运动链是研究人体运动的基础，分为开链运动（open kinematic chain，OKC）和闭链运动（closed kinematic chain，CKC）。

1. 开链运动　指运动链的远端可以自由活动的运动，如挥打球拍时的上肢运动。开链运动的特点是各关节链有其特定的运动范围，在强化肌力的训练中，肌肉爆发力的训练应选择开链运动进行训练。

2. 闭链运动　指运动链的远端固定而近端活动的运动，如步行时的支撑相。闭链运动更接近功能性康复。

四、动力学

动力学是研究人体运动与受力关系的学科。物体的机械运动，包括平动、转动和变形等，都服从力学规律。

（一）动力学基础

力学运动规律的核心是牛顿运动定律。在康复应用中，常利用牛顿运动定律、动量定理、动量守恒定律研究各种运动技术，提高训练效果。

人体受力包括动力和制动力。如果力的方向与人体运动（速度）方向相同，则称为人体动力；反之，称为人体制动力。力是物体之间相互作用的表现，人体所受之力可分为内力和外力，二者共同发生作用。各种外力经常被用来作为康复训练（治疗）的负荷，负荷选择要与肢体中的肌群及其收缩强度相适应，以获得理想的训练效果，这是增强肌力训练的方法学基础。人体中的内力主要有肌肉拉力、各组织器官间的被动阻力、各内脏器官的摩擦力等。

（二）转动力学

1. 基本概念

（1）刚体（rigid body）　指任何情况下形状大小都不发生变化的力学研究对象。刚体最基本的运动形式是平动和绕固定轴转动。

（2）角速度（angular velocity）　指人体 / 肢体在单位时间内转过的角度，是描述人体或器械转动快慢的物理量。

（3）角加速度（angular acceleration）　指单位时间内角速度的变化量，是描述刚体转动角速度变化快慢的物理量。

（4）转动惯量（rotary inertia）　描述物体转动时保持原来转动状态能力的物理量。

2. 转动定律　刚体绕固定轴转动时，转动惯量与角加速度的乘积等于作用在刚体上的合外力矩。具体运用：为增加肢体的转动角加速度、训练关节的活动度和灵活程度，可通过增强肌力、增大肌力矩来实现，或者肌力矩一定时，以减小转动惯量来实现，如跑步时采用屈肘摆臂的方式减少上肢的转动惯量以提高角加速度。

第三节　人体生物力学

人体生物力学（biomechanics）是研究能量和力对人体各组织器官系统影响的学科，由力学、生物学、生理学等学科构成，主要研究人体骨、软骨、韧带、半月板、肌腱等组织的力、力矩及组织运动和变形之间的关系。

一、骨的生物力学

（一）骨的生物力学特性

骨能保护内脏器官，为肌肉活动提供动力联系和附着点，并承受各种载荷，是人体重要的力学支柱。因此，骨具有相应的力学特性。

1. 骨的力学性能　从功能上看，骨最重要的力学性能表现为强度（即骨在承载负荷的情况下抵抗破坏的能力）和刚度（即骨在外力作用下抵抗变形的能力）。

2. 骨的载荷及变形　载荷即为组织所承受的外力。人体在姿势维持或完成各种运动时，骨都要承受不同形式和大小的载荷，如拉伸、压缩、弯曲、剪切、扭转、联合载荷等。一般而言，骨承受压力负荷的能力最大，其次是拉力、剪切力和扭转力。骨组织在承受不同载荷时会发生不同程度的变形。载荷过大会引起严重变形，甚至是骨断裂。决定骨断裂抵抗力和变形特征的因素包括骨所承受力的大小、力的方向和力的作用点，以及组成骨组织的材料特性等。

（二）骨的功能适应性

1. 骨形态结构的功能适应性　骨结构不仅与其载荷有关，还能适应载荷变化，并遵循 Wolff 定律改变自身结构。每块骨的潜在大小、形状是由基因所决定的，但在骨发育的某些关键时刻，决定骨骼精细形状的则是运动和机械力学的作用，如果缺乏这种作用，可导致骨骼畸形的发生。长期、系统、科学地运动训练对骨的形态结构可产生良好的影响，表现为骨形态学的适应性变化，如频繁的肌活动，可使骨径增粗、骨面肌附着处凸出明显等。

2. 骨组织结构的功能适应性　骨组织为了适应各种应力的需要，不仅在形态结构上做了最佳搭配，而且对自身的组织结构也进行了优化组合。体内骨组织的形成、发育方式与其所受的应力有关，应力大的部位骨组织密度大，应力小的部位骨密度小。

（三）应力对骨生长的作用

骨力学与一般材料力学相似，以应力和应变来描述骨骼受力后的内部效应。当外力作用于骨时，骨以形变产生内部的阻抗以抗衡外力，即骨产生的应力；骨在外力作用下的局部变形即骨的应变。一般以应力 – 应变曲线讨论骨的材料特性。

应力刺激对骨的强度和功能的维持有积极意义。骨对应力的适应是按 wolff 定律进行的。负重对维持骨小梁的连续性、提高交叉区面积起重要作用。施加在骨组织的机械应力可引起骨骼的变形，导致成骨细胞活性强，破骨细胞活性抑制。长期卧床的患者，骨缺乏应力刺激使骨吸收加快，会产生骨质疏松。骨折钢板内固定，载荷通过钢板传递，骨骼受到的应力刺激减少，骨骼的直径缩小，抗扭转能力下降；相反，反复承受高应力的作用，可引起骨膜下的骨质增生。

（四）骨痂的生物力学

骨折愈合后的机械力学特性取决于骨痂的物理特性（强度和模量）和断面几何特性（断面面积和惯性运动）。

在骨折修复的过程中，骨痂的形成需要一定程度的力学刺激，不同组织可承受的形变量不同，因此，骨折愈合不同时期对力学环境的要求也不同。骨折愈合早期，骨折处形成的肉芽组织能很好地耐受骨折块间的应力变化，纵向应力有利于骨折愈合；愈合中、后期，各种应力均有一定的骨痂改建作用。

二、骨骼肌的生物力学

（一）肌肉的分型

根据肌细胞的分化情况可将肌肉分为骨骼肌、心肌和平滑肌。根据骨骼肌在特定运动中的作用不同，又可分为原动肌、拮抗肌、固定肌和协同肌。

1. 原动肌（agonistic muscles）　在运动的发动和维持过程中起主动作用的肌肉。

2. 拮抗肌（antagonistic muscles）　在运动中与原动肌作用相反的肌肉。

3. 固定肌（fixation muscles）　为了发挥原动肌的作用，需将肌肉近端所附着的骨骼充分固定，发挥此作用的肌肉称固定肌。

4. 协同肌（congenerous muscles） 在多个原动肌跨过多轴或多个关节产生的复杂运动中，消除一些不必要因素，辅助完成某些动作的肌肉称为协同肌。

任何一个动作都需要多组肌群共同配合才能完成。在不同的运动中，某块肌肉可分别担当原动肌、拮抗肌等不同角色，肌肉的作用会根据动作的不同而发生改变，如肱二头肌在主动屈肘动作中为原动肌，在主动伸肘动作中为拮抗肌。

（二）肌肉的收缩形式

骨骼肌的两端常附着于骨，神经兴奋肌纤维后，骨骼肌长度缩短、延长或不变，完成复杂的功能运动，其收缩形式包括：

1. 等张收缩（isotonic contraction） 肌肉收缩时整个纤维的长度发生改变、张力基本不变，所产生的关节运动。根据肌肉纤维长度变化的方向等张收缩可分为：

（1）等张向心性收缩（isotonic concentric contraction） 肌肉收缩时肌纤维向肌腹中央收缩，长度变短，肌肉的起始点相互接近。如肱二头肌收缩引起的肘关节屈曲。

（2）等张离心性收缩（isotonic eccentric contraction） 肌肉收缩时肌纤维的长度变长，肌肉起始端远离。如下蹲时股四头肌收缩。

2. 等长收缩（isometric contraction） 肌肉收缩时肌纤维的长度基本不变，所做功表现为肌张力增高，不产生关节运动。

3. 等速收缩（isokinetic contraction） 肌肉收缩时产生的张力可变，但关节的运动速度是不变的。等速收缩也分为向心性收缩和离心性收缩，等速收缩产生的运动称为等速运动。在生理状态下很难产生等速收缩，只有在特定的仪器上进行才可实现。

（三）肌肉的功能状态

骨骼肌紧张收缩产生的力带动关节运动，人体的功能性运动通过不同肌群协调有序地收缩实现。良好的肌肉功能状态是运动的基础。反映肌肉功能或状态的内容有肌力、肌张力、肌肉耐力等。

1. 肌力（muscle strength） 指肌肉一次最大收缩产生的力，以肌肉最大兴奋时所能负荷的重量来表示。肌力是肌肉活动中的重要力学特征之一，也是康复医学重点关注的内容。肌力大小的力学条件主要取决于后负荷的大小。影响肌肉力量大小的因素主要包括肌肉的横断面大小、肌肉的初长度、肌肉的募集，以及肌纤维走向与腱长轴的关系等。

2. 肌张力（muscle tone） 指肌肉在安静时所保持的紧张度。肌张力与脊髓牵张反射有关，并受中枢系统的调控。肌张力在人体抵抗重力、维持姿势、协调运动等功能活动中发挥着重要的作用。

3. 肌肉耐力（muscle endurance） 指肌肉在一定负荷线下保持收缩或持续重复收缩的能力。肌肉耐力反映肌肉持续做功的能力，与心肺、神经系统的功能联系紧密。

三、肌腱和韧带的生物力学

（一）肌腱和韧带的生物学特性

肌腱和韧带为胶原组织，其重要的生物力学特征为具有高拉伸强度。肌腱与其相连的肌肉和骨构成"骨－肌腱－肌肉"复合体，其力学特性依赖于肌腱本身、肌腱与骨附着处、肌腱与肌肉交接处这三者的力学性质。同理，韧带与其相连的骨构成"骨－韧带－骨"复合体。此外，肌腱和韧带与许多组织一样，具有与时间和过程相关的弹性特性，即肌腱和韧带的伸长不仅与受力的大小相关，也与力的作用时间及过程相关，也就是通常所说的黏弹性。这种肌腱和韧带与时间的关系可以用蠕变－应力松弛曲线来表示。组织因持续受到特定载荷而随时间延长发生的拉伸过程，称为蠕变；组织因受到持续拉伸而随时间延长发生应力减小的过程，称应力松弛。肌腱和韧带随拉伸过程发生的变化，是指载荷－拉长曲线的形状随前载荷的变化而变化。

　　肌肉在等张收缩中，肌肉－肌腱的单位长度保持不变，蠕变作用下，肌腱韧带处于拉伸状态，肌肉缩短。从生理学角度讲，肌肉长度的缩短可降低肌肉的疲劳程度，所以，肌腱和韧带的蠕变在等张收缩中可增加肌肉的工作能力。另外，肌腱、韧带的黏弹性与其载荷有关。所以，在预载荷之后，软组织的载荷－伸长曲线具有最大的可重复性。肌腱和韧带的性质还与应变的速率有关，拉长的速度越快，肌腱的强度越大。

（二）影响肌腱和韧带力学的因素

　　除黏弹性外，影响肌腱和韧带力学性质的因素还包括：①解剖部位：不同解剖部位的肌腱和韧带所处的生化环境不同，承受的应力不同，其生物力学性质也不同。②运动水平：锻炼对肌腱和韧带的结构和力学性质有长期的正面效应。长期训练可以使屈肌肌腱的弹性模量、极限载荷有所增加。锻炼对胶原纤维的弯曲角度和弯曲长度也有明显的影响，还能增加胶原的合成，增加肌腱中大直径胶原纤维的百分比，从而使肌腱能承受更大的张力。③年龄：年龄是影响肌腱和韧带力学性质的重要因素，随着年龄的增长，肌腱胶原纤维波浪弯曲角度减小。青壮年人和老年人的肌腱极限拉伸强度显著高于未成年人，青壮年人肌腱的模量高于未成年人和老年人。在其中起重要作用的是蛋白多糖的丝状排列结构，这直接决定着肌腱所能承受张力的大小，未成年人的肌腱相比成年人在低拉伸强度下更容易撕裂，说明胶原纤维之间的蛋白多糖桥联在肌腱传递张力时起重要作用，其可以增强肌腱的强度。

四、关节软骨的生物力学

（一）关节软骨的解剖生理特性

　　关节软骨是组成活动关节面的弹性负重组织，但关节软骨没有单独的血液和淋巴供应，主要依赖软骨下骨组织供给及滑膜周围毛细血管的渗入。关节软骨的主要功能是减少关节面反复滑动中的摩擦，具有润滑和耐磨的特性。关节滑膜分泌一种高黏滞性液体（关节滑液）进入关节腔，以降低关节的摩擦和磨损。此外，关节软骨还具有吸收机械振荡、扩散关节上的载荷、减少接触应力的作用。

（二）关节软骨的生物力学特征

　　活动关节软骨要承受人一生中几十年的静态或动态高负荷，其独特的生物力学特征，如渗透性、黏弹性、剪切特性、拉伸特性保证关节软骨能够承载这种高负荷状态。然而关节软骨的修复和再生能力十分有限，如果承受的负荷过大，可能会很快发生结构上的破坏，并最终导致关节面的磨损。

五、周围神经的生物力学

多种原因都可导致周围神经损伤，其中最常见的是机械性损伤，如骨折脱位所致的神经压迫伤和牵拉性损伤等，本部分主要讨论牵拉损伤的生物力学。

正常周围神经具有不同程度的抗拉性能，且具有弹性。其应力－应变关系不遵从胡克定律，在有限变形时，具有非线性的应力－应变特征。周围神经具有黏弹性物质的三个特点：应力松弛、蠕变和滞后。应力松弛是神经组织对变性的适应性反应，其特性对于确定神经张力性损伤的临界点及预后有重要意义。蠕变是周围神经在生理极限内通过其本身的顺应性和横截面积的改变来适应张力损伤的表现。滞后现象是周围神经本身固有的特性，是由于外力对组织每单位体积所做的功完全转变为热能消耗于分子间的内摩擦，故滞后也称为滞后损伤或内耗。

周围神经存在着适应张力变化的组织结构。神经旁组织结构提供神经体积变化的空间，神经的束间疏松结缔组织，为神经体积适应张力变化提供空间。神经内血管的迂曲走行使神经在张力作用的即刻不会发生血循环的变化。神经内膜内的纤维也是迂曲排列的，纵向的牵伸可使神经变得更长。周围神经的力学性质在很大程度上取决于胶原组织。而胶原组织在载荷作用下的力学性质受到三个主要因素的影响，即纤维结构的方向性、弹性纤维和胶原纤维的特性、胶原纤维和弹性纤维之间的比例。神经各点承受的应力不同，损伤的程度也不一样，会出现某些敏感点。一般来讲，在承受急性牵拉时，神经各结构成分抗张性从小到大依次是髓鞘、轴突、施万细胞、神经内结缔组织；就一根神经纤维而言，最易损伤和最先断裂的部位是 Ranvier 结区，从神经干横断面来看，损伤最严重的区域是神经干的中心。

第四节　神经学基础

一、中枢神经发育机制

中枢神经系统发育源于外胚层的髓板。在发育过程中，髓板先演变为神经沟，神经沟逐渐闭合，形成神经管。神经管的前端扩大为几个脑泡，最靠头端的脑泡逐渐发育成前脑（再逐渐发育成端脑和间脑），靠后方的几个脑泡发育为脑干；神经管的后部逐渐闭合，逐渐形成脊髓。中枢神经的不同部位是在不同时期逐渐发育成熟的，这个过程是神经诱导的作用。神经诱导包括形成神经板的原发诱导和早期脑与脊髓的次发诱导。原发诱导的关键是中胚层向外胚层释放神经化因子，使神经组织具有特异性。次发诱导是中胚层向外胚层释放中胚层化因子，中胚层化因子在神经外胚层各部的浓度差决定着脑的区域分化差别。最后，中胚层的前部和外胚层相互作用诱导出前脑，中胚层中部和外胚层相互作用诱导出中脑和后脑，中胚层的后部与外胚层相互作用诱导出脊髓。

在中枢神经系统的发育过程中，虽然由受精卵发育到卵裂球时已确定了神经谱系，但环境因素亦可在神经细胞分化过程中的不同阶段发挥作用。神经生长因子对神经系统的分化发育发挥重要作用。

神经细胞在神经发育过程中需要不断地迁移，迁移过程受多种化学因子局部浓度梯度的影响。在细胞分化、迁徙的同时也会发生大量的细胞死亡，发育过程中出现的这种由细胞内特定基因程序表达介导的细胞死亡称为程序性细胞死亡或称为凋亡。程序性细胞死亡是多细胞动物生命活动中必不可少的过程，与细胞增殖同样重要。这种生与死的动态平衡保证了正常生理功能的进行。程序性细胞死亡还与胚胎发育缺陷、组织分化错乱、肿瘤发生等有密切关系。

神经系统发育过程中也可能发生神经损伤，影响因素有物理性创伤、化学物质中毒、感染、遗传性疾病，以及老化、营养代谢障碍引起的神经退行性变。神经系统对损伤的反应取决于损伤的性质、部位和损伤因素作用时间的长短。

二、神经反射

反射是指在中枢神经系统参与下，机体对内外环境刺激的规律性应答。反射是神经系统活动的最基本方式。

（一）脊髓水平的反射

反射中枢在脊髓水平的反射称为脊髓反射，是脊髓固有的反射。其反射弧不经过脑，但受脑的控制。按照效应器作用的特点，脊髓反射又分为躯体反射和内脏反射。

1. 躯体反射（somatic reflex） 指骨骼肌的反射活动。

（1）牵张反射（stretch reflex） 是指当骨骼肌受到外力牵拉使其伸长时，可反射性引起受牵拉的同一肌肉收缩。包括腱反射（又称位相性牵张反射）和肌紧张（又称紧张性牵张反射），感受器为肌梭和高尔基腱器官。膝跳反射、跟腱反射等都是牵张反射。肌张力也属于牵张反射的一种，可使肌肉保持一定的紧张度，抵抗地心的引力，从而维持躯体姿势。

（2）屈肌反射（flexor reflex） 是指当肢体的皮肤或肌肉受到刺激时可引起肢体关节屈肌快速收缩及伸肌松弛。屈肌反射有避免伤害刺激的保护作用；当刺激强度较大时，可引起对侧伸肌反射（crossed extensor reflex），它是姿势反射的一种，在行走、跑步时有支撑体重、维持姿势的作用。屈肌反射亢进时，可出现一些病理反射，如巴宾斯基征。

（3）节间反射（intersegmental reflex） 是指脊髓一个节段神经元发出的轴突与邻近神经元发生联系，通过上下节段之间神经元的协同活动所发生的反射活动。如牵拉近端关节屈肌可引起同侧肢体的反射性屈曲，当快走、跑步时该反射较明显。偏瘫患者的联合反应、共同运动也与节间反射有关。联合反应和共同运动为脊髓水平低级反应和运动形式。在正常情况下，由于高位中枢对脊髓有抑制作用而被掩盖，当高位中枢对低位中枢的抑制力丧失时即可表现出来，是中枢性瘫痪的特征性表现之一。

（4）浅反射（superficial reflex） 是指刺激皮肤、黏膜引起的相应肌肉反射性收缩，包括腹壁反射、提睾反射、肛门反射等。

2. 内脏反射（visceral reflex） 指脊髓中存在着引起内脏反应的低级中枢，当这些中枢受到刺激时可引起如血管扩张、血压变化、排便、排尿等反射，称为内脏反射。

（二）脑干水平的反射

很多延髓脑桥水平的反射是婴儿特有的一过性反射，是人类初期各种生命现象的基础，也是后来分节运动和随意运动的基础。延髓脑桥水平反射受高级中枢的控制，随着中枢神经系统的发育和成熟逐渐受到抑制而消失。脑瘫患儿由于高位中枢的发育异常，往往这些反射残存而不消失。

1. 手抓握反射（grasp reflex） 是指压迫刺激手掌或手指腹侧，引起手指屈曲内收活动，类似抓握动作，可见于 0～4 个月的婴儿。脑瘫患儿、脑卒中偏瘫患者会出现该反射。

2. 紧张性颈反射（tonic neck reflex） 是指颈部扭曲时脊椎关节和肌肉、韧带的本体感受器传入冲动对四肢肌张力的反射性调节。该反射主要是维持各种姿势，调整四肢、躯干肌张力的变化。其中，当头向一侧转动时，头转向侧的伸肌紧张性增强，表现为上下肢伸展，而头的另一侧屈肌张力增强，表现为上下肢屈曲，称为非对称性紧张性颈反射（asymmetric tonic neck reflex，ATNR）；被动后伸头部，可见上肢伸展下肢屈曲，被动前屈头部，则上肢屈曲下肢伸展，称为对称性紧张性颈反射（symmetric tonic neck reflex，STNR）。

3. 紧张性迷路反射（tonic labyrinthine reflex，TLR） 是指内耳迷路的椭圆囊和球囊的传入冲动对躯体肌张力的反射性调节，表现为仰卧位时全身伸肌张力增高，俯卧位时全身屈肌张力增高。Bobath、Brunnstrom 等人主张利用姿势反射调整肌张力、改善动作或姿势，其方法机理与上述反射密切相关。

4. 翻正反射（righting reflex） 又称立直反射，是指身体在空间发生位置变化时，主动将身体恢复立直姿势的反射，其中枢在中脑。翻正反射分为视性、迷路、颈和躯干翻正反射四种。康复实践中常借助翻正反射训练床上翻身动作及调整姿势、保持平衡、改善起坐、站立等日常生活动作。

（三）大脑水平的反射

人体在维持各种姿势和完成各种动作时，需要将各种感觉信息（如躯体感觉、视觉、前庭觉）在中枢神经系统进行整合处理，再对全身肌张力不断地进行调整，以便在抵抗重力和进行自主性活动时能保持平衡，即平衡反应。大脑的平衡反应大多在出生 6 个月以后出现，并保持终身。

1. 降落伞反应（parachute reaction） 是指人在急剧下落时，会出现四肢外展、手指张开的保护性支撑动作。

2. 倾斜反应（tilting reaction） 是指人在支持面倾斜时会诱发出特定的保护性伸展和支撑动作。

3. 防御反应（defence reaction） 是指人在水平方向上急速运动时产生的平衡反应，包括坐位反应、立位反应、膝立位反应等。

三、中枢神经的可塑性

（一）概述

传统的中枢神经系统（central nervous system，CNS）结构和功能定位学说认为，脑的某一部分损害后其神经细胞不能再生，功能障碍将无法恢复。一些 CNS 损伤患者在出院后家人继续给予积极治疗，结果患者得到出人意料的恢复效果，这种现象促使神经学家和康复医学专家逐渐改变过去的传统观念，并进行深入研究，以探索新的治疗理论与技术。目前，神经科学的飞速发展，使神经系统的可塑性研究迅速地进入细胞和分子水平。通过神经损伤机制的实验研究已证明神经回路、突触联系、神经元形态、超微结构、生化组分和电活动等方面都具有一定程度的可塑性。

神经系统可塑性研究是以细胞生物学和生物化学为主要途径，因此研究的对象也就主要包括神经回路、突触联系、神经元形态和超微结构的可塑性、神经元递质化学性质的可塑性，以及神经元电活动的可塑性。

（二）基本观点和方式

中枢神经系统包括脑和脊髓，两者前后连续，在枕骨大孔处分界，故 CNS 的可塑性就包括脑的可塑性和脊髓的可塑性。

1. 脑的可塑性 脑可塑性有广义、狭义之分。此处所涉及的可塑性是两者的折衷，即认为脑可塑性是指脑有适应能力，即在结构和功能上有修改自身以适应、改变现实的能力。脑的可塑性表现为功能重组和内外影响因素两方面。

（1）功能重组 系统内的功能重组是指在功能相近的系统内，通过重新组织，由原来系统或损伤部分以外的系统承担丧失了的功能。其功能重组方式包括：①轴突侧支长芽与突触更新。轴突芽生有两种方式，一种为再生长芽，另一种为侧支长芽。前者从损伤轴突的断端向损伤区生长，但速度慢、距离长。后者从损伤区的正常轴突伸出分支支配损伤的区域，由于轴突本身正常，再加上距离近，因此能够迅速恢复支配。②轴突上离子通道的改变。在有髓鞘轴突上，神经冲动的传导是通过 Ranvier 结中 Na^+ 通道集中的髓鞘膜的结间跳跃前进的，在一些脱髓鞘疾病中，神经冲动的这种跳跃式前进消失，变为在脱髓鞘轴突上的连续性传导，从而表现为临床上的异常。③突触效率的改变方式。④脑梗死后在梗死区周边有新生神经出现。⑤失神经过敏（denervated supersensitivity，DS）现象。⑥潜伏通路和 / 或突触的启用。

系统间的功能重组是指由在功能上不完全相同的另一系统承担损伤系统的功能，其形式如下：①古、旧部分的代偿；②病灶周围组织的代偿；③由在功能上几乎完全不相干的系统代偿；④对侧大脑半球的代偿。

（2）内、外界的其他因素

1）内界因素 ①神经生物学方面：如神经生长因子（nerve growth factor，NGF）、热休克和早期反应基因等。NGF 是神经营养因子之一，其生物效应为促进神经元发育生长、增加受伤后神经元的存活、对抗神经毒、修复创伤、抑制自身免疫。②神经免疫学方面：巨噬细胞通过释放细胞素促进小胶质细胞和星形胶质细胞表达 NGF 的能力增高，又通过释放少突胶质细胞抑制物——细胞毒因子，抑制少突胶质细胞的成熟，从而间接促进中枢神经系统的再生。胶质细胞的作用：缺血性脑损伤后胶质细胞反应性增生，通过胶质细胞与神经元、胶质细胞与胶质细胞之间的神经网络作用，影响缺血性脑损害的发展和转归。如缓冲信号物质钾、谷氨酸等，上调胶质细胞蛋白（胶质纤维酸性蛋白、热休克蛋白、转铁蛋白等）的合成，促进神经元修复。此外，分泌细胞因子（神经生长因子、转化生长因子等）对神经的修复亦发挥重要作用。

2）外界因素 包括功能恢复药物的使用、神经移植和基因治疗、恒定电场的影响及功能恢复训练的介入等。

（3）脑可塑性规律 同学习或运动训练的规律一样，脑可塑性具有以下特点：①主动性；②实践性；③重复性——时间依赖性；④适量性——强度依赖性；⑤刺激的丰富性。

2. 脊髓的可塑性 脊髓是中枢神经的低级部位，与脑一样具有可塑性。脊髓可塑性变化的一般表现形式主要为附近未受伤神经元轴突的侧支先出芽，以增加其在部分传入靶区的投射密度，随后与靶细胞建立突性联系。在此过程中，突触性终末除了发生数量变化，还出现终末增大、突触后致密区扩大的结构变化和生理生化改变。脊髓损伤后轴突的出芽主要包括 3 种变化，即再生性出芽（regenerating sprouting）、侧支出芽（lateral sprouting）和代偿性出芽（compensatory sprouting）。再生性出芽是指在受伤轴突的神经元仍存活时，该轴突近侧端以长出新芽的方式进行再生；侧支出芽是指在损伤累及神经元胞体或近端轴突进而造成整个神经元死亡时，附近未受伤神经元从其自身的侧支上生出支芽；代偿性出芽是指在发育过程中，当神经元轴突的部分侧支受伤时，其正常的侧支发出新芽以代偿因受伤而丢失的侧支。研究表明，脊髓损伤后的可塑性变化与大脑一样，具有发育阶段差异和区域差异特征。

大脑的可塑性比脊髓强，因脑的体积较大，不容易造成完全性的损伤，因此，残留部分可以通过各种功能重组来代偿。脊髓的横断面比脑小得多，较易造成完全性损伤，一旦出现完全性损害，代偿的机会就要小得多，主要依靠轴突长芽和神经移植来解决。

第五节　中医康复学基础

一、中医康复学理论

（一）阴阳五行论

阴阳，是中国古代哲学对天地间互相关联的万事万物之间普遍存在的两种对立形式的概括。阴阳学说，是中医学阐明人体的生理、病理、诊断和治疗的规律的重要理论基础，也是中医康复学的重要理论原则和学术观点。基于阴阳学说的中医康复观表现在：

1. 重视调和阴阳　调和阴阳、以平为期，恢复阴阳平衡是中医康复学基础理论的核心。中医康复学的众多疗法也始终贯穿这一思想，如针灸康复中的调和阴阳法等。

2. 重视阳气　阳气代表了人体功能的积极方面。在疾病的康复中重视维护与恢复阳气，以改善机体的各项功能，实现康复的目标，贯穿中医康复的全过程。

3. 强调阴阳转化　在临床实践中，中医康复运用不同的康复方法，创造条件，以促进阴阳转化，实现阴阳调和。

五行学说认为，宇宙间的一切事物，都是由金、木、水、火、土五种基本物质构成。五行学说形成的脏腑理论，即人体五脏在生理上既相互滋生又相互制约的认识，为中医康复奠定了理论基础。运用五行理论进行中医康复治疗，在临床中应用广泛。如针灸、药物治疗中的扶土抑木、培土生金、滋水涵木、壮火制水、抑火补土等法都是五行学说思想的体现。

（二）脏腑经络论

中医脏腑学说认为，五脏是人体的核心。生理情况下五脏六腑之间相互联系、相互为用，共同协调地维持人体的气机升降出入，保证了人体的健康。一旦脏腑间的这种协调关系遭到破坏，就会导致气机升降失常，阴阳失去平衡，发生疾病。因此，中医康复注重通过维持与恢复脏腑的这种平衡关系改善功能与治疗疾病。

经络是人体的重要组织，内属脏腑、外络肢节，遍布全身、沟通表里。同时，经络还是气血运行的通道。只有经络运行通畅，才能使脏腑相合，阴阳交贯，生命活动顺利进行。所以，中医康复学的基本要求就是保证经气流通、气血调和，故许多康复疗法的产生发展都和恢复与改善经络气血运行有关。

（三）精气神论

中医学认为，精、气、神是人体三宝，三者缺一不可。中医康复学的精髓即在于调理这三种人体生命活动的基本物质。中医康复学以养精、益气、调神为原则。在形体功能康复方面，通过养精、益气、调神促进疾病的康复。例如，通过中医气功对精气神的调摄。可以外练筋骨皮、内养精气神，以提高机体的内外功能水平。

（四）情志论

情志指"七情五志"。"七情"指喜、怒、忧、思、悲、恐、惊；"五志"为喜、怒、忧、思、恐。"七情五志"均属于精神活动范畴。中医学认为，"七情五志"是人体精神活动的表现，并与脏腑功能活动构成相互影响。异常的情志会影响脏腑气血运行，引起疾病，反之亦然。在临床治疗中，中医康复常运用中医心理康复法，既用情志相胜，又有情志引导，通过精神调摄，促进疾病的恢复。

二、中医康复学的基本观点

（一）整体康复观

中医康复的整体观建立在中医学整体观的基础上，是中医康复看待疾病与治疗伤残的重要的指导性观念。中医整体观认为，人体是一个完整统一的有机整体，人与自然环境、人与社会环境有着密切的关系。中医整体康复观建立在人与自身、人与自然和人与社会三个一体观的基础之上。这一观念不仅与西医学的生物－心理－社会的多维健康观是一致的，与ICF对健康构成要素的理论框架也是一致的。中医整体康复，就是对康复对象施以整体调治，使构成人体的各个组成部分与形神之间、人体与自然和社会环境之间协调统一，顺应自然，适应社会。

（二）辨证康复观

辨证是中医学认识疾病的重要手段，也是论治的前提和依据。论治是辨证的目的，是治疗疾病的方法。所谓"证"，又称为证候，是机体在致病因素作用下，机体与周围环境之间及机体内部各系统之间相互关系紊乱的综合表现，是一组具有内在联系的、特定的症状和体征。辨证是指对望、闻、问、切四诊收集辨证素材进行综合分析，判别疾病、探求病因、确定病位、预测疾病发展趋势的一种为临床提供治疗依据的诊疗过程与方法。中医辨证的方法主要包括八纲辨证、病因辨证、气血津液辨证、脏腑辨证、经络辨证、六经辨证、卫气营血辨证、三焦辨证等。

辨证康复观是建立在临床辨证和充分考虑个体差异基础上的康复治疗总原则。它要求康复必须与辨证结合起来，必须在充分了解疾病原因、发生机制、治疗经过、发展转归的基础上，确定康复目标与治疗方案、选择治疗方法，提高康复疗效。

（三）功能康复观

功能康复观建立在中医学整体观和恒动观的基础上，是中医康复学的重要原则与主要目的之一。功能康复观包括加强或恢复脏器组织功能、恢复生活和职业能力、功能补偿三方面内容，是在整体观，尤其是形神一体观和恒动观的指导下，重视心神合一，注重形体运动，以提高患者生活质量、恢复生活和工作能力为最终目标的康复观。

（四）综合康复观

综合康复观以中医整体观、辨证观为基础，以综合康复治疗措施为手段，强调优选原则和综合康复，强调针对不同的体质和病情，综合运用中医心理疗法、药物疗法、针灸疗法、推拿疗法、传统功法等多种康复方法，对患者实施全面、综合的康复措施，以利其回归社会的康复治疗思想与方法。

（五）康复预防观

中医康复预防观是以中医学"治未病"的思想为基础，其内容包括未病先防、既病防变、瘥后防复。康复预防观的着眼点在于预防致残性疾病的发生和将残疾及其影响降到最低程度，这与现代康复中的残疾预防的思想是一致的。

【复习思考题】

1. ICF 的核心理念是什么？构成 ICF 系统组成要素有哪些？

2. 中国的残疾分类标准有哪些？

3. 康复的三级预防包含哪些内容？

4. 人体的力学杠杆有哪几种类型？每种类型有什么特点？

5. 肌肉的分型及收缩类型，如何在康复训练中运用？

6. 脊髓水平的反射有哪些？

7. 影响脑可塑性因素有哪些？

8. 中医康复学的特点有哪些？

第三章

康复评定

扫一扫，查阅本章数字资源，含PPT、音视频、图片等

第一节　运动感觉功能评定

一、肌张力评定

（一）概述

肌张力（muscle tone）是指正常人体的肌肉不随意的、持续的、微小的收缩所产生的张力，是维持身体各种姿势和正常活动的重要基础。正常的肌张力活动依赖于完整的神经系统调节机制、肌肉组织本身的物理特性、肌肉或结缔组织内部的弹性和延展性，以及肌肉的收缩能力等因素。中枢神经系统损伤和外周神经损伤常导致肌张力异常。因此，肌张力的评定是神经系统损伤后运动功能评定的重要组成部分。

1. 正常形式　根据身体所处的不同状态，正常肌张力可表现为以下几种形式：

（1）静止性肌张力　是指肌肉处于静息状态下具有的紧张度。可通过观察肌肉外观、触摸肌肉的硬度、感觉被动伸屈肢体活动时受限的程度及其阻力来判断。

（2）姿势性肌张力　是指人体维持一定姿势时肌肉所具有的紧张度。可通过观察肌肉的阻力和肌肉的调整状态来判断，如坐位时躯干前后肌肉的肌张力。

（3）运动性肌张力　是指完成某一动作的过程中肌肉所具有的紧张度。可通过检查相应关节的被动活动所产生的阻力来判断。

2. 异常形式　肌张力的水平可因神经系统的病损和肌肉自身的状态发生变化。异常肌张力可表现为以下几种形式：

（1）肌张力增高　是指肌张力高于正常静息水平，被动运动肢体时抵抗感增强。根据状态不同可分为痉挛和强直。痉挛是由牵张反射兴奋性增高所致的、以速度依赖的紧张性牵张反射增强伴腱反射亢进为特征的运动障碍。痉挛是上运动神经元病变（锥体系障碍）引起脑干和脊髓反射亢进而产生。在快速被动活动痉挛患者的相关肢体时能够明显感受到肌肉的抵抗。痉挛特殊的表现为巴宾斯基反射阳性、折刀样反射阳性、阵挛、去大脑强直和去皮层强直。当被动牵伸活动肢体时，初始产生的较高阻力随之被突然的抑制发动而中断，造成痉挛肢体的阻力突然下降，此现象也称为折刀现象。去大脑强直表现为持续的收缩，躯体和四肢处于完全伸展的姿势；去皮层强直表现为持续的收缩，躯干和下肢处于伸展姿势，上肢处于屈曲姿势；两者均由于牵张反射弧的病变所致。强直表现为肢体在被动运动时主动肌和拮抗肌阻力一致性增加，各方向上的阻力均匀

一致，与弯曲铅管的感觉类似，故称为铅管样僵直；若同时伴有震颤则出现规律而断续的阻力降低或消失，称为齿轮样强直。强直常为锥体外系损害所致，帕金森病是强直最常见的病因。由于强直，肢体动作常表现为始动困难、缓慢或无动状态，全身的肌肉表现也不一样，强直最早出现在手腕，其次累及肘、肩等肢体近端关节。

（2）肌张力低下　是指肌张力低于正常水平，关节被动运动时的阻力降低或消失、牵张反射减弱、关节活动范围扩大，又称为肌张力弛缓。肌张力低下可见于下运动神经元疾病、脑血管意外早期、脊髓损伤的休克阶段。

（3）肌张力紊乱　是一种由主动肌与拮抗肌收缩不协调所致的肌张力损害，以持续和扭曲的不自主运动为特征的运动障碍。临床常见类型有扭转痉挛、痉挛性斜颈及手足徐动症等。

肌张力的评定对于康复医师和康复治疗师了解病变部位、病变性质和程度，制订康复治疗计划，选择治疗方法具有重要意义。

（二）评定方法

肌张力评定可通过了解病史及临床检查，结合生物力学和电生理学的方法，采用评定量表进行评定。

1. 临床评定　可结合病史、视诊、触诊、反射检查、被动运动、功能评定等方面了解肌张力情况，尤其应从功能评定的角度来判断肌张力异常对日常生活活动能力的影响。

（1）采集病史　了解异常肌张力发生的频度、受累的肌肉及数目、异常肌张力的利弊、诱发因素、症状或严重程度及与以往的比较等。

（2）视诊检查　仔细观察患者肌肉外观形态有无肢体或躯干姿态的异常。刻板样动作模式常提示存在肌张力异常，不自主的波动化运动变化表明肌张力障碍，自发性运动的完全缺失则表明肌张力弛缓，主动运动的减弱或完全丧失则表明肌张力低下。

（3）触诊检查　在患者相关肢体完全静止、放松的状态下，通过触摸受检肌群硬度、弹性或观察肢体的运动状况来判断肌张力情况。

（4）反射检查　应特别注意检查患者是否存在腱反射亢进或减弱等现象。肌张力增高常伴腱反射亢进，肌张力低下常伴腱反射减弱或消失。常采取的反射检查包括肱二头肌反射、肱三头肌反射、桡骨骨膜反射、膝跳反射、跟腱反射等。

（5）被动运动　通过上下肢各关节及躯干被动运动检查发现肌肉对牵张刺激的反应，以确定是否存在肌张力异常、肌张力过强是否为速度依赖、是否伴有阵挛，并与挛缩进行比较和鉴别。

（6）摆动检查　以一个关节为中心，使远端肢体快速摆动，摆动时主动肌与拮抗肌交互快速收缩，观察其摆动幅度的大小。肌张力降低时摆动幅度增大；肌张力增高时摆动幅度减小。

（7）其他检查　①伸展性检查：使肌肉缓慢被动伸展，观察能够达到的最大伸展度，从而确定该肌肉有无肌张力增高或降低。②姿势性肌张力检查：要求患者变换姿势和体位，观察并记录其抵抗的程度。③生物力学评定：如通过钟摆试验、屈曲维持试验、筋弹性计评定等方法评价肌张力。④电生理评定：如通过肌电记录分析肌张力的状况而进行的评价。

2. 肌张力的分级

（1）肌张力临床分级　肌张力临床分级是一种定量评定方法，评定者根据被动活动肢体时所感觉到的阻力或肢体反应将其分为 0 ～ 4 级（表3-1）。

表 3-1　肌张力临床分级

等级	肌张力	标准
0	软瘫	被动活动肢体无阻力反应
1	低张力	被动活动肢体阻力反应减弱
2	正常	被动活动肢体阻力反应正常
3	轻、中度增高	被动活动肢体有阻力反应
4	重度增高	被动活动肢体有持续性阻力反应

（2）痉挛分级　目前对痉挛的评定多采用改良的 Ashworth 痉挛评定量表，该方法是根据关节进行被动运动时所感受的阻力来分级评定的方法，是临床上评定痉挛的主要手段（表 3-2）。

表 3-2　改良 Ashworth 分级法评定标准

级别	肌张力程度	评定标准
0	无痉挛	无肌张力的增加
1	略微增加	受累部分被动屈伸时，在关节活动范围之末出现突然"卡住"，然后呈现最小的阻力或释放
1+	轻度增加	被动屈伸关节在后 50% 活动度范围内出现突然"卡住"，然后呈现最小的阻力
2	明显增加	通过关节活动范围的大部分时，肌张力均明显增加，但受累部位仍能较容易地进行被动活动
3	严重增加	被动活动困难
4	僵直	受累部位呈现僵直状态，不能活动

（三）注意事项

1. 评定前应向患者说明检查目的、步骤、方法，让患者了解评定的过程，消除紧张情绪，配合检查。

2. 评定时患者处于舒适体位，检查部位充分暴露，受检肢体完全放松。在进行被动运动时，评定人员用力应适度，注意保护患者以免发生意外。对于难以放松的患者，可通过改变被动运动速度的方法帮助其做出正确判断。

3. 评定时应先检查健侧，再检查患侧，并对双侧进行对比。

4. 避免在运动后或疲劳、情绪激动时进行肌张力评定，环境温度应保持适宜，温度的高低会影响评定结果。

5. 由于肌张力受多种因素的影响，因此分析时应全面考虑。如发热、感染、静脉血栓、压疮、疼痛、局部肢体受压及挛缩等，可使肌张力增高，焦虑和紧张等心理因素也可使肌张力增高。

二、肌力评定

肌力（muscle strength）是指肌肉收缩产生的力量。肌力的评定是在肌力明显减弱或功能活动受到影响时，检查相关肌肉或肌群的最大收缩力量，对肌肉骨骼系统、神经系统病损，尤其对周围神经病损的功能评定十分重要。肌力评定的主要目的是判断肌力减弱的部位及程度，协助神经肌肉疾病的定位诊断，预防肌力失衡引起的损伤和畸形，评价肌力增强训练的效果。

（一）评定方法

常用的肌力评定方法有徒手肌力评定及器械肌力评定。

1. 徒手肌力评定 徒手肌力评定（manual muscle testing，MMT）是根据受检肌肉肌群的功能，在特定体位下要求患者按照一定的标准完成动作，评定者通过触摸肌腹、观察肌肉克服自身重力或对抗阻力完成动作的能力，从而对患者的肌力进行评定的方法。

（1）肌力分级标准　Robert Lovett 创立了徒手肌力评定方法。该方法将肌力分为 0 ～ 5 级，用于评定肌肉力量是否正常及其低下程度（表 3-3）。

表 3-3　Lovett 肌力分级标准

级别	名称	标准	相当于正常肌力的百分比
0	零（zero，Z）	无肌肉收缩	0
1	微弱（trace，T）	有轻微收缩，但不能引起关节活动	10%
2	差（poor，P）	在减重状态下能行关节全范围活动	25%
3	尚可（fair，F）	能抗重力行关节全范围运动，但不能抗阻力	50%
4	良好（good，G）	能抗重力及一定阻力行关节全范围运动	75%
5	正常（normal，N）	能抗重力及充分阻力行关节全范围运动	100%

由于 Lovett 肌力分级标准在临床有时不能准确表达肌力的情况，因此，1983 年美国医学研究委员会在 Lovett 分级标准的基础上，根据运动幅度和施加阻力的程度等，将 2、3、4、5 级进一步分级为 2⁻、2、2⁺、3⁻、3、3⁺、4⁻、4、4⁺、5⁻、5 级（表 3-4）。"+"表示与上一级数字相同，但活动范围 < 50%；"-"表示与数字的等级相同，但活动范围为 50% ～ 100%。

表 3-4　改良 Lovett 肌力评定标准

级别	名称	标准
0	Z	无肌肉收缩
1	T	有轻微肌肉收缩，但不能引起关节活动
2⁻	P⁻	在减重状态下能行关节活动，但活动范围 > 50%，而 < 100%
2	P	在减重状态下能行关节全范围活动（100%）
2⁺	P⁺	能对抗重力行关节活动，但活动范围 < 50%
3⁻	F⁻	能对抗重力行关节活动，但活动范围 > 50%，而 <100%
3	F	能对抗重力行关节全范围活动（100%），但不能对抗阻力
3⁺	F⁺	情况与 3 级相仿，但运动末期能对抗 4 级阻力
4⁻	G⁻	能抗重力及一定阻力行关节活动，但活动范围 > 50%，而 < 100%
4	G	能抗重力及一定阻力行关节全范围活动（100%），但抗阻能力达不到 5 级水平
4⁺	G⁺	运动初、中期对抗阻力与 4 级相同，但运动末期能对抗 5 级阻力
5⁻	N⁻	能对抗阻力同 5 级水平，但关节活动范围 > 50%，而 < 100%
5	N	能抗重力及充分抗阻行关节全范围活动

（2）主要肌肉肌力评定

1）上肢 MMT 评定方法　上肢主要肌力评定方法见表 3-5。

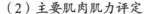

表 3-5 上肢主要肌力评定方法

运动	主要动作肌	辅助肌	检查与评定			
			0、1级	2级	3级	4、5级
肩胛骨外展及上回旋	前锯肌	胸大肌、斜方肌上部	坐位,试图肩前伸时在肩胛骨内侧触及肌肉收缩为1级,无收缩为0级	坐位,肩前屈90°,上臂置于评定台,固定胸廓,完成上肢前伸全关节活动范围	坐位,肘关节伸展,肩屈曲约130°,肩胛骨能充分外展并上旋,不出现翼状肩胛	坐位,肩前屈、肘伸展,在肘关节上方施加阻力,能对抗充分阻力,上肢保持前伸姿势,肩胛骨不出现翼状突起为5级,对抗一定阻力的为4级
肩胛骨上提	斜方肌上部、肩胛提肌	大、小菱形肌	俯卧位,试图上提肩胛骨,在锁骨上方的斜方肌触诊,有收缩为1级,无收缩为0级	俯卧位,评定者辅助支撑肩关节去除肢体重力,嘱患者上提肩胛骨,能充分完成	坐位,嘱患者上提肩胛骨,能充分完成	坐位,双上肢自然下垂,在患者肩上向下施加阻力,令其上提肩胛骨,能对抗充分阻力完成全关节活动范围者为5级,对抗一定阻力为4级
肩胛骨内收	斜方肌中部、大菱形肌	小菱形肌、背阔肌	坐位/俯卧位,肩胛骨内收,触诊肩峰与脊柱间肌肉,有收缩为1级,无收缩为0级	坐位,上肢置于桌面、外展90°,固定胸廓,能完成肩胛骨全关节范围内收	俯卧位,上肢外展90°并外旋,肘屈曲90°,固定胸廓,能完成肩胛骨内收	体位与固定方法同左,在肩胛外角施加阻力,做肩胛内收,能克服充分阻力为5级,克服部分阻力为4级
肩胛骨下掣与内收	斜方肌下部	背阔肌、胸大肌、胸小肌	俯卧位,试图使肩胛骨下掣与内收时触及斜方肌下部,有收缩者为1级,无收缩为0级	俯卧位,动作同左,仅能在平面上滑动	俯卧位,头转向对侧,动作同左,上肢能抬起离开桌面完成肩胛骨下掣与内收全关节活动范围	俯卧位,头转向对侧,肩外展145°,在肩胛骨外上角施加阻力,动作同左,能对抗充分阻力为5级,部分阻力为4级
肩胛骨内收及下旋	大、小菱形肌	背阔肌、肩胛提肌、胸大肌、胸小肌	俯卧位,内收肩胛骨,触诊肩胛骨脊柱缘斜方肌下部,有收缩者为1级,无收缩为0级	坐位,上肢内收、内旋置于背后,固定躯干,上肢尽力内收肩胛骨,能充分完成	俯卧位,头转向对侧,固定胸廓,能充分完成肩胛骨内收及下旋	体位与固定方法同左,在肩胛骨内缘施加阻力,动作同左,能对抗充分阻力为5级,部分阻力为4级
肩关节屈曲	三角肌前部、喙肱肌	三角肌中部、胸大肌、肱二头肌	仰卧位,试图肩屈曲,触诊上肢近端1/3处,三角肌前部有收缩者为1级,无收缩为0级	侧卧位,腋下置一光滑平板,能完成全关节活动范围运动	坐位,能克服肢体重力完成全关节活动范围运动	坐位,双上肢自然下垂,肘轻度屈曲,前臂旋前,固定肩胛骨,在肘关节施加阻力,肩前屈,能对抗充分阻力完成全关节活动范围者为5级,对抗一定阻力为4级
肩关节伸展	背阔肌、大圆肌、三角肌后部	小圆肌、肱三头肌	俯卧位,试图肩后伸,触诊肩胛骨下缘及上臂后方有收缩者为1级,无收缩为0级	侧卧位,腋下置一光滑平板,能完成全关节活动范围运动	坐位或俯卧位,能克服肢体重力完成全关节活动范围运动	俯卧位,上肢置于体侧,前臂旋前,固定肩胛骨,在肘关节施加阻力,肩后伸,能对抗充分阻力完成全关节活动范围者为5级,对抗一定阻力为4级

运动	主要动作肌	辅助肌	检查与评定			
			0、1 级	2 级	3 级	4、5 级
肩关节外展	三角肌中部、冈上肌	三角肌前、后部及前锯肌	仰卧位，试图肩外展，触诊三角肌中部，有收缩者为1级，无收缩为0级	仰卧位，腋下置一光滑平板，能滑动完成肩外展90°	坐位，能克服肢体重力完成肩外展90°	坐位，双上肢自然下垂，固定肩胛骨，在肘关节施加阻力，能对抗充分阻力、肩外展90°者为5级，对抗一定阻力为4级
肩关节水平外展	三角肌后部	冈下肌、小圆肌	坐位，试图肩水平外展，触诊三角肌后部，有收缩者为1级，无收缩为0级	坐位，上肢外展90°，上臂置于评定台，肘关节轻度屈曲，固定肩胛骨，完成上肢水平外展全关节活动范围	坐位，能克服肢体重力完成	俯卧位，肩外展90°，上臂置于评定台，前臂在台面边缘处下垂，固定肩胛骨，在肘关节近端施加阻力，嘱上臂尽力上抬，对抗充分阻力完成全关节活动范围者为5级，对抗一定阻力为4级
肩关节水平内收	胸大肌	三角肌、大圆肌、肩胛下肌	坐位，试图肩水平内收，触诊胸大肌起止点，有收缩者为1级，无收缩为0级	坐位，肩外展90°置于评定台，肘屈曲90°，固定肩胛骨，完成上肢水平内收全关节活动范围	仰卧位，能克服肢体重力完成	仰卧位，肩外展90°，肘屈曲90°，固定肩胛骨，在肘关节内侧施加阻力，嘱被测上肢尽力水平内收，能对抗充分阻力为5级，对抗一定阻力为4级
肩关节外旋	冈下肌、小圆肌	三角肌后部	俯卧位，上肢床边自然下垂，试图做肩外旋，触诊肩胛骨外侧缘及冈下窝，有收缩者为1级，无收缩为0级	俯卧位，上肢床边自然下垂，取内旋位，固定肩胛骨，能完成肩外旋全关节活动范围	俯卧位，肩外展90°，上臂置于床面，前臂在床边下垂，固定肩胛骨，能完成肩关节外旋者	体位与固定方法同左，在腕关节近端施加阻力，嘱前臂用力向前上方抬起，完成肩外旋，对抗充分阻力完成全关节活动范围者为5级，对抗一定阻力为4级
肩关节内旋	肩胛下肌、胸大肌、背阔肌、大圆肌	三角肌	俯卧位，上肢床边自然下垂，试图做肩内旋，触诊腋窝深部或胸大肌，有收缩者为1级，无收缩为0级	俯卧位，上肢床边自然下垂，取外旋位，固定肩胛骨，能完成肩内旋全关节活动范围	俯卧位，肩外展90°，上臂置于床面，前臂在床边下垂，固定肩胛骨，能完成肩关节内旋者	体位与固定方法同左，在腕关节近端施加阻力，嘱前臂用力向后上方摆动，以完成肩内旋，对抗充分阻力完成全关节活动范围者为5级，对抗一定阻力为4级
肘关节屈曲	肱二头肌、肱肌、肱桡肌	桡侧腕长伸肌、尺侧腕屈肌、其他前臂肌群	仰卧位，试图肘屈曲，触诊肘关节上方、肱二头肌下方内侧、肘下方前臂前外侧，有收缩者为1级，无收缩为0级	仰卧位，肩关节外展90°并外旋，固定上臂，嘱其前臂在评定台上滑动，能完成肘屈曲全关节活动范围	坐位，上肢自然下垂，检查肱二头肌时前臂旋后，检查肱肌时前臂旋前，检查肱桡肌时前臂为中立位，固定上臂，能完成肘屈曲者	体位与固定方法同左，在腕关节近端施加阻力，能对抗充分阻力完成肘屈曲全关节活动范围者为5级，对抗一定阻力为4级

续表

运动	主要动作肌	辅助肌	检查与评定			
			0、1级	2级	3级	4、5级
肘关节伸展	肱三头肌	肘肌、前臂伸肌群	坐位，试图肘关节伸展，一手置于前臂下方支撑上肢，另一手在鹰嘴近端触诊肱三头肌肌腱，有收缩者为1级，无收缩为0级	坐位，上肢外展90°，肘屈曲45°置于评定台，固定上臂，嘱其前臂在台面上滑动，完成肘伸展全关节活动范围	俯卧位，肩外展90°，上臂置于床面，前臂在床边下垂，能克服肢体重力，完成肘伸展全关节活动范围	仰卧位，肩外展90°，肘屈曲90°，固定上臂，在腕关节近端施加阻力，嘱患者尽力伸肘，能对抗充分阻力完成肘关节伸展全关节活动范围者为5级，对抗一定阻力为4级
前臂旋后	肱二头肌、旋后肌	肱桡肌、尺侧腕屈肌	坐位，试图前臂旋后，在前臂背侧的桡骨头下触及肌肉收缩为1级，无收缩为0级	坐位，上肢自然下垂，肘伸直，前臂旋前，固定上臂，能完成部分前臂旋后关节活动范围	坐位，双上肢自然下垂，肘屈曲90°，前臂旋前，固定上臂，能完成前臂旋后全关节活动范围	体位与固定方法同左，在前臂远端桡骨背侧及尺骨掌侧施加阻力，能对抗充分阻力完成前臂旋后全关节活动范围者为5级，对抗一定阻力为4级
前臂旋前	旋前圆肌、旋前方肌	桡侧腕屈肌、掌长肌	坐位，试图前臂旋前，在肱骨内上髁至桡骨体中部前外侧、前臂掌侧远端1/3处触及肌肉收缩为1级，无收缩为0级	坐位，上肢自然下垂，肘伸直，前臂旋后，固定上臂，能完成部分前臂旋前全关节活动范围	坐位，双上肢自然下垂，肘屈曲90°，前臂旋后，固定上臂，能完成前臂旋前全关节活动范围	体位与固定方法同左，在桡骨远端掌侧及尺骨背侧施加阻力，能对抗充分阻力完成前臂旋前全关节活动范围者为5级，对抗一定阻力为4级
腕关节屈曲	桡侧腕屈肌、尺侧腕屈肌	掌长肌、指深屈肌、指浅屈肌、拇长屈肌	试图做屈腕动作，触诊腕关节掌面，触及肌肉收缩为1级，无收缩为0级	坐位，前臂中立位，手尺侧缘置于评定台上，嘱其在台面上屈腕，能完成全关节活动范围	坐位或仰卧位，前臂旋后，固定前臂，能克服肢体重力，完成腕关节屈曲的全关节活动范围	体位及固定同左，检查桡侧腕屈肌，阻力施加于第2掌骨底部；检查尺侧腕屈肌，阻力施加于第5掌骨底部，能对抗充分阻力完成腕屈曲全关节活动范围者为5级，对抗一定阻力为4级
腕关节伸展	桡侧腕长、短伸肌、尺侧腕伸肌、指伸肌	无	试图做伸腕动作，触诊腕关节背面，触及肌肉收缩为1级，无收缩为0级	坐位，前臂中立位，手尺侧缘置于评定台上，嘱其在台面上伸腕，能完成全关节活动范围	坐位或仰卧位，前臂旋前，固定前臂，能克服肢体重力，完成腕关节伸展的全关节活动范围	体位及固定同左，检查桡侧腕长、短伸肌，阻力施加于第2、第3掌骨背侧；检查尺侧腕伸肌，阻力施加于第5掌骨背面，能对抗充分阻力完成腕伸展全关节活动范围者为5级，对抗一定阻力为4级

2）下肢MMT评定方法　下肢肌力评定方法见表3-6。

表 3-6 下肢主要肌力评定方法

运动	主要动作肌	辅助肌	检查与评定			
			0、1 级	2 级	3 级	4、5 级
髋关节屈曲	腰大肌、髂肌	股直肌、缝匠肌、阔筋膜张肌、耻骨肌、长收肌、短收肌	仰卧,试图屈髋,触诊腰大肌、缝匠肌,有收缩者为1级,无收缩为0级	侧卧于光滑平台,被检下肢在下方,托住上方下肢,嘱被检下肢完成屈髋屈膝,能完成全关节活动范围运动	坐位,双侧小腿下垂,不施加阻力。能克服肢体重力完成髋屈曲的全关节活动范围	体位同左,双手固定评定台边缘。检查者一手固定髋,一手施加阻力于膝,患者能对抗充分阻力完成全关节活动范围者为5级,对抗一定阻力为4级
髋关节伸展	臀大肌、半腱肌、半膜肌、股二头肌长头	无	俯卧位,试图伸髋,触诊臀大肌,有收缩者为1级,无收缩为0级	侧卧于光滑平台,被检下肢在下方,托住上方下肢,嘱被检下肢完成髋伸展,能完成全关节活动范围运动	俯卧位,固定骨盆,不外加阻力,能克服肢体重力完成髋伸展的全关节活动范围	体位与固定方法同左,在膝关节后方施加阻力,嘱患者尽力伸髋,能对抗充分阻力完成全关节活动范围者为5级,对抗一定阻力为4级
髋关节外展	臀中肌	臀大肌、臀小肌及阔筋膜张肌	仰卧位,试图髋外展,触诊股骨大转子上方及髂骨外侧臀中肌,有收缩者为1级,无收缩为0级	体位动作同左,在光滑平台上能完成髋伸展全关节活动范围运动	侧卧位,被检下肢在上方,髋轻度伸展,下方下肢膝屈曲,固定骨盆,不外加阻力,能克服肢体重力,完成髋外展的全关节活动范围	体位与固定方法同左,在膝关节施加阻力,令被检下肢外展,能对抗充分阻力完成全关节活动范围者为5级,对抗一定阻力为4级
髋关节屈曲位外展	阔筋膜张肌	臀中、小肌	长坐位,躯干与床面呈45°,双手于体后支撑,试图髋外展,触诊大腿前外侧,有收缩者为1级,无收缩为0级	体位同左,在踝关节下方将被检下肢抬起,嘱其髋外展,能完成全关节活动范围运动	侧卧位,被检下肢在上方,髋屈曲45°,下方下肢膝屈曲,固定骨盆,不外加阻力,能克服肢体重力,完成髋外展的全关节活动范围	体位与固定方法同左,在膝关节施加阻力,令被检髋外展,能对抗充分阻力完成全关节活动范围者为5级,对抗一定阻力为4级
髋关节内收	大收肌、短收肌、长收肌、耻骨肌、股薄肌	无	仰卧位,髋试图内收,触诊大腿内侧及耻骨附近,有收缩者为1级,无收缩为0级	仰卧于光滑平面,受检下肢外展45°,髋关节能完成全关节活动范围的内收运动,不出现旋转	侧卧位,被检下肢位于下方,抬起非检测下肢约呈25°外展,不外加阻力,能克服肢体重力,完成髋内收的全关节活动范围	体位与固定方法同左,在被检下肢上方施加阻力,嘱被检下肢内收,能对抗充分阻力完成全关节活动范围者为5级,对抗一定阻力为4级
髋关节外旋	闭孔内外肌、股方肌、梨状肌、上下孖肌、臀大肌	缝匠肌、股二头肌长头	仰卧位,试图髋外旋,触诊股骨大转子后方皮下深部,有收缩者为1级,无收缩为0级	仰卧位,髋、膝伸展,解除重力影响能完成髋外旋	坐位,双小腿自然下垂,固定躯干和膝关节,不外加阻力,能克服肢体重力,完成髋外旋的全关节活动范围	体位与固定方法同左,一手固定膝关节上方外侧,向内侧施加阻力,另一手握住内踝上方,向外侧施加阻力,令被检下肢髋外旋,能对抗充分阻力完成全关节活动范围者为5级,对抗一定阻力为4级

续表

运动	主要动作肌	辅助肌	检查与评定			
			0、1级	2级	3级	4、5级
髋关节内旋	臀小肌前部、阔筋膜张肌	臀中肌前部、半腱肌、半膜肌	仰卧位，试图髋内旋，触诊髂前上棘的后方及下方、阔筋膜张肌起始处，有收缩者为1级，无收缩为0级	仰卧位，髋置于外旋位，固定骨盆，能完成髋关节内旋并超过中线	坐位，双小腿自然下垂，固定躯干和膝关节，不外加阻力，能克服肢体重力，完成髋内旋的全关节活动范围	体位与固定方法同左，一手固定膝关节上方内侧，向膝关节外侧施加阻力，另一手在外踝上方向内施加阻力，令被检髋内旋，能对抗充分阻力完成全关节活动范围者为5级，对抗一定阻力为4级
膝关节屈曲	股二头肌、半腱肌、半膜肌、腘肌	缝匠肌、股薄肌、腓肠肌	俯卧位，试图屈膝，触诊大腿后侧膝关节附近肌腱，有收缩者为1级，无收缩为0级	侧卧于光滑平台，被检下肢在下方，托住上方下肢，嘱被检下肢完成膝屈曲，能完成全关节活动范围运动	俯卧位，双下肢伸展，足伸出平台外，固定骨盆，不外加阻力，能克服肢体重力，完成膝屈曲的全关节活动范围	体位与固定方法同左，在踝关节后方施加阻力，嘱患者膝屈曲，能对抗充分阻力完成全关节活动范围者为5级，对抗一定阻力为4级
膝关节伸展	股四头肌	无	仰卧位，试图伸膝，触诊髌韧带上方肌腱，有收缩者1级，无收缩为0级	侧卧于光滑平台，被检下肢在下方，托住上方下肢，嘱被检下肢完成膝伸展，能完成全关节活动范围运动	坐位，双小腿自然下垂，固定躯干，身体稍后倾，固定大腿，不外加阻力，能克服肢体重力，完成膝伸展的全关节活动范围	体位与固定方法同左，一手固定大腿，另一手在踝关节前方向后施加阻力，令被检伸膝，能对抗充分阻力完成全关节活动范围者为5级，对抗一定阻力为4级
踝关节跖屈	腓肠肌、比目鱼肌	胫骨后肌、腓骨长肌、腓骨短肌、蹞屈肌、趾长屈肌	俯卧位，试图踝关节跖屈，触诊腓肠肌、比目鱼肌及跟腱，有收缩者为1级，无收缩为0级	俯卧位，足伸出床外，固定小腿，跖屈踝关节，能完成全关节活动范围运动	立位，被检下肢单腿站立，膝关节伸展，足尖着地，然后全脚掌着地，能完成1次正确的抬足跟动作	体位同左，连续4～5次抬足跟无疲劳者为5级，仅2～3次且未疲劳者为4级
踝关节背屈与内翻	胫骨前肌、蹞长伸肌、趾长伸肌	无	仰卧位，试图完成踝背屈、内翻时，触诊踝关节内侧、背侧及小腿前外侧，有收缩者为1级，无收缩为0级	坐位，双小腿自然下垂，固定小腿，不外加阻力，能独立完成踝背屈及内翻的部分关节活动范围者，或能独立完成全关节活动范围，但不能保持体位为2级	体位及固定同左，不外加阻力，能独立完成踝背屈及内翻的全关节活动范围，能保持体位为3级	体位及固定同左，在足背内缘施加阻力，嘱其踝背屈及内翻，能对抗充分阻力完成全关节活动范围者为5级，对抗一定阻力为4级
足内翻	胫骨后肌	蹞长屈肌、趾长屈肌、腓肠肌、胫骨前肌、蹞长伸肌	仰卧位，试图完成足内翻时，触诊内踝与舟骨间肌腱，有收缩者为1级，无收缩为0级	仰卧位，踝关节轻度跖屈，固定小腿，能完成足内翻全关节活动范围运动	侧卧位，被测肢体在下，踝关节轻度跖屈，固定小腿，不外加阻力，能克服肢体重力，完成足内翻的全关节活动范围	体位及固定同左，在足背内侧施加阻力，嘱其足内翻，能对抗充分阻力完成全关节活动范围者为5级，对抗一定阻力为4级

运动	主要动作肌	辅助肌	检查与评定			
			0、1级	2级	3级	4、5级
足外翻	腓骨长肌、腓骨短肌	趾长伸肌、第3腓骨肌	仰卧位，试图完成足外翻时，触诊第5跖骨近端底外侧缘、小腿外侧右下部、腓骨头远端有收缩者为1级，无收缩为0级	仰卧位，踝关节中立，固定小腿，能完成足外翻全关节活动范围运动	侧卧位，被测肢体在上，踝关节中立，固定小腿，不外加阻力，能克服肢体重力，完成足外翻的全关节活动范围	体位及固定同左，在足外缘和第1跖骨背面施加阻力，嘱其足外翻，能对抗充分阻力完成全关节活动范围者为5级，对抗一定阻力为4级

3）躯干MMT评定方法　躯干主要肌力评定方法见表3-7。

表3-7　躯干主要肌力评定方法

运动	主要动作肌	辅助肌	检查与评定			
			0、1级	2级	3级	4、5级
颈前屈	双侧胸锁乳突肌、颈长肌、头长肌	斜角肌、头前直肌	仰卧位，试图屈颈，触诊胸锁乳突肌，有收缩者为1级，无收缩为0级	侧卧位，托住患者头部，使头的纵轴与脊柱平行，完成颈前屈全范围活动	仰卧位，固定肩部，无外加阻力，能对抗重力完成全关节范围屈颈	仰卧位，固定胸廓上部，在前额施加阻力，嘱其颈屈曲，能对抗充分阻力完成全关节活动范围者为5级，对抗一定阻力为4级
颈后伸	斜方肌、头夹肌、头最长肌、头棘肌、颈棘肌、颈夹肌	头上斜肌、肩胛提肌、头后大小直肌	俯卧位，试图伸颈，触诊第7颈椎与枕骨间的肌群，有收缩者为1级，无收缩为0级	侧卧位，托住患者头部，使头的纵轴与脊柱平行，完成颈后伸全范围活动	俯卧位，固定肩部，无外加阻力，能对抗重力完成全关节范围颈后伸	俯卧位，头伸出床沿，固定患者肩部，在枕部施加阻力，嘱其颈后伸，能对抗充分阻力完成全关节活动范围为5级，对抗一定阻力为4级
颈侧屈	单侧胸锁乳突肌、颈长肌、头长肌、斜方肌、肩胛提肌和头外侧直肌、头下斜肌	单侧斜角肌	仰卧位，试图完成颈椎侧屈动作时，仅能触及肌肉的收缩为1级，无收缩为0级	仰卧位，固定肩部，能完成全范围颈椎侧屈运动	侧卧位，固定肩部，无外加阻力，能克服重力影响，完成颈椎全关节活动范围侧屈运动	体位与固定方法同前，一手固定肩部，一手在侧头部施加阻力。嘱其完成颈椎侧屈运动，能对抗充分阻力完成颈椎侧屈全关节活动范围者为5级，对抗一定阻力为4级
颈旋转	单侧胸锁乳突肌、头夹肌、颈夹肌、头半棘肌、头后大直肌、头上斜肌	斜角肌、舌骨下肌群、头前直肌、单侧斜方肌	坐位，试图完成转头动作，触诊锁乳突肌，有收缩者为1级，无收缩为0级	坐位，在无重力影响下可完成颈椎旋转全关节活动范围运动。	仰卧位，头转向对侧，固定肩部，无外加阻力，能对抗重力完成颈椎旋转全关节活动范围	仰卧位，头转向对侧，固定胸廓上部，在侧头部施加阻力，嘱其旋转头部，能对抗充分阻力完成全关节活动范围者为5级，对抗一定阻力为4级
躯干前屈	腹直肌	腹内、外斜肌及髂腰肌	仰卧位，令其咳嗽，触诊腹壁，有收缩者为1级，无收缩为0级	仰卧位，双上肢置于躯干两侧，尽力抬起上身，仅能屈颈抬头，同时触及腹肌有明显收缩	体位与固定方法同左，固定双下肢，双上肢置于躯干两侧，令其尽力抬起上身，双侧肩胛骨下角可以离开台面	仰卧位，双手交叉置于颈后，固定双下肢，令其尽力前屈躯干抬起胸廓，双侧肩胛骨下角可以离开台面为5级；双上肢胸前交叉抱肩，令其尽力前屈躯干抬起胸廓，双侧肩胛骨下角可以离开台面为4级

续表

运动	主要动作肌	辅助肌	检查与评定			
			0、1级	2级	3级	4、5级
躯干后伸	骶棘肌、腰背髂肋肌、胸最长肌、腰方肌	半棘肌、多裂肌、臀大肌	俯卧位，试图完成躯干后伸，触诊脊柱两侧肌肉，有收缩者为1级，无收缩为0级	俯卧位，固定骨盆，仅能抬头，同时触及腰背部肌肉有明显收缩	俯卧位，固定骨盆，不外加阻力，躯干后伸达全关节活动范围者	俯卧位，固定骨盆，在胸廓下部施加阻力，嘱其完成腰后伸，能对抗充分阻力完成全关节活动范围者为5级，对抗一定阻力为4级
躯干侧屈	单侧最长肌、腰方肌、腰大肌、腹内斜肌、腹外斜肌	半棘肌、多裂肌	仰卧位，试图完成躯干侧屈运动时触诊其最长肌，可触及收缩者为1级，无收缩者为0级	仰卧位，双侧上肢在胸前交叉，固定骨盆。躯干侧屈达全关节活动范围	侧卧位，双手在胸前交叉，固定骨盆，无外加阻力，躯干侧屈达全关节活动范围	体位与固定方法同前，阻力施加于肩部，躯干向上抬起完成身体侧屈运动，能对抗充分阻力完成躯干侧屈全关节活动范围者为5级，对抗一定阻力为4级
躯干旋转	腹内、外斜肌及腹横肌	背阔肌、半棘肌、多裂肌	仰卧位，双上肢置于体侧，双髋膝屈曲，足底踩在床面上，试图旋转躯干，触诊肋弓以下肌肉，有收缩者为1级，无收缩为0级	坐位，双上肢自然下垂于体侧，固定骨盆，能完成躯干旋转	仰卧位，双上肢向躯干上方伸展，固定下肢，完成与5级相同运动	仰卧位，双手在头后交叉，固定下肢，嘱屈曲躯干并使胸廓向一侧旋转，旋转侧肩胛骨可离开台面，能完成躯干旋转者为5级，双侧上肢胸前交叉抱肩，能完成躯干旋转者为4级
骨盆上提	腰方肌、腰髂肋肌	腹内外斜肌	仰卧位，试图上提骨盆，触诊胁下肌肉收缩者为1级，无收缩为0级	仰卧位，在光滑的平面上能完成上提骨盆动作	立位，固定躯干保持正直，嘱上提骨盆，能克服重力完成动作	仰卧位，腰部适当伸展，固定胸廓，双手握住踝关节，将下肢向下方牵拉，令患者向近端提拉一侧骨盆，能对抗充分阻力完成全关节活动范围者为5级，对抗一定阻力为4级

（3）徒手肌力评定的特点　徒手肌力评定方法方便简单，不需特殊的检查器具，不受检查场所的限制；评定时以自身各肢体的重量作为肌力评价基准，能够表示出与个人体格相对应的力量，比用测力计等方法测得的肌力绝对值更具有实用价值。但是，该方法只能表明肌力的大小，不能表明肌肉收缩耐力和协调性，而且定量分级标准较粗略，难以排除测试者主观评价的误差，一般不适用于由上运动神经元损伤引起痉挛的患者。

2. 器械肌力评定　当肌力超过3级时，为了进一步做较为准确的定量评定，可采用专门器械做肌力测试。根据肌肉收缩方式的不同，可采用等长肌力评定、等张肌力评定及等速肌力评定。

（1）等长肌力评定　是指在标准姿位下，用不同的测力器测定一组肌群在等长收缩时所能产生的最大肌力，包括握力、捏力、背拉力及四肢肌力等。

1）握力　用握力计测试，以握力指数表示。测试时上肢在体侧下垂，握力计表面向外，将把手调节到适宜的宽度，测试2～3次，取最大值。握力指数＝握力（kg）/体重（kg）×100，大于50为握力指数正常值。常见握力计见图3-1。

2）捏力　用握力计或捏力计测试，用拇指与其他手指的指腹相对捏压握力计或捏力计，该测试反映拇对掌肌肌力及屈曲肌肌力，正常值约为握力的30%。

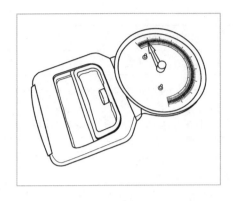

图 3-1 握力计

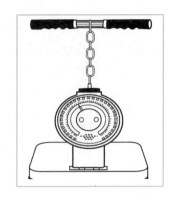

图 3-2 拉力计

3）背肌力 用拉力计测试，以拉力指数来表示。测试时两膝伸直，将把手调至膝盖水平，两手抓住把手，然后用力伸直躯干上拉把手。进行背肌力测试时，易引起腰痛患者症状加重或复发，一般不用于腰痛患者及老年人。拉力指数＝拉力（kg）/体重（kg）×100，男性正常值为150～200，女性正常值为100～150。常见拉力计见图3-2。

4）四肢肌群肌力 一般多用于测定肌群肌力，在标准姿势下通过钢丝绳与滑车装置牵拉固定的测力计进行肌力测试。

（2）等张肌力评定 在标准姿势或体位下测定一组肌群在做等张收缩时，使关节做全幅度运动时所能克服的最大阻力。

1）运动负荷 哑铃、沙袋、杠铃片或其他定量负荷的运动器械。

2）测试指标 以举重物作为测试，用1次运动所能承受的最大阻力 (1 repetition maximum, 1 RM)，或完成10次连续运动所能承受的最大阻力 (10 repetition maximum, 10 RM) 来表示。

3）注意事项 进行等张肌力测试时须对试用阻力作适当评估，避免反复测试引起肌肉疲劳，影响测试结果。

（3）等速肌力评定 等速运动指运动过程中运动速度（角速度）保持恒定不变的一种肌肉收缩方式，可采用等速肌力测试仪进行评定。等速肌力测试是公认的肌肉功能评定及肌肉力学特性研究的最佳方法。

1）测试角速度 测试速度在60°/s或60°/s以下时为慢速测试，主要测定肌肉力量；测试速度在180°/s或180°/s以上时为快速测试，主要测定肌肉耐力。

2）等速肌力评定指标 ①峰力矩：指肌肉收缩时产生的最大力矩输出，代表了肌肉收缩产生的最大肌力，即力矩曲线上最高点处的力矩值，单位为牛顿·米（N·m）。②峰力矩体重比：指单位体重的峰力矩值，可用于不同体重的个体或人群间的相对肌力比较。③峰力矩角度：指力矩曲线中峰值对应的角度，代表肌肉收缩的最佳用力角度。④总做功：力矩曲线下的总面积，单位为焦（J）。⑤平均功率：指单位时间内肌肉的做功量，反映了肌肉做功的效率，单位为瓦（W）。⑥力矩加速能：肌肉收缩时前1/8s力矩曲线下的面积，指肌肉最初1/8s的做功量，代表肌肉的爆发力，单位为焦（J）。⑦耐力比：指肌肉重复收缩时的耐疲劳的能力，耐力比的单位常用百分比表示。⑧原动肌与拮抗肌峰力矩比：主要评价关节活动过程中拮抗肌群之间的肌力平衡情况，对判断关节稳定性有一定的意义。

（二）注意事项

1.选择适当的测试时机，疲劳时、运动后或饱餐后不宜进行。

2.评定前向患者做好说明，争取患者的理解和配合，必要时给予示范。

3.评定时要求指导患者采取标准的姿势和体位，并给予必要的固定，以防止某些肌肉对受试的无力肌肉产生代偿动作。

4.评定时应双侧比较，如单侧肢体病变，应先检查健侧，后检查患侧，尤其在4级和5级肌力难以鉴别时，更应与健侧进行对比。

5.评定时阻力应施加于肌肉附着的远端部位，方向应与肌肉牵拉力方向相反，阻力施加的大小应持续而平稳。肌力达4级以上时，须连续施加阻力并保持与运动方向相反。

6.评定过程中需密切观察患者有无不适反应，一旦发生不适反应，应立即中止检查。

7.高血压、心脏病等症状明显者应慎用等长肌力评定，疼痛、骨折、关节活动严重受限、创伤未愈合等影响检查结果者不宜使用肌力评定。

8.中枢神经系统病损所致痉挛性瘫痪患者不宜做徒手肌力检查。

9.采取正确的检查顺序，一般先做3级，再进行4级、5级或1级、2级的检查。

三、关节活动范围评定

关节活动范围（range of motion，ROM）是关节运动时可通过的最大运动弧度，常以度数表示，又称关节活动度。根据关节运动的动力来源，可将关节活动度分为主动关节活动度与被动关节活动度。主动关节活动度（active range of motion，AROM）是指作用于关节的肌肉随意收缩使关节运动时所通过的运动弧度；被动关节活动度（passive range of motion，PROM）是指由外力作用使关节运动时所通过的运动弧度。正常情况下，被动关节活动度略大于主动关节活动度，关节及周围软组织的病变或损伤均可导致关节活动度的异常。因此，关节活动度的评定是评定运动功能的主要方法之一。

（一）评定方法

1.评定工具　关节活动度的评定工具多种多样，常用的包括量角器、电子角度计、皮尺等，必要时也使用X线、摄像机等设备辅助测量，临床上最常用的工具是量角器（图3-3）。量角器由金属或塑料等材料制成，根据不同的需要有不同规格。量角器由两臂构成，一臂为固定臂，带有圆形或半圆形刻度盘，另一臂为带有指针的移动臂。两臂的交点固定于量角器的中心，又称为轴心，移动臂和固定臂可以围绕轴心自由转动。

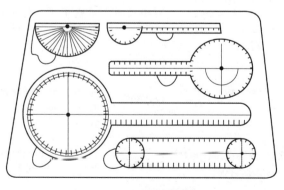

图3-3　常用的量角器

2.评定体位　采用美国骨科学会关节运动委员会推荐的中立位法，解剖位的肢位为起始位，标记为0°。被检查者选择在关节活动范围不受限的体位进行关节活动度的测量。

3. 评定步骤

（1）患者取舒适且便于评定的体位，必要时向患者做解释和示范，取得其配合，防止出现代偿运动和错误的运动姿势。

（2）充分暴露需要评定的关节，并确定待评定关节的骨性标志。

（3）固定待评定关节的近端，被动活动该关节远端，以了解该关节可能的活动范围和有无抵触感。

（4）将待评定关节处于起始位。

（5）量角器的轴心对准关节运动轴心，固定臂与该关节的近端骨长轴平行，移动臂与该关节的远端骨长轴平行。

（6）患者主动或被动缓慢、充分地运动关节至关节活动终末位置，同时转动移动臂记录终末位置的度数。

（7）先测该关节的主动活动度，后测被动活动度。

（8）评定者在相应的表格中记录评定结果，评定时观察到的症状要记录在备注中，如关节肿胀、疼痛、变形、痉挛及评定时患者的反应等，以便分析受限原因。

4. 影响因素

（1）评定因素　评定者评定技术及经验不足、测量工具放置不当、操作姿势不正确等。

（2）躯体因素　测量时邻近关节的代偿动作。

（3）其他因素　关节活动的方式不当、体位摆放不合理、关节活动疼痛导致随意或不随意的阻力、缺乏理解与合作、支具限制及患者年龄、性别、职业等。

5. 主要关节活动度测量方法

（1）上肢关节活动度测量方法　上肢主要关节活动度测量方法见表3-8。

表3-8　上肢主要关节活动度测量方法

关节	运动	体位	测量器放置位置			参考值
			轴心	固定臂	移动臂	
肩关节	屈曲、伸展	坐位/立位/仰卧位/俯卧位，肩和前臂中立位，手掌朝向体侧	肩峰	与腋中线平行	与肱骨长轴平行	屈曲：0°～170°/180° 伸展：0°～60°
	外展、内收	外展：坐位或卧位，肩屈曲伸展均为0，前臂旋后，手掌向前；内收：坐位或卧位，肩屈20°～45°，前臂旋前	肩峰前方或后方	与躯干纵轴平行	与肱骨长轴平行	外展：0°～180° 内收：0°～75°
	水平内收、水平外展	坐位，肩外展90°，伸肘，掌心朝下	肩峰顶部	与肱骨长轴平行并与躯干垂直	与肱骨长轴平行	水平内收：0°～135° 水平外展：0°～30°
	内旋、外旋	坐位/仰卧位/俯卧位，肩关节外展90°，肘关节屈曲90°	尺骨鹰嘴	与腋中线平行	与尺骨长轴平行	内旋：0°～80° 外旋：0°～90°
肘关节	屈曲、伸展	坐位，上臂紧靠躯干，肘伸展，前臂旋后	肱骨外髁	与肱骨纵轴平行	与桡骨纵轴平行	屈曲：0°～135°/150° 伸展：0°

续表

关节	运动	体位	轴心	固定臂	移动臂	参考值
前臂	旋前、旋后	坐位/立位，上臂紧靠躯干，肘屈曲90°，前臂中立位	尺骨茎突外侧	与地面垂直	与桡骨茎突及尺骨茎突连线平行	均为0°～80°/90°
腕关节	掌屈、背伸	坐位，肩适度外展，肘屈曲90°，腕关节正中位	桡骨茎突	与桡骨长轴平行	与第2掌骨长轴平行	掌屈：0°～80°　背伸：0°～70°
	尺偏、桡偏	同上，腕关节旋前位	腕关节背侧中点	与前臂背侧中线平行	与第3掌骨背侧纵轴平行	尺偏：0°～30°　桡偏：0°～25°
掌指关节	屈曲、背伸	坐位，腕关节中立位，前臂和手的尺侧置于桌面，手指无内收外展	掌指关节背侧顶端中心	与掌骨背侧中线平行	与指骨背侧中线平行	屈曲：0°～90°　伸展：0°～15°
	内收、外展	坐位，腕关节中立位，手掌置于桌面，掌指关节无屈曲、伸展	背侧掌指关节中心	与被测手指的掌骨背侧中线平行	与被测手指的近端指骨中线平行	内收：0°～20°　外展：0°～20°
近端指间关节	屈曲、伸展	坐位，腕关节中立位，掌指关节无屈曲、伸展，前臂置于桌面	近端指间关节的背侧中心	与近端指骨背侧中线平行	与中节指骨背侧中线平行	屈曲：0°～100°　伸展：0°
远端指间关节	屈曲、伸展	坐位，前臂和手置于桌面，前臂、腕及掌指关节中立位，近端指间关节屈曲70°～90°	远端指间关节背侧	与中间指骨背侧中线平行	与远端指骨背侧中线平行	屈曲：0°～70°/80°　伸展：0°～10°
拇指腕掌关节	屈曲、伸展	坐位，前臂和手置于桌面，前臂充分旋后，其余关节中立位	腕关节桡侧第1掌骨基底部和大多角骨的结合部	与桡骨长轴平行	与第1掌骨长轴平行	屈曲：0°～15°　伸展：0°～20°
	外展	坐位，前臂和手置于桌面，前臂、腕中立位，其余呈解剖0位	腕关节	与第2掌骨的桡侧中线平行	与第1掌骨的桡侧中线平行	0°～70°
	对掌	同上				一般用直尺测量拇指指尖与小指指尖的距离
拇指掌指关节	屈曲、伸展	坐位，前臂和手置于桌面，前臂充分旋后，腕关节中立位，腕掌关节无外展、内收	掌指关节背侧	与第1掌骨背侧中线平行	与近端指骨背侧中线平行	屈曲：0°～50°　伸展：0°～10°
拇指指间关节	屈曲、伸展	坐位，前臂和手置于桌面，前臂充分旋后，腕关节中立位，腕掌解剖0位，掌指关节无屈曲外展	指间关节背侧面	与近端指骨背侧中线平行	与末节指骨背侧中线平行	屈曲：0°～80°　伸展：0°～10°

（2）下肢关节活动度测量方法　下肢主要关节活动度测量方法见表3-9。

表 3-9   下肢主要关节活动度测量方法

关节	运动	体位	测量器放置位置			参考值
			轴心	固定臂	移动臂	
髋关节	屈曲	仰卧位，髋正中位，膝关节屈曲	股骨大转子侧面	与躯干腋中线平行	与股骨长轴平行	0°～120°
	伸展	俯卧位，躯干伸直，髋正中位，膝伸展，将双足置于床缘外	同上	同上	同上	0°～15°/30°
	内收、外展	内收：仰卧位，髋正中位，膝关节伸展，对侧髋关节屈曲或外展；外展：仰卧位，髋正中位，膝关节伸展	髂前上棘	与两髂前上棘的连线平行	同上	内收：0°～35° 外展：0°～45°
	内旋、外旋	坐位，髋屈曲90°，无外展内收，膝屈曲90°，置于床边缘	髌骨中心	通过髌骨中心与地面平行	与胫骨长轴平行	内旋：0°～35° 外旋：0°～45°
膝关节	屈曲、伸展	俯卧位，髋正中位	股骨外侧髁	与股骨长轴平行	腓骨小头与外踝连线	屈曲：0°～135° 伸展：0°
踝关节	跖屈、背伸	仰卧位或坐位，踝处于中立位，无内外翻	第5跖骨与腓骨纵轴延长线的交点	与腓骨长轴平行	与第5跖骨长轴平行	跖屈：0°～45°/50° 背伸：0°～20°
	内翻、外翻	坐位，膝屈曲90°，踝处于中立位，无内外翻	内翻：邻近跟骨的外侧面；外翻：跖趾关节内侧面的中点	与胫骨长轴平行	与足底跖面平行	均为0°～35°

（3）脊柱关节活动度测量方法   脊柱主要关节活动度测量方法见表 3-10。

表 3-10   脊柱主要关节活动度测量方法

关节	运动	体位	测量器放置位置			参考值
			轴心	固定臂	移动臂	
颈椎	前屈、后伸	坐位，颈无屈伸及旋转	外耳道中点	垂直地面	外耳道与鼻尖连线	均为0°～45°
	侧屈	坐位，颈椎无屈伸及旋转	第7颈椎棘突	沿胸椎棘突与地面垂直	与后头正中线一致	0°～45°
	旋转	同上，并固定肩胛骨	头顶中心点	与两侧肩峰连线平行	与头顶和鼻尖连线一致	0°～60°
胸腰椎	前屈、后伸	直立位，躯干无屈伸及旋转，固定骨盆	第5腰椎棘突	通过第5腰椎棘突与地面的垂直线	第7颈椎棘突与第5腰椎棘突连线的平行线	前屈：0°～80° 后伸：0°～30°

续表

关节	运动	体位	测量器放置位置			参考值
			轴心	固定臂	移动臂	
胸腰椎	侧屈	同上	同上	通过髂嵴连线中点与地面的垂直线	同上	0°～40°
	旋转	坐位，躯干无屈伸及旋转	头顶部中央	与双侧髂嵴的连线平行	与两侧肩峰连线平行	0°～40°

（4）简易关节活动度测量方法　关节活动度的测量临床主要以量角器测量为主，但也使用一些简易方法来间接反映部分关节活动度的变化。如以软尺为测量工具，通过测量手的虎口距、拇掌距、指心距、伸指距、分指距、对指距等反应手指关节活动度；对于脊柱前屈活动受限的患者，令患者脊柱前屈，双手自然下垂，通过测量患者中指尖端到地面的距离，对治疗前后脊柱关节活动度的变化进行评价。

6. 结果分析

（1）关节活动度分析　关节活动范围可因年龄、性别、职业等因素而异，因此各关节活动范围的正常值只是平均值的近似值。评定结束后要针对评定结果，分析造成关节活动度异常的原因。关节被动活动正常而主动活动受限者，常为神经麻痹或肌肉、肌腱断裂所致；关节主动活动与被动活动均受限者，可能为关节内粘连、肌肉痉挛或挛缩、皮肤瘢痕挛缩及关节长时间制动导致关节僵硬所致；关节主动活动与被动活动均不能完成者，为关节强直，提示构成关节的骨骼之间已有骨性或牢固的纤维连接；若关节活动超过正常范围，可见于周围神经病损所致的肌肉弛缓性瘫痪、关节骨质破坏及关节支持韧带松弛等患者。

（2）运动终末感觉分析　运动终末感觉是被动运动的关节达到关节活动终末位置时检查者手下感受到的抵抗感。检查者可以根据临床经验判断是生理性运动终末感觉还是病理性运动终末感觉，并根据异常的运动终末感觉分析导致关节活动异常的原因。常见生理性及病理性运动终末感觉的性质、手感及产生的原因见表 3–11。

表 3–11　常见运动终末感觉的性质、手感及产生的原因

类别	性质	手感	原因
生理性运动终末感觉	软组织抵抗	运动终止时软组织被挤压感	运动终止时身体表面相接触，即软组织间的接触
	结缔组织抵抗	运动终止时硬且富有弹性	肌肉被牵拉
		运动终止时坚硬但有少许弹性	关节囊、韧带被牵伸
	骨抵抗	运动终止时突然发生坚硬感	骨与骨的接触
病理性运动终末感觉	软组织抵抗	软，踩踏沼泽地的感觉	组织肿胀、滑膜炎等
	结缔组织抵抗	硬，运动终末有弹性，或坚硬但有少许弹性	肌紧张增加，肌肉、关节囊、韧带短缩等
	骨抵抗	坚硬，运动终止时突然的坚硬感，或粗糙关节面接触并有移动时出现骨摩擦感	骨软化症、退行性关节疾病、骨化性肌炎、骨折等
	虚性抵抗	患者因疼痛而在 PROM 终末之前要求停止，因而未产生运动终末感觉	急性滑囊炎、关节炎症、关节外脓肿、骨折、心理反应等
	弹性抵抗	反跳痛	关节内紊乱，如半月板撕裂等
	痉挛抵抗	PROM 突然终止且伴有坚硬感，常伴有疼痛	急性亚急性关节炎、严重的活动性损伤及骨折等

（二）注意事项

1. 采取正确的评定体位，防止邻近关节的代偿动作。

2. 固定好量角器，其轴心应对准关节中心或规定的标志点，关节活动时要防止量角器固定臂移动。

3. 应由专人评定，每次评定应取相同位置，并与健侧相应关节对比。

4. 避免在按摩、运动及其他康复治疗后立即进行评定。

5. 评定时如患者出现关节抵抗感，评定者切忌使用暴力。

6. 不同方法、不同器械评定结果存在一定差异，不宜盲目比较。

7. 关节脱位或关节损伤未愈、关节邻近骨折未允许受力、关节周围的软组织术后早期等应禁止或慎用测量。

四、步态分析

步态（gait）是一个人的行走模式，即行走时的表现形式，包括步行和跑两种状态。步态涉及人的行为习惯，受职业、教育、年龄、性别及各种疾病的影响。正常步态是平稳、协调、有节律地两腿交替进行，有赖于中枢神经系统和骨骼肌肉系统的正常、协调工作。上述两系统出现疾病可能影响患者的行走能力，导致步态异常。

步态分析（gait analysis，GA）是利用力学原理和人体解剖学、生理学知识对人体行走的功能状态进行对比分析的一种生物力学研究方法，包括定性分析和定量分析。步态分析可获得步行功能的基本资料，对步态异常的机制进行深入分析可揭示步态异常的关键环节和影响因素，从而指导康复治疗，有助于临床诊断、疗效评估及机理研究等。

（一）评定方法

1. 步态的基本组成

（1）步行参数

1）步长（step length）　指行走时一侧足跟着地到对侧足跟着地所行走的距离，又称单步长，通常用"cm"表示。步长存在个体差异，正常人平地行走时，一般步长为 50 ~ 80 cm，行走时左右侧步长及时间基本相等，若左右步长不一致则是异常步态的表现。

2）步幅（stride length）　指行走时一侧足跟着地到该侧足跟再次着地所行走的距离，又称复步长或跨步长，相当于左右两个步长之和，用"cm"表示。

3）步宽（stride width）　指行走时左、右两足间的横向距离，通常以足跟中点为测量参考点，用"cm"表示，健全人约为（8±3.5）cm。步宽与人体行走的稳定性有关，步宽愈窄，行走的稳定性愈差。

4）足偏角（foot angle）　指行走时足的长轴与人体前进的方向所形成的夹角，通常用"°（度）"表示，健全人约为6.75°。

5）步频（stride frequency）　指单位时间内行走的步数，又称步调，通常用"步/分"（steps/min）表示。成人为 110 ~ 120 步/分，快步可至 140 步/分。双人并肩行走时，短腿者步频一般大于长腿者。

6）步速（walking velocity）　指单位时间内行走的距离，即行走速度，通常用"米/分"（m/min）表示。一般正常人行走的速度为 65 ~ 95 米/分。

（2）步行周期 指行走时一侧足跟着地到该侧足跟再次着地的时间，通常用时间单位秒"s"表示，一般成人的步行周期为 1 ～ 1.32 s。每一侧下肢有其各自的步行周期，每一个步行周期分为支撑相和摆动相两个阶段（图 3-4）。

事件	右足跟触地					右跚趾离地		左足跟触地
期相	首次着地期	承重反应期	支撑中期	支撑末期	摆动前期	摆动初期	摆动中期	摆动末期
生态循环	0	12%	31%	50%	62%	75%	87%	100%
时相			右支撑相				右摆动相	
支撑类别	右双支撑期		右单支撑期		左双支撑期		左单支撑期	

图 3-4 步行周期

1）支撑相（stance phase） 又称站立相，是指在步行中足与地面始终有接触的阶段，包括单支撑相和双支撑相，占步行周期的 60%。单支撑相通常指一侧下肢足跟着地到同侧足尖离地的过程，即单足支撑的过程，一般占一个步行周期的 40%。双支撑相是指在一个步行周期中，当一侧下肢完成足跟抬起到足尖向下蹬踏离开地面的时期内，另一侧下肢同时进行足跟着地和全足底着地动作，产生了双足同时着地的阶段，一般占一个步行周期的 20%。双支撑相的时间与步行速度成反比，速度越快，双支撑相就越短，当由走变为跑时，双支撑相变为零。双支撑相的消失，是走和跑的转折点，故成为竞走比赛时判断是否犯规的标准。

支撑相又可以分为早、中、末三期。支撑相早期是指支撑相开始阶段，包括首次触地和承重反应，占步行周期的 10% ～ 12%；支撑相中期是指支撑相中间阶段，此时支撑足全部着地，对侧足处于摆动相，是唯一单足支撑全部重力的时相，正常步速时相当于步行周期的 38% ～ 40%；支撑相末期是指下肢主动加速蹬离的阶段，开始于足跟抬起，结束于足尖离地，为步行周期的 10% ～ 12%。

2）摆动相（swing phase） 又称迈步相，是指在步行中足与地面无接触的阶段，通常指从一侧下肢的足尖离地，到同侧足跟着地的阶段，一般占一个步行周期的 40%。

摆动相也可以分为早、中、末三期。摆动相早期是指足刚离地的阶段，主要动作为下肢屈髋带动屈膝，加速肢体向前摆动，占步行周期的 13% ～ 15%；摆动相中期是指迈步的中间阶段，此期大腿继续向前摆动，膝关节开始伸展，足摆动至身体前方，占步行周期的 10%；摆动相末期是指迈步相即将结束，足在落地之前的阶段，主要动作是下肢向前运动减慢，准备足着地的姿势，占步行周期的 15%。

2. 常用步态分析方法 步态分析方法一般分为定性分析方法和定量分析方法两类。

（1）定性分析方法 评定者观察患者的行走过程，根据所获得的印象或按照一定的观察项目逐项评定，通过与正常步态及病理步态特征进行比较，从而对步态做出定性结论。

1）病史回顾 详细地了解病史是正确进行步态分析的前提，也是获得与步态相关信息的重要手段。患者既往的手术、损伤、神经病变等病史对判断步态异常有重要参考价值，通过询问既往史，可以了解既往有无影响步态的疾病，如骨折、肌肉或神经疾病、肿瘤等。通过现病史的采集，可以了解与步态相关的症状，如行走时有无伴随疼痛；阿尔茨海默病、帕金森病、糖尿病足、下肢血管病变、痛风等均是影响步态的潜在原因；另外，心理功能障碍也可造成异常步态；假肢和矫形器的设计与制作决定了截肢或瘫痪患者的步态特征。

2）体格检查　是临床步态分析的基础，特别是神经系统和肌肉骨骼系统的检查。检查时患者充分暴露下肢，既要全面地检查身体状况，如心肺功能、脊柱是否有侧弯、头颈的活动度等，又要重点检查神经反射、肌力和肌张力、关节活动度、肢体的外观和长短、脊柱和骨盆的形态、肢体的血供、感觉、压痛、肿胀、皮肤状况等。体格检查有助于诊断和鉴别诊断、分析步态异常的原因。

3）步态观察　一般采取自然步态，必要时可以使用助行器。在自然步态观察的基础上，可通过要求患者加快步速、减少或增大足接触面或步宽等方法协助评估，从前面、侧面、后面等不同方向详细地观察患者在行走时身体各部位的变化。如头是否低垂、颈是否居中、患侧肩带是否下沉、肩胛骨是否后缩或前伸；躯干是否向患侧扭曲或向健侧倾斜；骨盆是否上提、后缩、向前或向后旋转；髋、膝、踝线性排列是否正常；患侧下肢负重及重心转移的情况；下肢伸肌、外展肌肌张力增高及屈髋、屈膝、踝背屈的程度；膝关节的控制能力；足是否有内外翻；整体运动的对称性和协调性；双臂摆动的幅度；步长、步宽、对称性及步速等。可将上述观察内容项目设计评定表格，供评定时记录。

（2）定量分析方法　通过器械或专门的设备获得客观数据对步态进行分析的方法。所用的器械可以是卷尺、秒表、量角器及能留下足印的简单设备，也可以是较为复杂的电子角度计、肌电图、录像机、高速摄影机、三维步态分析仪等仪器设备，通过获得的运动学、动力学、肌电活动及能量消耗等参数分析步态特征。

1）足印分析法　它是一种简便、定量、客观而实用的步态分析方法。评定时在走廊或操场选择一条步行通道（一般为 4～10 m），铺上白纸。患者赤足，先令患者在步道旁试走 2～3 次，然后在足底涂上颜料，要求患者两眼平视前方，以自然行走方式走过铺好白纸的步道，同时用秒表记录患者开始步行及停止的时间。患者走过白纸留下足迹，便可以通过测量来计算患者的各项步行参数，进而对步态进行分析。

2）吸水纸法　在步行通道上铺三层纸，下层为具有防水能力的带有某种颜色的纸，中层为含水的潮湿白纸（如餐巾纸），上层为能吸水的白色纸巾。要求患者在步道上行走，步行过程中由于体重的压力使中层纸的水分被上层干纸吸收，形成清晰的湿足印，评定者用记号笔描出留在上层吸水纸上的足印，晾干后进行测量并记录。具体测量参数及分析方法与足印法相同。由于该方法可穿鞋测试，不会引起患者不愉快的触觉，故依从性较好。

3）足底压力系统　采用计算机结合测力平台或压力传感器测量人站立或行走中足底接触面压力分布的情况，可直观、形象地以二维、三维彩色图像实时显示压力分布的轮廓和各种数据，与以往传统的测量方法相比，它是一种经济、高效、精确、快速、直观、方便的足底压力分布测量工具，除可进行步态分析外，还可用于神经系统疾病的诊断与康复评定、高危足病的诊断和预防、足踝矫形器疗效的监测及手术效果的评估等。

4）三维步态分析系统　通常由运动捕捉系统、压力测试系统、表面肌电遥测系统及计算机处理系统组成。运动捕捉系统主要由一组分布在同一空间、不同位置的若干红外摄像机，以及能粘贴在待测部位（一般为关节部位）的红外反光标记点组成；压力测试系统主要用于测量行走时地面支撑反应力；表面肌电遥测系统主要用于观察步行过程中的动态肌电变化；计算机处理系统主要调控以上三组装置同步运行并对观察结果进行分析处理。通过三维步态分析系统可以提供运动学、动力学及肌电活动等多方面的参数和图形，以便对步态进行深入细致的分析，从而做出较为客观全面的结论，特别适用于科研工作，但因价格高昂，目前难以普及应用。

3. 常见病理性步态

（1）外周神经损伤导致的常见异常步态

1）臀大肌步态　臀下神经损伤可导致臀大肌无力、髋关节后伸和外旋受限。行走过程中当足跟着地时表现为挺胸、凸腹、躯干后仰、过度伸髋、膝绷直或微屈，重力线落在髋后以维持髋关节被动伸展；站立中期时膝关节绷直，形成仰胸挺腰腹的臀大肌步态。

2）臀中肌步态　臀上神经损伤或髋关节骨性关节炎时，髋关节外展、内旋和外旋均受限。一侧臀中肌无力，骨盆控制能力下降，髋关节侧方稳定受到影响，表现为行走中患腿站立相时，躯干向患侧侧弯，以避免健侧骨盆下降过多，从而维持平衡。两侧臀中肌受损时，步行时上身左右交替摇摆，状如鸭步。

3）股四头肌步态　股神经损伤时，屈髋关节、伸膝关节受限。由于股四头肌无力，行走中患侧腿站立相伸膝稳定受到影响，表现为足跟着地后，臀大肌为代偿股四头肌的功能而使髋关节伸展，膝关节被动伸直，造成膝反张，躯干前倾，重力线落于膝前。如果伸膝过度，有发生膝后关节囊和韧带损伤的危险。如同时伴有伸髋肌无力，则行走时患者俯身用手按压大腿，以使膝伸直。

4）胫前肌步态　腓深神经损伤时足背屈、内翻受限，由于胫前肌无力，踝关节于整个摆动相呈跖屈，表现为足下垂，行走时患者通过过度屈髋、屈膝而抬高患肢，犹如跨越门槛，又称跨阈步态。

5）腓肠肌步态　胫神经损伤时，膝关节屈曲、足跖屈受限。由于腓肠肌无力，支撑相足跟着地后，身体稍向患侧倾斜，患侧髋关节下垂，蹬地无力，身体前移力量减小、运动减慢，导致步幅缩短，步行速度下降。

（2）中枢神经系统疾病常见异常步态

1）帕金森步态　主要见于帕金森病或其他基底节病变患者，由于基底节病变而表现为双侧性运动控制障碍和功能障碍，以面部、躯干、上下肢肌肉运动缺乏、僵硬为特征，是一种极为刻板的步态。表现为步行启动困难、行走时双上肢僵硬而缺乏伴随的运动、躯干前倾、髋膝关节常轻度屈曲、关节活动范围减小、踝关节于迈步相时无跖屈、拖步、步幅缩短。患者行走启动困难，而一旦启动却又难于止步，不能随意骤停或转向，由于躯干前倾，致使身体重心前移，为了保持平衡，患者以小步幅快速向前行走，呈现出前冲或慌张步态。

2）偏瘫步态　多见于中枢神经系统疾病导致一侧肢体瘫痪者。患者在行走时，由于骨盆后缩、膝关节屈曲不充分，患侧产生提髋，下肢外旋、外展"划圈"状态，同时伴有足内翻、足下垂，使患侧下肢不能正常负重。偏瘫步态根据其不同的特征又可进一步分为提髋型、膝过伸型、划圈型等类型。

3）剪刀步态　是痉挛型脑性瘫痪的典型步态。由于髋关节内收肌痉挛，行走时摆动相下肢向前内侧迈出，双膝内侧常相互摩擦碰撞呈并拢状，足尖着地，交叉前行，呈剪刀步或交叉步，严重时步行困难，行走时能量消耗大，稳定性差。

4）截瘫步态　多见于脊髓损伤所致截瘫患者。如脊髓损伤部位稍高且损害程度较重，但能拄双拐行走时，双下肢可因肌张力增高而始终保持伸直，行走时出现剪刀步，且当足底着地时伴有踝阵挛，呈痉挛性截瘫步态，使行走更加困难。如脊髓损伤部位较低且能用或不用双拐行走时，步态可呈现为臀大肌步态、垂足步态或仅有轻微异常。

5）小脑共济失调步态　多见于小脑或其传导通路受损的患者，行走时不能走直线，而呈曲线或"z"形前进；患者为了维持身体平衡双上肢外展、两足间距加宽、高抬腿、足落地沉重；因重心不易控制，故步行摇晃不稳，状如醉汉，又称醉汉步态或酩酊步态。下肢感觉缺损患者也可见共济失调步态，表现为步宽加大、步调急促；由于本体感觉反馈缺乏，患者行走时需要低头注视自己的脚，因此在晚间或黑暗中行走会感到特别困难。

（3）其他异常步态

1）减痛步态　疼痛部位不同，表现各异。一侧下肢出现疼痛时，患侧支撑相时间缩短以尽量减少患肢负重，同时步幅变短；有时患者经常一手按住疼痛部位，另一上肢伸展。髋关节疼痛者，患肢负重时同侧肩下降，躯干稍倾斜，患侧下肢外旋、屈曲，尽量避免足跟着地。膝关节疼痛患者膝稍屈，以足趾着地行走。

2）短腿步态　患肢缩短达 2.5 cm 以上者，该足着地时同侧骨盆下降，导致同侧肩倾斜下沉，对侧摆动相时髋膝关节过度屈曲、踝关节过度背屈，出现斜肩步。如缩短超过 4 cm，则缩短侧下肢需以足尖着地行走以代偿。整个行走过程重心上下、左右移位均加大，能量消耗增加。

3）关节强直步态　多因下肢各关节挛缩强直所致。髋关节屈曲挛缩者，行走时骨盆前倾，腰椎过伸，足尖点地，步幅短小；髋关节伸直挛缩者，行走时骨盆上提，过度屈膝，躯干旋转，完成摆动。膝屈曲挛缩 20° 以上时可出现斜肩步态；膝关节伸直挛缩者，行走时摆动相躯干向健侧倾斜，患侧骨盆上提，髋外展，以提起患腿，完成摆动。踝趾挛缩时足跟不能着地，摆动时相以增加髋及膝屈曲度来代偿，状如跨栏，故称跨栏步。

4）癔病步态　多由于身心疾病引起。常表现为步态奇异、蹒跚、无固定形式，下肢肌力虽佳，但不能支撑体重，向各个方向摇摆而欲跌倒，但罕有跌倒致伤者，各种检查方式均无神经系统器质性病变体征。

（二）注意事项

1. 评定时选择适当的场地和观察位置，光线应充足，观察位置应能充分看到患者全貌，观察时应从不同方向详细观察身体各部位的变化。

2. 应采取正确的观察顺序，避免在观察部位和观察步行周期时相上跳跃。如观察踝关节在行走周期中的表现，应从首次着地开始，先观察踝关节在支撑相和摆动相各个环节中的表现，然后依次按膝、髋、骨盆、躯干等顺序逐一进行观察。

3. 应注意两侧对比，由于患侧下肢运动异常可能对健侧下肢的运动产生影响，因此在矢状面观察患者步态时，应分别从左右两侧进行观察并加以对比。

4. 采用定量分析时应熟悉评定参数的含义、测量方法，因人而异地选择一种适宜的测量方法。

5. 评定时应准确记录测量所得的数据，以便分析比较。

五、平衡与协调功能评定

（一）平衡功能评定

1. 概述　平衡（balance）是指人体所处的一种姿势或稳定状态，以及无论处在何种位置，当受到一定外力使重心偏离稳定位置时，能自动地调整并恢复稳定的反应。平衡功能是指当人体重心垂线偏离稳定基底时，应能立即通过主动或者反射性的活动，使重心垂线返回到稳定的基底内的能力。稳定极限是人站立时能够倾斜的最大角度，是判定身体的稳定性和平衡水平的重要指标。人体平衡的维持需要正常的肌力、肌张力、耐力、视觉、本体感觉、精细触觉（尤其是手足）、前庭功能及神经系统不同水平的整合功能。平衡的生理基础是身体的翻正反应和平衡反应。

影响人体平衡的主要因素有支撑面大小、重心高低、稳定角和摩擦力。支撑面是指人体在各种体位下（如卧、坐、站立、行走）所依靠的接触面，如站立时，两足及两足之间的面积，即为站立位的支撑面。支撑面越大、重心位置越低则身体平衡越容易维持。稳定角指重力作用线与重心到支撑面边缘相应点连线的夹角，稳定角大则平衡稳定度就大，反之则平衡的稳定度小。足底与支撑面的摩擦力也是影响平衡的因素。

2. 平衡功能的分类 人体的平衡能力一般分为静态平衡和动态平衡两类：

（1）**静态平衡** 又称为Ⅰ级平衡，指人体在无外力作用下维持某种固定姿势的能力，即人体或人体某一部位处于某种特定姿势，如坐或站等姿势时，保持稳定状态的能力。

（2）**动态平衡** 包括自动动态平衡与他动动态平衡两种。①自动动态平衡：又称为Ⅱ级平衡，指人体在无外力推动作用下从一种姿势调整到另一种姿势的过程，即人体在进行各种自主运动（如由坐到站或由站到坐等各种姿势间的转换运动）时能够重新获得稳定状态的能力。②他动动态平衡：又称为Ⅲ级平衡，指人体在外力推动作用下调整姿势的过程，即人体受外界干扰（如推、拉等）产生反应并恢复稳定状态的能力。

3. 平衡反应 平衡反应是指当身体重心或支撑面发生改变时，人体为恢复原有平衡或建立新平衡而进行的保护性反应，包括反应时间和运动时间。前者是指从平衡改变到出现可见运动的时间，后者是指从出现可见运动到运动完成、建立新平衡的时间。

平衡反应使人体无论处于卧位、坐位、立位均能保持稳定的状态或姿势，是一种自主反应，受大脑皮质的控制，属于高级水平的发育性反应。其形成上有一定的时间规律，通常6个月形成仰卧位和俯卧位平衡反应，7～10个月形成坐位平衡反应，8个月形成膝手位平衡，15个月形成跪位反应，12～24个月形成站立反应。除了一般的平衡反应，还存在两种特殊类型的平衡反应。①保护性伸展反应：是指当身体受到外力作用而偏离原支撑点时所发生的一种平衡反应，表现为上肢和／或下肢伸展，其作用为支持身体，防止摔倒。②跨步及跳跃反应：是指当外力使身体偏离支撑点时，身体顺着被推方向跨出一步，改变支撑点，建立新的平衡。

4. 人体平衡的维持机制 平衡调节机制需要感觉输入、中枢整合、运动控制三个环节的共同参与。

（1）**感觉输入** 适当的感觉输入，特别是躯体、前庭和视觉信息对平衡的维持和调节具有前馈和反馈的作用。①视觉系统：视觉系统能准确感受环境和身体的空间定位，当平衡受到干扰或破坏时，通过颈部肌肉收缩可使头保持向上直立位，并保持视线水平，从而使身体保持或恢复到原来的平衡。当阻断视觉输入时，姿势的稳定性将较视觉输入通畅时显著下降。②躯体感觉：包括皮肤感觉（触、压觉）和本体感觉。前者在维持身体平衡的过程中，与支撑面接触的皮肤触、压觉感受器向大脑皮质传递体重的分布、身体的重心位置等信息；后者通过分布于肌肉、关节及肌腱等处的本体感受器收集随支撑面而变化的信息，经深感觉传导通路向上传递。如正常人站立在固定的支持面上时，足底皮肤的触、压觉和踝关节的本体感觉输入起主导作用。③前庭系统：包括三个半规管椭圆囊和球囊，能感知人体角加速度运动和瞬间直线加速运动及与直线加速有关的头部位置改变的信息，经前庭神经传入到相应的脑干。在躯体感觉和视觉系统正常时，前庭感觉在控制人体重心位置上的作用很小。如果躯体感觉和视觉信息输入均不存在（被阻断）或输入不准确时，前庭系统感觉输入则变得至关重要。

（2）中枢整合　以上三种感觉信息在脊髓、前庭核、内侧纵束、脑干网状结构、小脑及大脑皮质等多级平衡觉神经中枢进行整合加工，并形成运动方案。当体位或姿势变化时，中枢神经系统将三种感觉信息迅速进行整合，判断并做出准确的定位，以应对姿势变化。

（3）运动控制　中枢神经系统对多种感觉信息进行分析整合后下达运动指令，运动系统以不同的协同运动模式控制姿势变化，调整身体重心回到原范围内或建立新的平衡。

关于平衡的维持与恢复，人体可通过三种调节机制或姿势性协同运动模式来应变。①踝调节机制（ankle strategies）：是指人体站在一个比较坚固和较大的支持面上，受到一个较小的外界干扰（如较小的推力）时，身体重心以踝关节为轴进行前后转动或摆动（类似钟摆运动），以调整重心，保持身体的稳定性。②髋调节机制（hip strategies）：正常人站立在较小的支持面上（小于双足面积），或受到一个较大的外界干扰时，稳定性明显降低，身体前后摆动幅度增大，此时为了减少身体摆动、使重心重新回到支撑面的范围内，人体通过髋关节的屈伸运动来调整身体重心和保持平衡。③跨步调节机制（stepping strategies）：当外力干扰过大、身体的摇摆进一步增加使重心超出其稳定极限、髋调节机制不能调整平衡的变化时，人体启动跨步调节机制，自动向合适方向快速跨出或跳跃一步，来重新建立身体重心支撑点，为身体建立稳定站立的支撑面，避免摔倒。

5. 平衡功能评定的目的　平衡功能评定主要包括：①确定患者是否存在平衡功能障碍。②确定平衡功能障碍的严重程度，分析其原因。③为制定和实施平衡训练方案提供依据。④评估平衡训练效果。⑤预测患者可能发生摔倒的风险大小。

6. 平衡评定的适应证　任何平衡功能损害的疾病，或特殊人群：①神经系统疾病：脑血管意外、脑外伤、脑肿瘤、脑性瘫痪、脊髓损伤、小脑疾病、帕金森病、多发性硬化、周围神经损伤等。②耳鼻喉科疾病：前庭功能障碍所致的各种眩晕症。③骨关节疾病及运动损伤：骨折、髋膝关节置换术、韧带损伤、截肢、颈椎病等。④其他平衡功能低下人群，如易跌倒的老年人。⑤特殊人群，包括飞行员、宇航员等。

7. 常用的评定方法　平衡功能的评定是运动功能评定的重要组成部分，常用的评定方法包括主观评定和客观评定两大类，主观评定以观察法和量表法为主，客观评定主要使用平衡测试仪评定。

（1）简易评定法　静态平衡可通过睁、闭眼双足并拢直立，双足足跟碰足尖站立，单足交替支撑站立等方法评定。结果分析包括站立维持的时间和身体重心自发摆动或偏移的程度。主要包括 Romberg 检查法、单腿直立检查法及强化 Romberg 检查法等。动态平衡功能评定包括稳定极限和重心主动转移能力的测定。稳定极限测定可在站立位和坐位进行，要求患者将身体尽可能地向前、后、左、右各个方向倾斜，当重心超出支持面范围时可诱发保护性上肢伸展反应，可测量倾斜角度或支持面到身体最大倾斜度时重心位置的距离。重心主动转移能力的测定常通过观察功能活动，如站起、行走、转身、止步和起步等进行评价。

（2）量表法　目前临床上常用的平衡量表主要有 Berg 平衡量表、Fugl-Meyer 平衡量表等，均具有较高的信度和较好的效度，其中 Berg 平衡量表已广泛应用于临床多种疾病的平衡功能评定。

1）Berg 平衡量表　共有 14 个项目（表 3-12），每个项目的评分均为 0～4 分，评定者根据患者完成动作的情况给予相应的分数，其中 4 分最好，0 分最差，满分 56 分。

表 3-12 Berg 平衡量表

序号	评定内容	得分	序号	评定内容	得分
1	从坐位站起		8	站立时上肢向前伸展并向前移动	
2	无支持站立		9	站立时从地面拾起物品	
3	无支持坐位		10	站立时转身向后看	
4	从站立位坐下		11	转身 360°	
5	转移（床→椅）		12	无支持站立时将一只脚放在凳子上	
6	无支持闭目站立		13	双脚一前一后站立	
7	双脚并拢无支持站立		14	单腿站立	
总分					

测试时需要准备秒表、直尺、高度适中的椅子、台阶或高度与台阶相当的小凳子。按得分分为 0 ～ 20 分、21 ～ 40 分、41 ～ 56 分三组，其平衡能力分别代表坐轮椅、辅助步行和独立行走三种状态；评分少于 40 分说明有摔倒的危险性。

2）Fugl-Meyer 平衡功能评定法　包括坐位到站位的量表式的平衡评定，内容比较全面，简单易行。七项均按三个等级记分，最高评分为 14 分。评分低于 14 分说明平衡功能有障碍，评分越低，功能障碍程度就越重，常用于测试偏瘫患者（表 3-13）。

表 3-13 Fugl-Meyer 平衡功能评定量表

测量项目	评分标准
Ⅰ 无支撑坐位	0 分：不能保持坐位
	1 分：能坐，但少于 5 分钟
	2 分：能坚持坐 5 分钟以上，并保持平衡
Ⅱ 健侧展翅反应	0 分：肩部无外展或肘关节无伸展
	1 分：反应减弱
	2 分：反应正常
Ⅲ 患侧展翅反应	评分同第 Ⅱ 项
Ⅳ 支撑站位	0 分：不能站立
	1 分：在他人的最大支撑下可站立
	2 分：在他人有限的支撑下能站立 1 分钟
Ⅴ 无支撑站立	0 分：不能站立
	1 分：不能站立 1 分钟以上，或身体摇摆
	2 分：能平衡站立 1 分钟以上
Ⅵ 健侧站立	0 分：只能站立 1 ～ 2 s
	1 分：平衡站立达 4 ～ 9 s
	2 分：平衡站立超过 9 s
Ⅶ 患侧站立	评分同 Ⅵ

（3）平衡测试仪　系统采用高精度的压力传感器和电子计算机技术，由受力平台、显示器、电子计算机及专用软件构成，其结果以数据及图形显示，故称为计算机动态姿势图，简称姿势图。通过姿势图可精确地测量人体重心的位置、移动的面积和形态，以此评定平衡功能障碍或病变的部位和程度、康复治疗效果。评定项目包括静态平衡测试和动态平衡测试。

8. 平衡功能评定的注意事项　①选择适当的评定方法和量表。②评定顺序由易到难、从静态到动态平衡、从坐位到站位平衡。③患者不能安全独立完成所要求动作时，要注意给予保护。④对于不能站立的患者，可进行坐位平衡功能的评定。⑤注意观察患者在不同状态下保持平衡的情况，评定者不要用语言提示患者应采取的平衡措施。

（二）协调功能的评定

1. 概述　协调（coordination）是指人体产生平滑、准确、有控制的运动的能力，它要求有适当的速度、距离、方向、节奏和力量。良好的协调性是保证动作精准的必要条件，与大脑皮质、皮层下基底核、小脑、前庭迷路系统、深部知觉有着密切的关系。通常将协调运动分为粗大运动和精细运动两类，粗大运动包括大肌群参与的身体姿势、平衡及肢体运动，精细运动为小肌群参与的动作。

中枢神经系统参与协调运动控制的部位主要是小脑、基底节、脊髓后索。当小脑、基底节、脊髓后索发生病变时，或前庭迷路系统、本体感觉与视觉异常，形成以笨拙的、不平衡的、不准确的异常运动称为协调障碍。其中四肢协调动作和行走时身体平衡障碍，又称为共济失调。协调障碍的原因和临床表现如下：

（1）小脑功能不全　影响精细协调及对距离的判断力，造成步态、姿势和运动方式异常，表现为：①醉汉或蹒跚步态：向前行走时，举步过高，躯干不能协同前进，有后倾现象，跨步大，足着地轻重不等、不稳定，足间距宽大而摇摆。②辨距不良：对运动的距离、速度、力量和范围判断失误，结果达不到目标或超过目标。③意向性震颤：发生于随意运动时的震颤。④姿势性震颤：站立时身体前后摇摆。⑤轮替运动障碍：即快速重复动作不良，快速交替动作完成有困难。⑥运动分律：不能完成平滑的一个动作，表现为一连串动作成分。

（2）基底神经节功能不全　主要引起随意运动障碍和肌张力的改变，表现为：①静止性震颤：患者静止时出现"搓丸"样，震颤随有目的的运动而减弱或消失。②运动不能：运动启动困难。③手足徐动：四肢、躯干部位出现缓慢的、不随意的扭曲运动，如影响面部可出现一连串鬼脸。④偏身舞蹈症：一侧身体突然出现痉挛性的、有力的、无目的的鞭打样运动。⑤肌张力紊乱：肌张力出现从高到低的无规律变化，表现为"齿轮样"或"铅管样"僵硬。

（3）脊髓后索病变　本体觉和辨别性触觉的信息不能传入大脑皮质，表现为：①闭目难立，闭眼站立时身体摇晃倾斜，易跌倒。②步态异常，如步态摇摆不定、步距不等、两脚分开较宽、高抬腿、落地有声、走路看脚。③辨距不良，如不能准确摆放四肢位置，或不能准确接触目标物体。

2. 协调功能评定的目的　①通过了解肌肉或肌群在维持姿势和各种运动中的功能状况，明确协调障碍对协调运动或活动质量的影响。②制订相应的康复目标与计划。③为选择适当的辅助运动器具提供依据。④判断康复治疗的效果。

3. 协调运动的常用评定方法　协调功能评定应根据障碍的表现，有针对性地选择平衡性协调运动检查和非平衡性协调运动检查。平衡性协调评定是评估身体直立位时的姿势、平衡，以及静、动的成分，通常以交互动作、协调性、准确性三方面进行评价；非平衡性协调评定是评估身体不在直立位（站）时静止和运动的成分，包括对粗大和精细运动的检查。

（1）平衡性协调评定　临床常用方法包括：①双足在正常且舒适的位置上站立。②两足并拢站立（窄的支撑面）。③一足在另一足前面站立（一足的足尖触及另一足的足跟）。④单足站立。⑤上臂的位置在各种姿势下变换（如上臂置于体侧、举过头或置于腰部等）。⑥突然打破平衡（在保护患者的情况下）。⑦站立位，躯干在前屈和还原到直立位之间变换。⑧站立位，躯干两侧侧屈。⑨行走，将一侧足跟直接置于对侧足趾前。⑩沿地板上所画的直线行走或行走时将足置于地板上的标记。⑪侧向走和退步走。⑫原地踏步。⑬变换步行活动的速度（增加速度将夸大协调缺陷）。⑭步行时突然停下和突然起步。⑮沿圆圈和变换方向步行。⑯用足趾和足跟步行。⑰患者取正常站立姿势，先观察其睁眼平衡情况，然后闭眼。闭眼下平衡丧失，表明本体感觉缺乏，也就是 Romberg 综合征阳性。

（2）非平衡性协调评定

1）指鼻试验　嘱患者肩外展 90°，肘伸展，用示指指尖触及自己的鼻尖；也可以让病人用自己的示指先接触自己的鼻尖再去接触评定者的示指。评定者可通过改变患者肩的位置或自己的示指位置来评定患者在不同运动平面完成该测试的能力。

2）指 - 指试验　评定者与患者相对而坐，将示指放在患者面前，令其用示指去接触评定者的食指。评定者通过改变示指的位置来评定被测试对象对方向、距离改变的应变能力。

3）轮替试验　嘱患者双上肢紧贴于体侧，屈肘 90°，做快速反复的前臂旋前旋后交替动作，或以一侧手掌快速拍打对侧手背，或足跟着地并以前脚掌快速反复敲击地面。

4）指对指试验　患者先两肩外展 90°，两肘伸展，将两食指在中线相触。

5）拇指对指试验　令患者用拇指尖连续触及该手的其他指尖，可逐渐加快速度。

6）握拳试验　患者双手握拳、伸开，可以同时进行或交替进行，速度可以逐渐增快。

7）拍膝试验　患者一侧用手掌拍膝，对侧握拳拍膝；或一侧手掌在同侧膝盖上前后移动，并逐渐加快速度。

8）指示准确试验　患者与评定者相对而站或坐，检查者屈肩 90°，伸肘，指出食指，患者食指尖与评定者的指尖相触，令患者充分屈肩使上肢指向天花板，然后返回原处与评定者的食指对准。异常时偏低或偏高。两手分别测试。

9）跟膝胫试验　嘱患者仰卧位，抬起一侧下肢，先将足跟放在对侧下肢的髌骨（膝）上，再沿胫骨前缘向下推移。

10）趾指试验　嘱患者仰卧位，抬起下肢，趾触及评定者的手指，评定者可通过改变手指的位置来评定患者对方向、距离改变的应变能力。

11）划圈试验　嘱患者抬起上肢或下肢，在空中划出想象中的圆。

12）画线试验　在纸上画出相距 10 cm 的两条纵行的平行线。患者在平行线之间从左至右画一条横线使之与两纵线相交成直角。

13）振子试验　嘱患者双上肢向前平伸，手掌向下，然后闭上眼睛，嘱其在手部受到冲击时，尽量保持稳定。评定者突然用力叩击患者的腕部，使其上肢上下移动。正常人上肢迅速恢复至初始位。

根据以上试验的完成情况可进行分级评定，从而对协调运动障碍的程度进行量化分析。协调评定应先计时测速以确定基线水平，然后对患者的协调功能进行检测。其功能分级是：1 分：不能完成活动；2 分：重度障碍，仅能启动运动，运动无节律性，明显不稳定、摆动，可见无关的运动；3 分：中度障碍，能完成指定的活动，但动作慢、笨拙、不稳定。在增加运动速度时，完成活动的节律更差；4分：轻度障碍，能完成指定活动但较正常速度和技巧稍有差异；5分：正常完成活动。

4. 协调运动评定的注意事项

（1）选择适当的评定方法 一般先进行非平衡协调性运动的检查，若患者平衡功能较好，则可再行平衡协调性运动的检查。

（2）注意观察运动完成情况 进行协调运动检查时，注意观察患者完成运动是否直接，精确，有无震颤、晃动或不稳定，完成运动的时间是否正常；加快运动速度时，运动质量有无变化；注意闭眼、睁眼和静止、运动时的差异；不协调运动和受累肢体的情况，是否有身体的近侧、远侧肢体参与活动；患者是否很快感到疲劳。当测验老年患者时，应允许存在年龄的差异，这是因为老年人反应相对迟钝，平衡和协调能力存在生理性退化现象。

（3）检测其他相关的功能情况 还应评定肌力、关节活动度和感觉的缺陷，因为这些方面也可能影响运动的协调。

（4）检查时保证患者安全 协调运动障碍患者运动的准确性、稳定性较差，故检查中应注意保证患者安全，必要时给予帮助。

六、心肺功能评定

在人体的各器官系统中，由呼吸系统与心血管系统组成的人体氧运输系统对人的健康及生命活动起着非常重要的作用。心肺功能是人体运动的基础，是评价健康的重要生理指标。尽管呼吸系统和心血管系统分属于人体两个生理系统，但功能上密切相关，其功能障碍的临床表现相似，故康复治疗也相互关联，因此，在功能评定时可统一应用为心肺运动试验（cardiopulmonary exercise test，CPET）。

（一）基本概念

1. 运动试验（exercise testing） 是指运动应激时机体功能随运动负荷增加而逐步进入最大或失代偿状态，诱发相应的心肺生理和病理表现，从而有助于临床诊断和功能的评估、确定机体的心肺功能的最大储备，帮助制定运动训练方案时留出足够的安全空间、保证训练安全性等。

2. 运动耐力（exercise endurance） 是指机体持续工作的能力，取决于心肺功能和骨骼肌代谢能力。长期制动或缺乏运动既可导致骨骼肌代谢能力降低，也可导致心肺功能减弱，从而影响运动能力。

3. 代谢当量（metabolic equivalents，MET） 即代谢当量比值，是指运动时耗氧量与安静坐位时耗氧量的比值。MET 是表达各种活动时相对能量代谢水平的常用指标。1 MET 相当于耗氧量 3.5 mL/（kg·min）。

代谢当量的应用：①判断体力活动能力和预后。②判断心功能及相应的活动水平。③制定运动处方：MET 表示运动强度，与能量消耗直接相关，热卡 =MET×3.5× 体重（kg）/200。在需要控制能量摄取与消耗比例的情况下，采用 MET 与热卡换算，可根据 MET 表（表 3-14）选择适当的活动方式，形成运动处方。④区分残疾程度：世界卫生组织制定的标准是最大 METs<5 可以作为判断残疾的指标。⑤指导日常生活活动与职业活动。心血管患者需要在确定安全运动强度后，根据 MET 表选择合适的活动。要注意职业活动（每天 8 小时）的平均能量消耗水平不应超过患者峰值 MET 的 40%，峰值强度不可超过峰值 MET 的 70% 或 80%（表 3-15）。

表 3-14　日常生活、职业及娱乐活动的代谢当量

类型	活动	代谢当量	活动	代谢当量
日常生活活动	修面	1.0	铺床	3.9
	自己进食	1.4	扫地	4.5
	床上用便盆	4.0	拖地	7.7
	如厕	3.6	擦地（跪姿）	5.3
	穿脱衣	2.5～3.5	擦窗	3.4
	站立	1.0	步行 1.6 km/h	1.5～2.0
	洗手	2.0	步行 2.4 km/h	2.0～2.5
	沐浴	3.5	散步 4.0 km/h	3.0
	坐床	1.2	步行 5.0 km/h	3.4
	坐床边	2.0	步行 6.5 km/h	5.6
	坐椅	1.2	步行 8.0 km/h	6.7
	上下床	1.65	下楼	5.2
	坐位自己吃饭	2.0	上楼	9.0
	站立热水淋浴	3.5	骑车（慢速）	3.5
	挂衣	2.4	骑车（中速）	5.7
	备饭	3.0	慢跑 9.7 km/h	10.2
职业活动	秘书（坐）	1.6	焊接	3.4
	机器组装	3.4	做轻的木工活	4.5
	砖瓦工	3.4	刷油漆	4.5
	挖土坑	7.8	开车	2.8
娱乐活动	织毛线	1.5～2.0	打网球	6.0
	打牌	1.5～2.0	打乒乓球	4.5
	缝纫（坐）	1.6	打台球	2.3
	写作（坐）	2.0	弹钢琴	2.5
	拉手风琴	2.3	长笛	2.0
	拉小提琴	2.6	击鼓	3.8
	交谊舞（慢）	2.9	打排球（非竞争性）	2.9
	交谊舞（快）	5.5	打羽毛球	5.5
	有氧舞蹈	6.0	游泳（慢）	4.5
	跳绳	12.0	游泳（快）	7.0

表 3-15　代谢当量与工作能力

最高运动能力	工作强度	平均 METs	峰值 METs
≥ 7 METs	重体力劳动	2.8～3.2	5.6～6.4
≥ 5 METs	中度体力劳动	<2.0	<4.0
3～4 METs	轻体力劳动	1.2～1.6	2.4～3.2
2～3 METs	坐位工作，不能跑、跪、爬，站立或走动时间不能超过 10% 工作时间		

4. 最大摄氧量（maximal oxygen uptake，VO₂max） 指机体在运动时所能摄取的最大氧量，是综合反映心肺功能状态和体力活动能力的生理指标，主要取决于心排血量、动静脉氧差、氧弥散能力和肺通气量，用于评估患者运动耐力、制定运动处方和评估疗效。VO_2max 可以通过极量运动试验直接测定，也可用亚极量负荷时获得的心率、负荷量等参数间接推测，后者可有 20% ～ 30% 的误差。

5. 峰值摄氧量（VO₂peak） 严重心肺疾病的患者如果不能进行极量运动，则可以测定其运动终点时的吸氧量，即 VO_2peak，作为疗效评定和运动处方制定的指标。

6. 无氧阈（anaerobic threshold，AT） 指运动时体内无氧代谢率突然增高，或血乳酸和乳酸/丙酮酸比值出现拐点时的摄氧量。此时血乳酸含量、通气量、二氧化碳排出量和通气当量急剧升高，在测定时可依据指标分为通气无氧阈和乳酸无氧阈。一般认为，心血管患者的运动训练可以控制在 AT 水平或 AT 水平以下，以避免心血管意外。

7. 时间肺活量（time vital capacity, TVC） 又称为用力呼气量（forced expiratoty volume，FEV），是指尽力最大吸气至肺总容量位后，再尽力快速呼气至残气位，分别测定呼气的第 1、第 2、第 3 秒末所呼出的气体量（分别以 FEV_1、FEV_2、FEV_3 表示）。通常以它所占用力肺活量的百分数表示（$FEV_1\%$、$FEV_2\%$、$FEV_3\%$，正常值分别为 83%、96%、99%）。第 1 秒末所呼出的气体量占用力肺活量的百分比（即 $FEV_1\%$）称为第一秒用力呼气率，是评定通气功能障碍的主要指标。阻塞性疾病 $FEV_1\%$ 减少（低于 70%；老年人低于 60%），可见呼气曲线坡度平坦，常见于肺气肿、支气管哮喘；限制性疾病 $FEV_1\%$ 正常或增高，其呼气曲线陡峭，时间肺活量通常提前完成。

（二）心电运动试验

心电运动试验（ECG exercise testing）是指以心电图为主要检测手段，通过逐步增加运动负荷，借助试验前、中、后心电图，以及症状、体征的反应来判断心肺功能的试验方式。

1. 应用范围

（1）辅助临床诊断 ①辅助冠心病诊断：此试验的灵敏度为 60% ～ 80%，特异性为 71% ～ 97%。试验中发生心肌缺血的运动负荷越低、心肌耗氧水平越低，其 ST 段下移的程度就越大，患冠心病的危险性越大。②鉴定心律失常：运动中诱发或加剧心律失常提示器质性心脏病，应当注意休息，康复治疗时应暂停运动或调整运动量。而心律失常在运动中减轻或消失多属于良性，平时不一定需要限制或停止运动。③鉴定呼吸困难或胸闷的性质：器质性疾病通常在运动试验中易诱发呼吸困难，并与相应的心血管异常表现一致。

（2）评定功能状态 ①判断冠状动脉病变严重程度及预后：运动中发生心肌缺血的运动负荷越低、心肌耗氧水平越低，其心电图 ST 段下移的程度就越大，冠状动脉的病变也越严重，预后也越差。②评定心功能、体力活动的能力和残疾程度。③评定康复治疗的效果。

（3）指导临床康复治疗 ①判定患者运动的安全性：运动试验诱发出的各种异常指标均提示患者运动时危险性增大。②为制定运动处方提供客观依据：运动试验可确定患者心肌缺血阈值或最大运动能力、运动安全系数或靶运动强度（target exercise intensity），也有助于提示运动中可能诱发的心律失常，提高运动训练效果和安全性。③协助患者选择必要的临床治疗。④使患者感受实际活动能力，消除顾虑，增强参加日常活动的自信心。

2. 适应证、禁忌证及终止指征

（1）适应证 病情稳定的心脏疾病患者，包括急性心肌梗死后、冠状动脉旁路移植术后、冠状动脉成形术后、左心室功能不全，以及可控制的心力衰竭、先天性心脏病、后天性瓣膜病、慢性阻塞性肺疾病等。

（2）绝对禁忌证 ①急性心肌梗死（2天内）。②不稳定型心绞痛。③未控制的心律失常，且引发症状或血流动力学障碍者。④心力衰竭失代偿期。⑤三度房室传导阻滞。⑥急性非心源性疾病，如感染、肾衰竭、甲状腺功能亢进。⑦运动系统功能障碍，影响测试进行。⑧患者不能配合。

（3）相对禁忌证 ①左主干狭窄。②重度狭窄性瓣膜病。③电解质异常。④心动过速或过缓。⑤心房颤动且心室率未控制。⑥未控制的高血压（收缩压>160 mmHg 和/或舒张压>100 mmHg）。

（4）终止指征 ①达到目标心率。②出现典型心绞痛。③出现明显症状和体征：呼吸困难、面色苍白、紫绀、头晕、眼花、步态不稳、运动失调、缺血性跛行。④随运动而增加的下肢不适感或疼痛。⑤出现 ST 段水平型或下斜型下降 ≥ 0.15 mV 或损伤型 ST 段抬高 ≥ 2.0 mV。⑥出现恶性或严重心律失常。⑦运动中收缩压不升或降低 >10 mmHg；血压过高，收缩压 >220 mmHg。⑧运动引起室内传导阻滞。⑨患者要求停止。

3. 试验方案

（1）活动平板试验（treadmill test） 改良 Bruce 方案是目前最常用的活动平板试验方案（表3-16）。该方案主要特征为变速变斜率运动，通过同时增加速度和坡度以增加负荷，并规定了各级的运动时间，实施时以心率或症状限制选择运动试验的终点，分析运动前、中、后的心电图变化以判断结果。

表 3-16　改良 Bruce 运动试验方案

级别	速度	坡度	时间	METs
	（km/h）	（%）	（min）	
0	2.7	0	3	2.0
1/2	2.7	5	3	3.5
1	2.7	10	3	5.0
2	4.0	12	3	7
3	5.4	14	3	10
4	6.7	16	3	13
5	8.0	18	3	16
6	8.9	20	3	19
7	9.7	22	3	22

（2）踏车运动试验（bicycle ergometer Test） 受检者在装有功率计的踏车上运动，以速度和阻力调节负荷大小，负荷量分级依次递增。男性由 300 kg·m/min 开始，每级运动 3 分钟，每级递增 300 kg·m/min；女性由 200 kg·m/min 开始，每级递增 200 kg·m/min。直至心率达到受检者的预期心率。

（3）手摇车试验 常用于下肢运动功能障碍者。运动起始负荷为 150 ~ 200 kg·m/min，每级负荷增量 100 ~ 150 kg·m/min，时间 3 ~ 6 min。

（4）等长收缩运动（isometric contraction exercise） 采用握力计时，以所测最大收缩力的

30% ~ 50% 作为运动强度,持续收缩 2 ~ 3 分钟。采用定滑车重量法时,受试重力可从 2.5 kg 开始,每级持续 2 ~ 3 分钟,负荷增加 2.5 kg,直至患者不能继续保持关节角度。

(5)6 分钟步行试验(6 minutes walk test,6MWT) 要求患者在 6 分钟时间里尽力行走,测定其步行的距离。试验中若出现头晕、心绞痛、气短等不适则立即终止试验。患者行走的距离越长,其体力活动能力越好。6 分钟步行试验主要用于体能无法进行活动平板或踏车试验的患者。

(6)主观用力计分(rate of perceived exertion,RPE) 是根据运动者自我感觉用力程度衡量相对运动水平的半定量指标:6 ~ 8 分表示非常轻,9 ~ 10 分表示很轻,11 ~ 12 分表示轻度用力,13 ~ 14 分表示有点用力,15 ~ 16 分表示用力,17 ~ 18 分表示很用力,19 ~ 20 分表示非常用力。

4. 结果分析

(1)症状 在较低负荷量或低心率时出现明显呼吸困难或疲劳,应该高度怀疑心功能不全;运动中出现苍白和皮肤湿冷是循环不良的早期表现,若伴头晕、血压下降、ST 改变,更应高度注意,及时终止试验;运动量达到高峰时出现跛行、下肢关节疼痛,且伴下肢皮肤苍白湿冷,提示粥样硬化或糖尿病,需立刻终止试验;运动试验中出现典型心绞痛表现时,应立刻终止试验。

(2)心率 正常人运动负荷每增加 1 METs,心率增加 8 ~ 12 次 / 分。心率异常运动反应:①心率过快分为窦性心动过速和异位心动过速。异位心动过速时应该立即停止运动。②心率过慢见于窦房结功能减退、严重左心室功能不全和严重多支血管病变的冠心病患者。

(3)血压 运动负荷每增加 1 MET,收缩压相应升高 5 ~ 12 mmHg。血压异常反应:①运动中收缩压不升或升高不超过 17.3 kPa(130 mmHg)或血压下降,甚至低于安静水平,提示心脏收缩功能储备力很小。②运动中舒张期血压明显升高,比安静水平高 2.0 kPa(15 mmHg)以上,甚至可超过 16.0 kPa(120 mmHg),常见于严重冠心病患者。运动中收缩压越高,心源性猝死的发生率越低。

(4)每搏量和心输出量 运动时每搏量逐步增加,心输出量也逐渐增大,最高可达安静时的 2 倍左右。但到 40% ~ 50% 最大吸氧量时,每搏量不再增加,此后心输出量增加主要依靠心率加快。

(5)两项乘积 指心率和收缩压的乘积。运动试验中两项乘积越高,说明冠状血管储备越好。

(6)ST 段 正常 ST 段应始终保持在基线,运动中 ST 段出现明显偏移为异常反应。① ST 段下移提示心肌缺血。② ST 段上抬,有 Q 波的 ST 段上抬提示室壁瘤、室壁运动障碍;无 Q 波的 ST 段上抬提示严重的冠脉病变和穿壁性心肌缺血。③ ST 段"正常化":是指安静时有 ST 段下移,在运动中反而下移程度减轻,甚至消失,见于严重冠心病患者或正常人。

(7)运动性心律失常 运动试验诱发的室性早搏常与急性心肌缺血有关,有诱发室性心动过速或心室颤动的危险性。

(8)心脏传导障碍 窦性停搏偶见于运动后即刻,多为严重缺血性心脏病患者。运动引起心脏传导阻滞少见,多为一过性或阵发性,若在心率 <125 次 / 分时发生有一定的病理意义,提示与冠心病有关。

(三)气体代谢测定

1. 运动方案 运动方式多采用平板运动,也可使用功率车。不同的运动方式所测得的最大摄氧量有所不同(表 3-17)。参与运动的肌群越多,所测得的 VO$_2$max 越高。

表 3-17 不同运动方式所获 VO₂max

活动方式	VO₂max	运动方式	VO₂max
活动平板（坡度 ≥ 3%）	100%	手臂摇轮运动	65% ～ 70%
活动平板（坡度 <3%）	95% ～ 98%	手臂与腿联合运动	100%
直立踏车	93% ～ 96%	游泳	85%
卧位踏车	82% ～ 85%	台阶试验	97%
单腿直立运动	65% ～ 70%		

2. 血气分析（blood gas analysis） 血气分析是对呼吸生理功能的综合评定。抽取动脉血，测定氧气和二氧化碳分压和含量，并以此推算全身的气体代谢和酸碱平衡状况，但由于此方法只能反映采血瞬间的情况，不能做运动试验及长时间观察，同时动脉血气分析为创伤性检查，若行多次重复检查不易被患者接受。因此，在康复功能评定中受到一定的限制。

3. 呼吸气分析（breathing gas analysis） 测定通气量及呼出气中氧和二氧化碳的含量，并以此推算吸氧量、二氧化碳排出量等，具体推算方法及参数意义见表 3-18。这一方法无创伤，可以反复或长时间动态观察，在康复评定中有较大的实用价值。

表 3-18 呼吸气分析推算参数

参数	含义	计算公式	临床意义
吸氧量（耗氧量、摄氧量）	人体吸收或消耗氧的数量。一般表达为每分钟容量，也可进行体重校正	吸氧量 = 每分通气量 × 氧吸收率	反映人体能量消耗的情况，也可反映人体摄取、利用氧的能力
二氧化碳排出量	通过肺排出的代谢产物——二氧化碳的数量	二氧化碳排出量 = 每分通气量 × 二氧化碳排出率	绝对数值代表人体能量代谢的强度，与有氧代谢状态有关
氧当量	代表通气与换气效率的代偿关系	氧当量 = 每分通气量 ÷ 氧吸收率	数值越大，说明气体交换的效率越低
二氧化碳当量	代表通气与换气效率的代偿关系	二氧化碳当量 = 每分通气量 ÷ 二氧化碳排出率	数值变化反映的是无氧代谢所占的比重与通气反应关系
氧脉搏	每次心搏所能携带的氧量，代表体内氧运输效率	氧脉搏 = 吸氧量 ÷ 心率	数值降低说明心血管功能不良，心率代偿性增加明显
呼吸商	二氧化碳排出量与摄氧量之比。标志体内能量产生的来源和体内酸碱平衡状况	呼吸商 = 二氧化碳排出率/氧吸收率 = 二氧化碳排出量/吸氧量	代谢性酸中毒时，或体内代谢的主要方式由有氧代谢转化为无氧代谢时，呼吸商可明显升高
恢复商	运动中吸氧量增值和运动后氧债的商	恢复商 =（运动中吸氧量 — 安静吸氧量）÷（运动后吸氧量 — 安静吸氧量）	作为体力评定的重要指标，恢复商升高说明运动后氧债增大，可能为氧运动系统功能不良或细胞内呼吸功能障碍

4. 有氧代谢能力评定 有氧代谢运动是指在氧气供应充足的情况下进行的以增强人体吸入、输送与使用氧气为目的的耐久性运动。如步行、慢跑、做健身操等。常用心率、最大摄氧量等指标测定。最大摄氧量可通过极量运动试验直接测定，或通过亚极量负荷时的心率、负荷量间接推算。

5. 无氧代谢能力的测定 无氧代谢运动是指肌肉在没有持续氧气补给情况下的运动。无氧运动时能量的使用不充分、供给不足，如 50 ～ 100 米短跑、举重、各种高强度短时间的超负荷运动及心脏的运动负荷试验等均属于无氧运动。

（1）无氧阈测定 无氧阈（anaerobic threshold，AT）是指机体内的供能方式由有氧代谢为主向无氧代谢过渡的临界点，或血乳酸和乳酸／丙酮酸比值没有持续增高的状态下人体所能达到的最高吸氧量。与最大吸氧量相比，无氧阈更能反映人体的有氧工作能力，从而反映心肺耐力。确定无氧阈常用乳酸法和通气当量法。

（2）无氧耐力测定　无氧耐力是指在无氧状态下人体运动的持续能力。无氧耐力测定可作为选拔运动员的参考，一般不用于心血管病患者。测定方法有60秒最大负荷测试及无氧功率试验。

七、感觉功能评定

（一）概述

感觉是指人脑对直接作用于感受器的客观事物的个别属性的反应，个别属性包括大小、形状、颜色、坚实度、湿度、味道、气味、声音等。感觉障碍是指机体对各种形式的刺激（如痛、温、触、压、位置、震动等）无感知、感知减退或异常的一组临床症状，分为抑制性症状和刺激性症状。前者包括完全性感觉缺失和分离性感觉障碍；后者包括感觉过敏、感觉倒错、感觉过度、感觉异常和疼痛。感觉功能评定可分为浅感觉检查、深感觉检查、复合感觉检查。

（二）感觉评定的目的

1. 在感觉反馈减少的情况下，分析感觉障碍对运动和功能活动的影响。

2. 为治疗提供指导。对感觉过敏者，可提供脱敏的治疗方案；对感觉减退者，制订感觉恢复的训练方案，并且要利用多方面途径进行训练；对感觉障碍者要采用安全措施以防止并发症（如烧伤和压疮）。

3. 帮助选择适当的辅助用具，并指导其正确地使用以保证安全。

（三）浅感觉检查

1. 触觉　嘱患者闭眼，用棉签或软纸片轻触患者的皮肤或黏膜，询问有无感觉。两侧对比，检查顺序依次是面部、颈部、上肢、躯干和下肢。单丝皮肤感觉检查是采用单丝触觉测量计，即通过采用20种不同直径、不同压力的单丝垂直作用于皮肤，定量测定受检者的触觉。根据感觉减退时所用单丝水平，确定损伤部位、损伤水平、损伤性质及神经损伤恢复程度。

2. 痛觉　嘱患者闭眼，用大头针的针尖以均匀的力量轻刺患者的皮肤，询问患者有无疼痛感觉，两侧对比并记录感觉障碍类型（过敏、减退或消失）和范围。对痛觉减退的患者应从有障碍的部位向正常的部位检查；对痛觉过敏的患者则应从正常的部位向有障碍的部位检查，便于确定异常感觉范围。

3. 温度觉　嘱患者闭眼，用两支玻璃试管或金属管分别装冷水（5～10℃）和热水（40～50℃），交替接触患者皮肤2～3秒，让其辨出冷、热感觉。

（四）深感觉检查

1. 运动觉　患者闭眼，检查者被动活动患者的肢体或关节，请患者说出肢体运动的方向。如用拇指和食指轻握患者手指或脚趾两侧做轻微的被动屈伸。

2. 位置觉　患者闭眼，检查者将其肢体摆成某一姿势，请患者描述该姿势或用对侧肢体进行模仿。

3. 震动觉　患者闭眼，检查者将每秒震动128 Hz或256 Hz的音叉，放置于患者身体的骨骼凸出部位，询问有无震动感并说明持续的时间。

（五）复合感觉检查

1. 皮肤定位觉 患者闭眼，检查者以手指或棉签轻触患者皮肤某处，令患者用手指指出被触部位。正常误差手部 < 3.5 mm，躯干部 < 10 mm。

2. 两点分辨觉 患者闭眼，检查者用触觉测量器或钝角双脚规以两点的形式刺激要进行检查的皮肤，两点的压力均等，之后逐渐减小两点的距离，直到患者感觉为一点，测其实际间距，与健侧对比。正常人两点分辨值指尖 2 ～ 4 mm，手背 2 ～ 3 cm，躯干 6 ～ 7cm。

3. 实体觉 ①患者闭目，检查者将不同大小和形状的物品（如钥匙、硬币、笔、手表）放置于患者手中，请患者单手触摸后说出物体的名字。②患者睁眼，用一小布袋装入上述熟悉的物体，令其用单手伸入袋中触摸，然后说出 1 ～ 2 样物体的属性和名称。

4. 图形觉 患者闭眼，检查者用笔或手指在患者皮肤上画图形、数字或简单汉字等，请患者说出所画内容。

5. 重量觉 检查者将大小、形状相同但重量不同的物品置于患者手上，请患者前后对比说出轻重。

（六）感觉评定的注意事项

1. 检查前让患者了解检查的目的和方法，以取得充分的合作。
2. 先检查正常的一侧，使患者明白什么是"正常"。
3. 检查时采取左右、近远端对比的原则，从感觉障碍区向正常部位逐步移行。
4. 检查时患者应闭目，以避免视觉帮助。
5. 评定者需耐心细致，必要时可进行多次重复检查。

第二节 言语与吞咽功能评定

一、言语功能评定

（一）概述

1. 定义 语言是人们沟通交流的约定俗成的符号系统，表现形式包括口语、书面语和姿势语（包括手势、表情及手语）。语言能力包括对符号的理解和表达能力。代表性的语言障碍有失语症及儿童语言发育迟缓。言语是音声语言（口语）形成的机械过程。人类声音的产生是通过肺部呼出气流，使声带振动，再经过声道（包括咽腔、口腔和鼻腔）的共鸣而形成的。言语的产生有赖于相关神经和肌肉的参与。代表性的言语障碍有构音障碍和口吃。

2. 言语－语言障碍的主要分类

（1）**失语症** 由于各种原因导致大脑的语言中枢受损，使已经获得的语言功能受损或丧失。通常表现为在听、说、读、写等一个或多个语言模式出现功能障碍。

（2）**儿童语言发育迟缓** 指语言发育期的儿童因各种原因所致的语言发育落后于实际年龄的状态。

（3）**构音障碍** 是指由于神经肌肉的器质性病变引起发音器官的肌肉无力、肌张力异常或运动不协调等所致的言语障碍。

（4）**口吃** 是言语流畅性障碍。主要表现为重复说初始单词或词句拖音、停顿、中断等。大多数患者通过言语训练可以改善。

3. 言语功能评定目的

（1）了解患者有无言语 – 语言功能障碍，判断其性质、类型、程度及可能原因。

（2）确定患者是否需要进行言语 – 语言治疗，并为采取何种有效的治疗方法提供依据。

（3）通过治疗前、治疗后评定结果对比，了解言语 – 语言治疗的效果。

（4）预测言语 – 语言功能恢复的可能性。

（二）失语症及其评定

1. 临床表现及病因　失语症患者临床表现为在意识清醒、没有精神及严重的智力障碍，也没有感觉缺失和发音器官功能等障碍的情况下，却听不懂别人或自己讲的话，说不出要表达的意思，不能理解病前能理解、朗读的字句，写不出病前会写的字句。常见病因为脑血管疾病、颅脑损伤、脑肿瘤、脑部感染等。

2. 失语症的分类　目前我国的失语症分类参照 Benson 失语症分类法，根据失语症的临床特点和病灶部位，并结合我国的实际情况，制定了汉语失语症分类（表 3–19）。

（1）外侧裂周围失语综合征　包括 Broca 失语即运动性失语、Wernicke 失语即感觉性失语、传导性失语。

（2）分水岭区失语综合征　又称经皮质性失语。包括经皮质运动性失语、经皮质感觉性失语、经皮质混合性失语。

（3）完全性失语

（4）命名性失语

（5）皮质下失语　包括丘脑性失语和基底节性失语。

表 3–19　常见失语症类型、病灶及表现特征

失语症类型	病灶部位	自发语	听理解	复述	命名	阅读	书写
Broca 失语（BA）	优势侧额下回后部	不流利，电报式言语	可有部分障碍	障碍	障碍	障碍	障碍
Wernicke 失语（WA）	优势侧颞上回后部	流利性、错语、杂乱语	障碍	障碍	障碍	障碍	障碍
传导性失语（CA）	优势侧弓状束及缘上回	较流利，找词困难、错语	可有部分障碍	障碍	障碍	障碍	障碍
完全性失语（GA）	优势侧额顶颞叶大灶	非流利性，刻板语言	障碍	障碍	障碍	障碍	障碍
经皮质运动性失语（TCMA）	优势侧 Broca 区上部	非流利性	正常	正常	可有部分障碍	可有部分障碍	障碍
经皮质感觉性失语（TCSA）	优势侧颞顶分水岭区	流利性、错语、模仿语言	障碍	正常	可有部分障碍	可有部分障碍	可有部分障碍
经皮质混合性失语（MTCA）	优势侧分水岭区大灶	非流利性，模仿语言	障碍	部分障碍	障碍	障碍	障碍
命名性失语（AA）	优势侧颞顶枕结合区	流利性、词语健忘	正常	正常	部分障碍	部分障碍	部分障碍
皮质下失语（SCA）	丘脑或基底节、内囊	中间性、缄默少语	部分障碍	部分障碍	障碍	部分障碍	障碍

3. 失语症的评定　主要从听、说、读、写四个方面进行检测。听理解主要检测患者对字、词、句的理解和执行口头指令等。口语表达主要包括自发言语、复述、命名等。阅读理解主要包括朗读、对字词句的理解、执行书面指令等。书写主要包括抄写、描写、听写等。以下介绍几种国内外常用失语症评定方法。

（1）波士顿诊断性失语症检查（Boston diagnostic aphasia examination，BDAE）　是目前英语国家普遍应用的标准失语症检查。此检查分为5个大项目，由27个分测验组成。包括会话和自发性言语、听理解、口语表达、书面语言理解、书写。此外，还附加非言语功能的测验，包括计算、手指辨认、左右辨认、时间辨认和三维木块图测查等。此检查能详细、全面地测出各种语言模式的能力，但所需时间较长。

（2）西方失语症成套测验（western aphasia battery，WAB）　此检查可从自发言语、听理解、复述和命名4项的测验结果计算出失语商（AQ），反映失语症的严重程度。通过阅读、书写、运用、结构能力、视空间能力和计算能力的检查，测算出操作商（PQ）和皮质商（CQ），以最高为100%来表示。检查相对简短，且较少受民族文化背景影响。

（3）日本标准失语症检查（standard language test of aphasia，SLTA）　此检查包括听、说、读、写、计算5大项目，共26个分测验，按6阶段评分。图册检查设计为多图选一的形式，避免了患者对检查内容的熟悉，使检查更加客观。

（4）Token测验　此测验由61个项目组成，包括两词句10项，三词句10项，四词句10项，六词句10项及21项复杂指令，适用于检测轻度或潜在失语症患者的听理解能力。目前应用较多的是简式Token测验，检查条目缩减为36项。

（5）汉语标准失语症检查（China rehabilitation research center aphasia examination，CRRCAE）　又称中国康复研究中心失语症检查法，包括两部分内容，第一部分是通过患者回答的12个问题了解其语言的一般情况，第二部分由30个分测验组成，分为9个大项目，包括听理解、复述、说、出声读、阅读理解、抄写、描写、听写和计算。在大多数项目中采用了6等级评分标准。通过患者各项目正确答数连线得到语言功能测试曲线。该检查对患者的反应时间和提示方法都有比较严格的要求，并设定终止标准，适用于我国不同地区使用汉语的成人失语症患者。

（6）汉语失语成套测验（aphasia battery of Chinese，ABC）　由两部分组成：第一部分包括被检查者的一般情况、利手、病情、神经系统检查等；第二部分包括自发谈话、复述、命名、理解、阅读、书写、结构与视空间、运用和计算9大项目。是目前国内较常用的失语症检查方法之一。

4. 失语症严重程度的评定　目前，国际上多采用波士顿诊断性失语检查法中的失语症严重程度分级评定失语症的严重程度（表3-20）。

表3-20　失语症严重程度分级

级别	语言障碍情况
0级	无有意义的言语或听理解能力
1级	言语交流中有不连续的言语表达，但大部分需要听者去推测、询问或猜测；可交流的信息范围有限，听者在言语交流中感到困难
2级	在听者的帮助下，可进行熟悉话题的交谈，但对陌生话题常不能表达出自己的思想，使患者与检查者都感到言语交流有困难
3级	在仅需少量帮助下或无帮助下，患者可以讨论几乎所有的日常问题，但由于言语和/或理解能力的减弱，使某些谈话出现困难或不大可能
4级	言语流利，可观察到存在理解障碍，但思想和言语表达尚无明显限制
5级	有极少可分辨得出的言语障碍，患者主观上可能有点困难，但听者不一定能明显觉察到

（三）构音障碍及其评定

1. 临床表现及病因　临床可表现为吐字不清、说话费力，甚至丧失发音能力等。患者通常听理解正常并能正确选择词汇及按语法排列词句，但不能很好地控制重音、音量和音调等。常见病因有脑血管疾病、肿瘤和外伤引起的神经损伤、发音器官畸形、重症肌无力等。

2. 分类

（1）运动性构音障碍　是指由于参与构音的器官（肺、声带、软腭、舌、下颌、口唇等）的肌肉系统或神经系统病变，使得肌肉麻痹、运动不协调等而导致的言语障碍。

（2）器质性构音障碍　是指由于构音器官的形态、结构异常所致的言语障碍。

（3）功能性构音障碍　是指发音错误表现为固定状态，但找不到明显原因的言语不清。临床多见于儿童。

3. 构音障碍的评定

（1）自然交谈观察　首次与患者在自然情境下进行交谈，可获得较重要的言语障碍线索，如患者在言语时是否发音功能亢进、呼吸支持不足、口腔运动受限等。

（2）言语器官检查　对言语器官进行常规检查，如喉内窥镜检查以排除喉及声带的肿瘤、瘢痕等病变；鼻咽部检查排除腺样体增生；口腔内镜检查排除腭裂、舌系带过短等。

（3）言语量表评定　临床常用 Frenchay 构音障碍评定法。该评定法分为 8 个部分，29 个项目。具体包括：①反射，观察患者的咳嗽反射、吞咽动作和流涎情况。②呼吸，观察静止状态和言语时的呼吸情况。③唇的运动，观察静止状态、唇角外展、闭唇、鼓腮、交替发音和言语时唇的情况。④颌的位置，观察静止状态和言语时颌的位置。⑤软腭运动，观察进食流质饮食、言语时软腭的运动情况。⑥喉的运动，观察发音时间、音高、音量、言语情况。⑦舌的运动，观察静止状态、伸舌、上下运动、两侧运动、交替发音、言语时舌的情况。⑧言语，观察读字、读句子、会话及其速度情况。每个项目均根据障碍严重程度由轻到重分为 a～e 级 5 个级别，a 级为正常，e 级为最严重的障碍。通过每一项目的评定结果可以了解患者存在构音障碍的情况及受损程度。

（4）仪器检查　包括空气动力学检查法、声门肌电图、喉镜、电子腭位图、鼻流量测定、声学语音分析软件等。

二、吞咽障碍评定

（一）定义

吞咽障碍（dysphagia）是指由于下颌、双唇、舌、软腭、咽喉、食管的器官和（或）功能受损，不能安全有效地把食物输送到胃内的过程。广义的吞咽障碍还包括认知、精神、心理等方面的问题引起异常行为所导致的吞咽和进食问题，即摄食吞咽障碍。

（二）临床表现

常见的吞咽障碍临床表现有：①流涎，低头明显。②饮水呛咳，吞咽时或吞咽后咳嗽。③进食时发生哽噎，有食物黏着于咽喉内的感觉。④吞咽后口腔食物残留，在吞咽时可能会有疼痛。⑤频繁的清嗓动作，进食费力、进食量减少、进食时间延长。⑥有口、鼻反流，进食后呕吐。⑦说话声音沙哑，变湿。⑧反复发热，肺部感染。⑨隐性误吸。

（三）病因

主要包括脑血管意外、阿尔茨海默病、帕金森病、肌萎缩性侧索硬化、头颈部肿瘤、脑瘫等疾病或外伤。

（四）评定目的

吞咽障碍评定的主要目的是筛查是否存在吞咽障碍、明确吞咽障碍的病因、判断吞咽障碍的程度、制定及评价吞咽障碍康复治疗方案。

（五）评定方法

1.筛查　通过筛查初步了解患者是否存在吞咽障碍及其程度。以下介绍两种常用的筛查方法。

（1）反复唾液吞咽测试　患者取坐位或放松体位。检查者将手指分开，食指放在下颌位置，中指放在舌骨上，无名指放在甲状软骨上缘，小指放在甲状软骨下缘。嘱患者做吞咽动作，当确认喉头随吞咽动作上举并越过食指后复位，即判定完成一次吞咽反射。若患者口干难以吞咽时，可在舌面上注少许水，嘱患者尽快反复吞咽，并记录完成吞咽的次数。老年患者在 30 秒内完成 3 次吞咽即可。

（2）洼田饮水试验　嘱患者饮温水 30 mL，在无呛咳的情况下，一次性吞下，连续 2 次，记录最短一次的时间。根据患者的吞咽时间和症状进行分级（表 3-21）。

表 3-21　洼田饮水试验分级

等级	饮水情况
Ⅰ级	＜ 5s，一次喝完，无噎呛
Ⅱ级	6～10s，分 2 次以上喝完，无噎呛
Ⅲ级	11～15s，能一次喝完，但有噎呛
Ⅳ级	＞ 16s 或不能咽下，分 2 次以上喝完，且有噎呛
Ⅴ级	常常噎呛，难以全部喝完

Ⅰ级为正常，Ⅱ级为可疑，Ⅲ～Ⅴ级为异常。Ⅳ级可部分经口进食，需要静脉辅助营养；Ⅴ级不能进食，需要给予鼻饲。此法虽然方便，但无法确定患者是否存在无症状误吸。若将洼田饮水试验与脉搏血氧饱和度监测联合应用，可以提高无症状误吸的发现概率。

2.床旁吞咽检查　通过详细的临床检查发现结构和功能损伤，明确吞咽困难的原因，从而判断患者是否可以经口进食，是否适合进行各种食物试验性吞咽检查，是否需要进一步进行仪器评估，并为患者选择合适的吞咽策略和康复方法。

（1）病史询问　包括：①现病史：包括患者吞咽障碍的诱因、症状、持续的时间和频度、加重和缓解因素、伴随症状等。②既往史：与吞咽障碍相关病史的询问。③个人史：患者的饮食习惯、生活环境、职业等的询问。④家族史：患者家族遗传病史的询问。

（2）观察患者的状态　包括姿势、是否清醒、有无气管插管、分泌物是否增多。

（3）检查口腔瘢痕组织和口部结构的对称性　观察唇、硬腭、软腭和咽后壁的距离、腭弓的形态、舌、口前侧和外侧沟的大小、牙列和口腔分泌物、口底的结构。

（4）检查唇的运动能力　令患者快速交替发"衣"和"乌"音10次，并检查吞咽唾液时能否紧闭双唇。

（5）检查患者舌前部和舌后部的运动功能　要求患者舌尽量前伸、后缩、舔左右口角、清理面颊两侧的侧沟，用舌尖舔硬腭上部，快速交替舌尖上下运动，上抬舌后部连续发"克"音。

（6）检查咀嚼功能　用医用纱布，蘸少许果汁，让患者用舌头将纱布挪到牙齿的不同位置进行咀嚼。

（7）检查软腭和咽后壁功能　患者连续发数次"啊"，观察软腭抬起情况。用长棉签接触软硬腭交接处或者软腭和悬雍垂的下缘，观察能否引发腭反射。用长棉签接触后舌部或者咽后壁，观察能否触发呕吐反射。

（8）检查口腔灵敏度　令患者闭上眼睛，用棉签轻轻触碰口腔和舌部的各个位置，观察患者能否感觉到触碰。

（9）检查喉部功能　令患者分别在深吸气然后发 /s/ 和 /z/ 音，并做比较，如果 /s/ 音明显长于 /z/ 音，说明声带闭合不全。

（10）进食观察　观察患者对食物的反应、运动食团和咀嚼能力，进食时是否出现咳嗽和清嗓子，进食的总量和时间等。

3. 吞咽器械检查

（1）改良吞钡试验（modified barium swallow，MBS）　也称为吞咽造影检查（video fluoroscopic swallowing study，VFSS），是目前临床诊断吞咽障碍的金标准。此检查是运用定量或功能性定量的液体、糊状液体和固态对比钡剂，通过正位和侧位像实际观察口、咽和食管的活动，并测量得到相关参数的一种 X 线检查方法。检查者通过这些信息，找出吞咽困难的原因、吞咽困难的部位、食物的残留、渗透和误吸等异常表现，并对患者吞咽不同量和不同黏度食物的情况进行评估，确定采用何种治疗方法。

（2）内镜检查　可在吞咽之后检查患者是否存在误吸和咽部滞留。将内镜吞咽评估法与咽喉部感觉辨别检查联合应用可以评估吞咽感觉和运动成分，检查会厌和咽部的感觉阈值、喉内收反射。对喉咽部的感觉进行客观评估，可用于评估脑卒中患者的吞咽困难，并预测是否会出现误吸。

（3）咽腔测压检查　将3个压力感受器分别放在舌根、上食道括约肌、颈部食道处。通常需同时进行电视荧光透视来寻找压力变化的根源、测量食团内压力、咽腔收缩波，并间接检查环咽肌放松的情况。

（4）肌电图检查　采用表面或针尖样电极，采集吞咽过程中肌肉收缩的时机及相对幅度等信息。在运用不同吞咽技术（如门德尔松手法、用力吞咽）时可作为生物反馈技术。

第三节　心理与认知功能评定

一、心理功能评定

心理功能是指人们正确评价自我，不断完善和保持自身人格特征及自我调控的能力和适应的能力，可反映认知功能、情绪反应活动和意志行为方面所处的状态。良好的心理功能可以帮助人们减少疾病和康复等方面的心理不适或障碍，减轻患者内心矛盾，增强对挫折的承受能力，使患者学会发掘自身的潜能，完善自我，更好地适应环境。

（一）智力评定

智力（intelligence）是指人认识、理解客观事物并运用知识、经验等解决问题的能力，包括记忆力、观察力、想象力、思维力、判断力等，它反映了人们在认识事物方面的综合能力，其核心成分是抽象思维能力和创造性解决问题的能力。智力评定是通过测验的手段衡量个体智力水平高低的科学方法。

智力评定在康复医学中常用于脑卒中、脑外伤、缺氧性脑损害、脑性瘫痪、中毒性脑病及阿尔茨海默病等脑部疾患的智力评估，根据测验评定的结果指导患者进行康复训练，如指导学习困难的儿童进行学习能力的训练。

韦克斯勒（Wechsler）智力测验量表是目前使用最广泛的智力测验量表。韦克斯勒先后研制出3种相互衔接的系列量表：韦氏成人智力量表（Wechsler adult intelligence scale，WAIS）、韦氏儿童智力量表（Wechsler intelligence scale for children，WISC）、韦氏幼儿智力量表（Wechsler preschool and primary scale of intelligence，WPPSI），覆盖4～74岁的人群（表3-22）。1974年和1981年韦克斯勒分别对儿童和成人量表进行了修订，命名为WISC-R和WAIS-R。

表3-22　三种韦氏量表测试内容比较

韦氏成人智力测验（WAIS-R）	韦氏儿童智力测验（WISC-R）	韦氏幼儿智力量表（WPPSI）
1. 常识（v）	1. 常识（v）	1. 常识（v）
2. 填图（p）	2. 填图（p）	2. 填图（p）
3. 词汇（v）	3. 词汇（v）	3. 词汇（v）
4. 积木图案（p）	4. 积木图案（p）	4. 积木图案（p）
5. 算数（v）	5. 算数（v）	5. 算数（v）
6. 理解（v）	6. 理解（v）	6. 理解（v）
7. 类同（v）	7. 类同（v）	7. 类同（v）
8. 物体拼凑（p）	8. 物体拼凑（p）	8. 动物房（p）
9. 数字广度（v）	9. 数字广度（v）※	9. 几何图形（v）
10. 图片排列（p）	10. 图片排列（p）	10. 句子（p）※
11. 数字符号（p）	11. 译码（p）	11. 迷津（p）
	12. 迷津（p）※	

注：（v）属于言语测试；（p）属于操作测试；※为备用测试。

以上每个测试内容均有相应的题目，测试做完后，每个题目对照标准答案给予评分，将各个分数相加，根据年龄查转换表，得出量表分，将言语测试和操作测试得分分别相加，再查常模表即可得到言语智商和操作智商，言语与操作的测试得分相加查表就得到了全量表智商。然后对测试的言语智商、操作智商、全量表智商进行分析。

（二）人格评定

人格（personality）是指一个人与社会环境相互作用表现出的一种独特的行为模式、思维模式和情绪反应的特征，也是一个人区别于他人的特征之一。人格测验（personality test）则是对人格特点的揭示和描述，即测量个体在一定情境下经常表现出来的典型行为和情感反应，通常包括气质或性格类型的特点、情绪状态、人际关系、动机、兴趣和态度等内容。

1. 艾森克人格问卷 艾森克人格问卷（Eysenck personality questionnaire，EPQ）由英国伦敦大学心理系和精神病研究所艾森克教授编制，提出人格特质可由两个独立的基本维度（情绪稳定－神经过敏、内向－外向）描述，这两种维度都是连续的。以后，又补充了精神质这一维度。EPQ有成人和青少年两种问卷，成人问卷90题，青少年问卷81题，每种问卷包括4个分量表，内外倾性量表（E）、情绪性量表（N）、精神质量表（P）和测谎与掩饰量表（L）（表3-23），当前我国多使用陈仲庚修订版和龚耀先修订版问卷。

表3-23 EPQ分量表分值的意义

分量表名称	分值的意义
内外倾性量表（E）	高分：外向性格，爱交际，易兴奋，喜欢刺激和冒险，易冲动
	低分：内向性格，好静，不喜欢刺激和冒险，情绪比较稳定
情绪性量表（N）	高分：焦虑，紧张，担忧，也常抑郁，有强烈情绪反应
	低分：有节制，不紧张，情绪反应缓慢且轻微，善于自我控制
精神质量表（P）	高分：孤独，不关心他人，难以适应环境，对人施敌意
	低分：友善，合作，适应环境
测谎与掩饰量表（L）	高分：有掩饰，老练成熟
	低分：掩饰倾向低，有纯朴性

2. 明尼苏达多相人格问卷 明尼苏达多相人格测验（Minnesota multiphasic personality inventory，MMPI）由明尼苏达大学心理学家Hathaway和精神科医生Mckinley于1940年编制。MMPI主要是检测个体的人格特点、鉴别正常人和精神病患者人格特征差异的测量方法。1989年美国明尼苏达大学出版社正式推出由Butcher等人修订，并加以标准化的MMPI-2。中国科学院心理研究所宋维真将其引入并修订成适合我国情况的量表。

MMPI-2共有26类问题567个题目，涉及内容及项目非常广泛，包括身体体验、精神状态，以及家庭、社会、婚姻、宗教、政治、法律等，要求被试者根据自己的实际情况做出"是"、"否"及"不作回答"三类反应，这些题目组成了14个量表（10个临床量表和4个效度量表）。MMPI-2的应用范围十分广泛，MMPI-2既可以用于描述一个人长期稳定的人格特征，也可以用于判断其当前一段时间内的心理状态，以及处于应激状态下的心理变化。临床医生根据数据分析，能够从更广阔的视角（除生物学、医学及病理学外，还包括社会学及心理学）观察诊断，进一步提出治疗建议和方案。

3. 罗夏墨迹测验 罗夏墨迹测验（Rorschach ink blot test，RIBT）是由瑞士精神病学家罗夏于1921年编制的，主要是观察被试者对一些标准化图形的自由反应，评估被试者所投射出来的个性特征。

（三）情绪评定

疾病可使人的情绪发生很大变化，常出现焦虑、抑郁甚至悲观失望，这些情绪会一定程度影响疾病的康复。因此，对患者情绪状态进行评定是非常重要的。

1. 焦虑 焦虑的症状包括对未来感到恐惧、易激动、不安、烦恼、注意力不集中等。汉密尔顿焦虑量表（Hamilton anxiety scale，HAMA）侧重于测试受试者主观体验与行为表现，由Hamilton于1959年编制，包括14个项目，其内容涉及焦虑心境、紧张、恐怖、睡眠障碍、认知障碍、抑郁心境、躯体症状、自主神经功能障碍、交谈行为等，每项采用0～4分的五级评分法（0分无症状，1分轻，2分中，3分重，4分极重）。一般认为，总分≥29分为严重焦虑，≥21

分肯定有明显焦虑，≥ 14 分肯定有焦虑，≥ 7 分可能有焦虑，≤ 6 分没有焦虑症状。HAMA14 项分的界值为 14 分。

2. 抑郁 抑郁通常伴随着无助感、无用感及负罪感，伴随有社会退缩、异常疲劳、哭闹等行为问题，也可伴有厌食、体重减轻、失眠、易醒、缺乏性欲等生理方面的问题，严重者经常企图自杀，这是一个有潜在危险性的特征。大多数量表均以抑郁症状作为主要评定内容。汉密尔顿抑郁量表（Hamilton depression scale，HAMD）由 Hamilton 于 1960 年编制，有 24 项、21 项、17 项三种版本。临床多用 24 项版本，其内容有抑郁心境、罪恶感、自杀、睡眠障碍、工作和活动、迟钝、焦虑、躯体症状、疑病、体重减轻、自知力、妄想、强迫、孤立无援、失望、无价值等项目。HAMD 大部分项目采用 0～4 分的五级评分法（即 0 分无症状；1 分轻度；2 分中度；3 分重度；4 分极重度），少数项目采用 0～2 分的三级评分法（即 0 分无症状；1 分轻至中度；2 分重度）。总分 ≥ 35 分可能为严重抑郁；≥ 20 分可能是中度抑郁；≥ 8 分可能是轻度抑郁，< 8 分无抑郁症状。

（四）病残者的心理反应特征

1. 病残早期的心理反应 临床上患者因突然发生疾病与残疾，如脊髓损伤、脑卒中、截肢等，心理上会出现明显反应，身体状态也会发生相应变化，一般患病后的即刻反应分三期：①心理休克期：主要特点是茫然失措、不知该做什么、出现一些无目的、下意识的动作与行为，有时可出现与现实的分离感。此阶段可持续数天或数周。②心理冲突期：特点是思维混乱、无法集中注意力、出现丧失感、无助感，感到绝望、抑郁、焦虑，患者不知如何面对现实、如何有效地去解决问题或改善环境，患者表现为惶惶不可终日。此期患者多采用否认机制来减轻心理反应。③退让或重新适应期：此期患者在回避的基础上，不得不开始面对现实，降低原来的生活期望，搁置原来的生活计划，开始调整自己的心理状态与行为来适应患病及减轻这一现实。

2. 残疾认同过程中的心理反应 随着患者逐步接受伤残的现实，患者的心理反应以情绪变化为主，伴有行为和社会功能改变，表现为：①依赖性增加，被动性加重，行为幼稚化，要求别人关心自己。②主观感觉异常，对身体内脏器活动的信息特别关注，常有不适感。③易激惹、情绪波动、容易发怒、容易伤感，常因小事发火，事后又后悔不已。④焦虑、恐惧反应及抑郁情绪相当常见。⑤害怕孤独，患病后特别思念亲人，希望有人陪伴，不敢独处，甚至夜间不敢关灯睡觉。⑥猜疑心加重，重病患者及残疾者常对医师或家人察言观色，推断是否有严重病情被隐瞒。⑦自卑感加重。

二、认知功能评定

认知功能是人体认识了解外界事物的活动，是获得知识和应用的能力，它是一个体现机能和行为的智力过程，是人类适应周围环境的才智。认知包括感知、学习、记忆、思考等过程，广义的认知可以包括与脑功能有关的任何过程。当某些致病因素，如颅脑外伤、脑卒中等损伤脑组织后常可造成患者的认知功能障碍，如视觉、听觉、触觉及自身躯体（体象）方面的障碍，进而导致对外界环境的感知和适应困难，使其发生生活和社会适应性方面的障碍。

认知功能评定在临床上常用于了解脑损伤的部位、性质、范围和对心理功能的影响。了解损伤后有哪些行为改变和功能障碍，从而了解脑功能与行为、行为与脑相互之间的关系，为临床诊断、制订治疗与康复计划、评估疗效、评估脑功能状况等提供帮助。认知功能大致可分为单项测验和成套测验。单项测验重点突出、简捷，成套测验由多个分测验组成，形式多样，测查范围广泛，可全面反映脑的功能状况。

（一）认知功能障碍筛查

1. 蒙特利尔认知评估量表测验（Montreal cognitive assessment，MoCA）　蒙特利尔认知评估量表由加拿大学者 Nasreddine 等于 2004 年制定，主要用于筛查轻度认知障碍，具有灵敏度高、涵盖的认知领域广等优点（表 3-24，表 3-25）。

表 3-24　蒙特利尔认知评估（MoCA）北京版

视空间与执行功能	画钟表（11 点过 10 分）（3 分）	
视空间执行功能连线图（戊结束、甲、5、乙、2、1开始、丁、4、3、丙）复制立方体　[　]　　[　]	[　] [　] [　]　　轮廓　数字　指针	__/5
命名	狮子 犀牛 骆驼　[　]　[　]　[　]	__/3

记忆		面孔	天鹅绒	教堂	菊花	红色	
读出下列词语，而后由患者重复上述过程，重复 2 次，5 分钟后回忆。	第一次						不计分
	第二次						

注意	读出下列数字，请患者重复　（每秒 1 个）	顺背 [　] 2 1 8 5 4　倒背 [　] 7 4 2	__/2
	读出下列数字，每当数字 1 出现时，患者必须用手敲打一下桌面，错误数大于或等于 2 个不给分　[　] 5 2 1 3 9 4 1 1 8 0 6 2 1 5 1 9 4 5 1 1 1 4 1 9 0 5 1 1 2		__/1
	100 连续减 7　[　] 93　[　] 86　[　] 79　[　] 72　[　] 65　4～5 个正确给 3 分，2～3 个正确给 2 分，1 个正确给 1 分，全都错误为 0 分		__/3

语言	重复：我只知道今天张亮是来帮过忙的人。　　　　[　]　　　狗在房间的时候，猫总是躲在沙发下面。　　　[　]	__/2
	流畅性：在 1 分钟内尽可多地说出动物的名字。　　[　]_____（N ≥ 11 名称）	__/1
抽象	词语相似性：如香蕉—橘子 = 水果　[　] 火车—自行车　[　] 手表—尺子	__/2

延迟回忆	回忆时不能提示	面孔 [　]	天鹅绒 [　]	教堂 [　]	菊花 [　]	红色 [　]	仅根据非提示回忆计分	__/5
选项	分类提示							
	多选提示							

定向	[　]日期　　[　]月份　　[　]年代　　[　]星期几　　[　]地点　　[　]城市	__/6
	总分	__/30

表 3-25　蒙特利尔认知评估量表测验

目的	形式内容与分值
短时记忆与延迟记忆	对 5 个词语进行 2 次学习记忆，5 分钟后进行回忆（5 分）
视空间能力	包括画钟测试（3 分）和复制三维立方体（1 分）
执行能力	连线测试（1 分）、语言流畅性（1 分）和两个词语相似性的抽象概括（2 分）
注意力、计算力和工作记忆	目标字母识别（1 分）、100 连续减 7（3 分）和数字的顺背与倒背（2 分）
语言	对熟悉度较低的 3 种动物的命名（狮子、犀牛、骆驼，3 分）、复述 2 个复杂句子（2 分）和上述的语言流畅性测试
定向	包括时间和地点定向（6 分）

注：满分为 30 分，每次检查需 10 分钟左右，测得值 ≥ 26 分为正常，受教育年限 ≤ 12 年时，给所得分加 1 分以修正受教育程度引起的偏倚。

2. 简易精神状态量表（mini-mental state examination，MMSE） 简易精神状态量表由 Folstein 等人于 1975 年编制，其方法简单，应用广泛。该表可检测 5 个方面，即定向力、记忆力、注意及计算力、回忆、语言。检测由 20 道题组成，共 30 项，每项 1 分，正确回答或完成一项计 1 分，30 项的得分相加即为总分。评定为痴呆的标准：依文化程度差异而不同，即文盲 <17 分，小学程度 <20 分，中学以上程度 <24 分。

（二）全面认知评定

Halstead-Reitan 成套测验（HRB）是于 1947 年由 Halstead 在其著作《脑与智力：额叶的计量研究》中提出来的，主要是用来评估脑功能。近年，龚耀先等对其做了修订，包括不同年龄组的成人式（用于 15 岁以上）、儿童式（9～14 岁）和幼儿式（5～8 岁）。成人式由 10 个分测验组成，即范畴测验（概念形成及抽象和综合能力测试）、触觉操作测验、音乐节律测验、手指敲击测验、语音知觉测验、连线测验、握力检查、感知觉检查、失语甄别检查、侧性优势检查等。由于它包括了从简单的感觉运动测验到复杂的抽象思维测验，能比较全面地检测许多方面的神经心理能力，因此，对大脑损伤的定侧、定位诊断较为敏感、可靠。HRB 检测的结果评定采用划界分，凡划入异常者记 1 分，通过划入异常的测验数与测验总数之比，计算损伤指数：损伤指数 0～0.14 为正常；0.15～0.29 为边缘状态；0.30～0.43 为轻度脑损伤；0.44～0.57 为中度脑损伤；0.58 以上为重度脑损伤。

（三）记忆评定

记忆是人脑对过去经历过的事物的一种反映，可分为长时记忆、短时记忆和瞬时记忆三种。记忆功能是人脑的基本认知功能之一，脑损伤或情绪及人格障碍患者常出现记忆功能障碍。

1. 韦氏记忆量表 韦氏记忆量表（WMS）有甲乙两式，分别于 1945 和 1948 年编制，各含 7 个分测验，龚耀先等于 1980～1989 年两次修订本量表，增加和修订了测验的内容，共计 10 项分测验，内容包括经历、定向、数字顺序关系、再认、图片回忆、视觉提取、联想学习、触觉记忆、逻辑记忆、背诵数目等，其中经历、定向、数字顺序关系用于测长时记忆，再认、图片回忆、视觉提取、联想学习、触觉记忆、逻辑记忆用于测短时记忆，背诵数目用于测瞬时记忆。评分将 10 个分测验的原始分数分别查"原始分数等值量表分表"转换为量表分，相加即为全量表分，将全量表分按年龄组查全量表分的等值 MQ 表，可得到受试者的记忆商数（MQ）。MQ 表示记忆的总水平。

2. 临床记忆量表　由中国科学院心理研究所许淑莲于 20 世纪 80 年代主持编制。全量表有 5 项分测验，内容包括指向记忆、联想学习、图像自由回忆、无意义图形再认、人像特点联系回忆。本量表经过对脑肿瘤、脑梗死等患者的应用证明可以鉴别不同类型的记忆障碍，如词语记忆或视觉记忆障碍等，并对大脑功能一侧化提供参考数据。评分将 5 个分测验所得的原始分分别查"等值量表分表"转换为量表分，相加即为全量表分。按照不同年龄组查总量表分的等值记忆商换算表得到受试者的记忆商数（MQ）。

（四）注意功能评定

注意是心理活动对一定对象的指向和集中，指向性表现为对出现在同一时间的许多刺激的选择，集中性表现为对干扰刺激的抑制。注意是意识活动的基础，是伴随着感知觉、记忆、思维、想象等心理过程的一种共同的心理特征。注意与皮质觉醒程度有关。注意力是记忆力的基础，记忆力是注意力的结果。注意障碍主要包括以下问题：觉醒状态低下、注意范围缩小、选择注意障碍、保持注意障碍、转移注意障碍和分配注意障碍等。评定方法包括反应时检查、等速拍击试验、数字复述、连减或连加测验、轨迹连线测验、"A"无意义文字测验、听运动检查法、删字测验等。

第四节　神经电生理评定

神经电生理学检查是神经系统检查中的一项客观评定方法，可以为周围神经与中枢神经系统的诊断与评估提供客观依据，同时也是康复评定中的常用手段。主要用于肌无力、疼痛、感觉障碍、肌萎缩等的诊断和功能评定。常用于康复评定的神经电生理检查包括针刺肌电图、表面肌电图、神经传导、诱发电位等。

一、针刺肌电图

（一）概念

针刺肌电图（electromyography，EMG）是使用仪器将单个或多个肌细胞在各种功能状态的生物电活动加以捡拾、放大、显示和记录，通过对肌电位的单个或整体图形的分析，诊断疾病或评定功能的一种临床电生理检查方法。

（二）仪器设备

肌电图检查仪的主要组成部分包括电极、放大器、扬声器、显示器、记录器和计算机。肌电图电极分为针电极和表面电极两类。针电极主要记录电极周围范围的电活动。表面电极可记录到电极下广泛范围的电活动总和，常用于神经传导测定、诱发电位的检查、运动学的研究。

（三）重要参数

运动单位（motor unit，MU）是由一个运动神经元及其所支配的几百条纤维组成，是肌肉收缩的最小功能单位，其全部收缩时记录的波形即运动单位动作电位（motor unit action potential，MUAP）。其相关参数包括：

1. 时程（duration）　指从电位偏离基线到恢复基线的一个时间过程，反映了一个运动单位里不同肌纤维同步化兴奋的程度。在分析运动单位电位时，时程是一个非常重要的参数，通常以毫秒（ms）来代表。运动单位电位起点代表了传导最快肌纤维的电位到达时间。肌纤维电位到达时间的不同反映了每个肌纤维冲动传导的时间不同，典型运动单位电位时程为 5 ～ 15 ms，不同部位肌肉和不同年龄人的运动单位电位时程有差异。

2. 波幅（amplitude）　运动单位电位波幅指的是峰与峰之间的高度，即最大负峰和最大正峰之间的电位差。对正常肌肉来说，其波幅变化范围很大，在 100 μV 至 3 mV 之间。虽然运动单位内所有的单独肌纤维几乎是同时放电的，但仅位于针尖附近的少数肌纤维决定着运动单位电位波幅的大小。波幅与运动单位内肌纤维数量的关系不大，但当针电极离运动单位越近、运动单位里肌纤维直径增加、同一运动单位内肌纤维同步放电均可导致波幅增加。

3. 上升时间（rise time）　指从起始正相峰与紧接着的大的负峰之间的时间间隔，它反映了记录针尖和发放冲动运动单位之间的距离。

4. 位相（phase）　是检测运动单位内不同肌纤维放电的同步性，测定一个运动单位电位位相时，一般是由电位跨越基线的次数再加上 1 而得到。正常的运动单位电位为 2 ～ 4 相。

（四）检查步骤及正常所见

1. 插入电活动　将记录针插入肌肉时所引起的电位变化。在神经支配正常的情况下，当针插入肌肉时，由于针的机械刺激引起了肌纤维的活动，在肌电图示波屏上即出现一串电位波动。一般时程小于 0.3 s，正常人变异较大。

2. 放松时　观察肌肉在完全放松时是否有异常自发电活动。当电极插入完全松弛状态下的肌肉内，电极下的肌纤维无动作电位出现，荧光屏上表现为一条直线，称电静息。肌肉在放松时所出现的自发电活动，称自发电位（spontaneous Activity）。来自终板区的电位属于正常自发电位，又称终板电位（end-plate potential，EPP）。

3. 轻收缩时　观察运动单位电位形状、时程、波幅和发放频率。肌肉轻收缩时只有阈值较低的 I 型纤维运动单位发放。

4. 大力收缩时　观察受试者最大用力时的运动单位电位募集类型。正常情况下最大用力时肌电图为单纯干扰相。大力收缩时原已发放的运动单位频率加快，同时阈值高的 II 型纤维参与发放，肌电图呈干扰相，为许多密集的相互重叠难以分辨基线的运动单位电位。

（五）异常肌电图及意义

1. 插入电位改变　插入电位减少或消失见于严重肌萎缩、肌肉纤维化、脂肪组织浸润和肌纤维兴奋性降低等；插入电位增多或延长见于神经源性和肌源性损害。

2. 异常自发电位　①纤颤电位：这是失神经支配肌纤维运动终板对血中乙酰胆碱敏感性增高引起去极化，或失神经支配肌纤维静息电位降低导致自动去极化产生的动作电位；波形多为双相，起始为正相，见于神经源性和肌源性损害。②正锐波：产生机制及临床意义同纤颤电位，波形特点为双相，起始为一正相，之后为一时限较宽、波幅较低的负向波，形状似"V"字形。③束颤电位：指一个或部分运动单位支配的肌纤维自发放电位，见于神经源性损害。

3. 肌强直放电　为肌肉自主收缩或受机械刺激后出现的节律性放电，波幅通常为 10 μV 至 1 mV，频率 20 ～ 100 Hz。放电过程中波幅和频率逐渐衰减，扩音器传出如飞机俯冲或摩托车减速的声音，见于萎缩性肌强直、先天性肌强直及高钾型周期性瘫痪等。

4. 异常运动单位动作电位 ①神经源性损害：表现运动单位动作电位时限增宽、波幅增高和多相波百分比增高，见于脊髓前角细胞病变、神经根病变和周围神经病等。②肌源性损害：表现运动单位动作电位时限缩短、波幅降低和多相波百分比增高，见于进行性肌营养不良、炎症性肌病及其他原因肌病。

5. 大力收缩募集电位异常改变 ①单纯相和混合相：前者是肌肉大力收缩时参加发放的运动单位数量明显减少，肌电图表现为单个独立电位；后者是运动单位数量部分减少，表现单个独立电位和部分难以分辨的电位同时存在，见于神经源性损害。②病理干扰相：肌纤维变性坏死使运动单位减少，大力收缩时参与募集的运动单位数量明显增加，表现低波幅干扰相，又称病理干扰相，见于肌源性损害。

（六）针刺肌电图检查的主要临床意义

1. 鉴别肌肉病变是神经源性还是肌源性损害。
2. 识别神经源性损害的部位，如前角、神经根、神经丛、神经干、神经末梢。
3. 识别病变的活动与静息。
4. 评估神经再生能力。
5. 提供肌肉强直的诊断与分类诊断依据。

二、表面肌电图

表面肌电图（surface electromyography，sEMG）也称运动肌电图或动态肌电图，是使用表面电极在静止状态或运动过程中持续记录肌肉活动的肌电动态变化的检查。sEMG 是一种安全、无创、客观、准确的运动功能评定方法。

（一）表面肌电图信号特点

sEMG 的起源是运动单位动作电位，sEMG 信号实质上是众多的运动单位以非同步的模式被激活所形成的代数和，其波幅在 1 ～ 5000 μV，频率范围为 10 ～ 400 Hz。信号受中枢神经系统所控制且与肌肉收缩之间有着十分密切的关系。一般情况下，当肌肉轻度收缩时，肌电信号相对较弱，且频率也低；而肌肉强力收缩时，肌电信号则较强，且频率也高。

（二）表面肌电图的检测方法

1. 选择检测肌肉 采用砂纸打磨皮肤角质层，并用乙醇棉球擦拭皮肤以降低皮肤阻抗。一般选择有代表性的肌肉或原动肌，表面电极应尽可能置于肌腹。

2. 放置电极 一般应将电极置于神经分布区域中心与肌腱之间的中点，也可通过触诊的方法将表面电极置于肌腹。电极中心之间的间距为 2 ～ 10 mm。体积小的肌肉使用小的电极，且电极间的间隔距离宜小。

3. 选择滤波器 根据检查目的及检查部位，选择相应的滤波器。例如，20 ～ 300 Hz 的滤波器可较准确地显示 sEMG 信号，并对肌肉疲劳敏感；面部 sEMG 记录时，应选择 25 ～ 500 Hz 波段通过滤波器，因为面部肌肉容易发散频率达 500 Hz 的信号。

4. 降低噪声和伪差 噪声和伪差是指包含在 sEMG 信号内、操作者不需要的成分。包括心电图伪差、运动伪差、呼吸伪差、电流噪声、电台频率，可使用 100 ～ 200 Hz 的窄波段通过滤波器消除。

5. 操作的标准化 由于诸多个体差异因素的存在，如年龄、肌纤维类型、皮下脂肪厚度、肌肉静息长度、肌肉收缩速度和方式等，因此，若要进行个体间、肌肉间的 sEMG 信号比较分析就必须进行标准化。例如在使用三维动作解析系统、等速肌力测试仪等仪器的同时同步使用表面肌电图，将会使结果更具有可比性。

（三）表面肌电图检测结果分析

1. 原始 sEMG 信号 是未经处理的和叠加的运动单位活动电位被放大后的视觉显示形式。其特点是波幅在正、负极间振荡，且密集程度和高度随时间而变化。但对波幅的细微变化难以辨别。

2. 处理过的 sEMG 信号 处理过的 sEMG 信号最为常用，其波幅是由所选择的频谱区域内所有数据点的平均值计算所得。分析内容包括：信号或运动单位形态分析；平行多通道分析（可同时进行左右侧同名肌测试或原动肌、拮抗肌对比）；特定运动过程中肌肉或肌群时间差的分析；在频率域或时间域中进行频率构成分析；肌肉向心收缩 / 离心收缩相的波幅分析等。

3. 频率谱分析 通过频率变化的特点可确定疲劳和神经肌肉系统的异常。有关疲劳（或耐力测试）的指标包括中位频率、平均能量频率、零线相交率和负向斜率。

4. 波幅概率分布 将波幅显示于 X 轴上，Y 轴上为给定波幅范围所用时间的百分比。当直方图显示高值时，给定波幅的时程就大，用以显示肌电图平方根的概率。

5. 分析的标准化 采用与波幅有关的定标，计算其他活动与定标间的百分比。包括最大等长收缩、自主收缩的百分比、不对称百分比等。

（四）表面肌电图检测的意义

作为一种康复评定的手段，表面肌电图最大的优势与特点是可以动态评估肌肉的工作状态，其主要的临床意义在于：

1. 评估肌肉疲劳 利用量化的表面肌电信号评价肌肉的疲劳程度，具有较好的客观性。快肌纤维成分高的肌肉平均功率频率值较高，疲劳时平均功率频率值下降明显；而慢肌纤维成分高者刚好相反。

2. 评估肌肉激活顺序与协调性 多导表面肌电可以评估多块肌肉在运动过程中的激活顺序及其协调性，这一功能广泛使用在临床步态分析与各种动作分析中。

3. 评估吞咽障碍 表面肌电可以反映吞咽过程中口轮匝肌、咬肌、颏下肌群和舌骨下肌群的激活，可用于吞咽障碍的早期筛查与功能评估。

4. 评估肌张力 表面肌电图对患者痉挛的严重程度有量化评估的价值。

三、神经传导检查

神经传导检查（nerve conduction studies，NCS）是评定周围运动和感觉神经传导功能的诊断技术，通常测定运动神经传导速度（MCV）、感觉神经传导速度（SCV）和 F 波。检测时先利用一定强度和形态（矩形）的脉冲电刺激神经干，在该神经支配的肌肉上，用同心针电极或皮肤电极记录所诱发的动作电位（M 波），然后根据刺激点与记录电极之间的距离、发生肌收缩反应与脉冲刺激后间隔的潜伏时间，来推算在该段距离内运动神经的传导速度，这是一个比较客观的定量检查神经功能的方法。神经传导检查主要用于周围神经病变的诊断，结合 EMG 可鉴别前角细胞、神经根、周围神经和肌源性损害等。神经传导检查可以帮助早期诊断吉兰 - 巴雷综合征，早期发现肌萎缩侧索硬化症，评价肢体痉挛的程度和进展。

（一）运动神经传导速度检测

1. 电极　多以直径 1 cm 的两个银制或不锈钢的圆盘作为 1 对刺激电极。阴极置于神经远端，阳极置于神经近端，两者相隔 2 ～ 3 cm；可使用针电极或表面电极作为记录电极。记录电极置于肌腹；参考电极置于肌腱；地线置于刺激电极和记录电极之间。

2. 测定方法及计算　检查前将电极浸透生理盐水，置于欲刺激的神经干的皮肤上，刺激电极的阴极置于外周端靠近记录电极处。超强电刺激神经干远端和近端，记录该神经支配的肌肉的复合肌肉动作单位（CMAPs），测定不同的潜伏期。用远端与近端间距除以两点间潜伏期差即为神经传导速度。计算公式为：神经传导速度（m/s）= 两点间距离（cm）×10/ 两点间潜伏期差（ms）。

（二）感觉神经传导速度检测

1. 电极　刺激指（或趾）时可用环状电极，该电极是由两片宽 4 ～ 6 mm 的金属片组成，外覆以绒布衬垫，包绕于手指或足趾，称环状电极。阴极置于近端指节（或趾节），无关电极置于末端指节（或趾节）。记录电极可用表面电极或针电极。使用表面电极时，电极间距以 3 mm 为宜；针电极由两根金属针极组成，其中一根针插入邻近神经的部位，另一电极插入远离神经部位，针极记录的神经电位幅度较大，波形可呈双相、三相、四相。

2. 测定方法及计算　顺行测定法将刺激电极置于感觉神经远端，记录电极置于神经干近端，然后测定潜伏期和记录感觉神经动作电位（SNAPs），刺激电极与记录电极间距除以潜伏期即为 SCV。

（三）F 波检测

F 波是超强电刺激神经干在 M 波后的一个晚成分，由运动神经回返放电引起，因最初在足部小肌肉上记录而得名；F 波特点是波幅不随刺激量变化而变化，重复刺激时 F 波的波形和潜伏期变异较大。电极放置基本同 MCV 测定，区别在于将阴极放在近端。通常连续测定 10 ～ 20 个 F 波，计算其潜伏期平均值，F 波出现率为 80% ～ 100%。

（四）H 反射

H 反射是以运动阈下的强度刺激混合神经干，产生神经冲动经传入神经至后根，进入脊髓至前角，引起前角细胞兴奋，又将冲动经运动神经元向下传至靶肌肉而引起的动作电位。下肢 H 反射的刺激电极置于腘窝，近端置阴极，远端置阳极，记录电极置于比目鱼肌。上肢 H 反射的记录电极置于肱骨内髁和桡骨茎突近 1/3 和远 2/3 交界处，在肘窝经皮刺激正中神经。刺激脉冲为 0.5 ～ 1.0 ms，频率为 0.2 Hz。H 反射的临床意义是提供被测神经传入与传出通路的传导信息，并反映出相应脊髓节段的功能。如 H 反射消失是吉兰 - 巴雷综合征早期的特征，脊髓损伤休克期后，H 反射先于腱反射而恢复。

MCV 和 SCV 主要的异常之处是传导速度和波幅降低。前者反映髓鞘损害；后者反映轴索损害，严重髓鞘脱失也可继发轴索损害。神经传导速度测定主要用于周围神经病诊断，结合 EMG 可鉴别前角细胞、神经根、周围神经和肌源性损害等。F 波异常表现包括出现率低、潜伏期延长或传导速度下降、无反应等，通常提示周围神经近端病变，补充 MCV 的不足。

四、诱发电位

诱发电位是指中枢神经系统在感受到体内外各种特异性刺激时所产生的生物电活动。诱发电位能从电生理的角度出发，反映中枢神经系统各种传导通路的功能状态及完整性，在康复医学中有广泛而重要的应用。它不仅能用于诊断某种疾病和损伤，而且可以定量评估其损伤程度和残留的功能，有助于判断预后、确定治疗策略与评估疗效。根据不同的神经传导通路，诱发电位可分为躯体感觉诱发电位、脑干听觉诱发电位、视觉诱发电位、运动诱发电位与事件相关电位等。

（一）躯体感觉诱发电位

躯体感觉诱发电位是指刺激躯体神经时在中枢记录的神经电位，通常是指从头顶记录到的头皮躯体感觉诱发电位，也包括从脊髓记录的躯体感觉诱发电位。躯体感觉诱发电位用于中枢神经损伤、周围神经损伤及昏迷预后的评估。

（二）脑干听觉诱发电位

脑干听觉诱发电位是声刺激后最早反应的 10 ms 以内的一系列生物电反应波，脑干听觉诱发电位主要反映从听神经到脑干的听觉通道功能。脑干诱发电位用于中枢脱髓鞘病、脑干血管病、听神经及昏迷预后的评估。

（三）视觉诱发电位

视觉诱发电位用光刺激，在枕部记录皮层电位。传导路径为视网膜经视神经到外侧膝状体到枕叶视皮层。视觉诱发电位用于多发性硬化、视神经炎、颅内肿瘤、脊髓小脑变性、Huntington 舞蹈症、视网膜病变等疾病的评估。

（四）运动诱发电位

运动诱发电位是指应用电或磁刺激皮层运动区或脊髓产生兴奋，通过下行传导路径，使脊髓前角细胞或周围神经运动纤维兴奋，在相应肌肉表面记录到的电位。运动诱发电位评定的是神经系统运动传导的功能状态。运动诱发电位用于脑损伤、多发性硬化、运动神经元病变、帕金森病、脊髓型颈椎病等疾病的评估。

（五）事件相关电位

事件相关电位是指通过平均叠加技术从头颅表面记录到的人对某客体进行认知加工时的大脑电位。事件相关电位用于脑卒中、颅脑损伤、痴呆、帕金森病、脑肿瘤、代谢性脑病等疾病的评估。

第五节 肌骨超声技术

一、概述

肌骨超声是将超声检查技术应用于肌骨系统的影像学诊断方法，简单来讲，就是指针对肌肉、骨骼、关节的超声。运用此技术，可显示韧带、肌腱、软骨等组织的正常结构和损伤程度。随着超声工程学的进展和探测技术的进步，近年来肌骨超声发展迅速，在临床中应用的广度和深度不断扩大，已成为与 X 线、CT、MRI 并列的肌肉骨骼系统疾病诊断检查技术。肌骨超声具有无创、无辐射、无禁忌证、可移动等诸多优势，并且能够对肌肉、肌腱等软组织的运动进行实时动态观察，现在已广泛应用于骨科、康复科、疼痛科、神经科等领域。相对于常规超声，肌骨超声的重点主要是针对疼痛和功能障碍问题，而且操作者需要掌握系统的超声应用及解剖学、运动学等知识。

二、评定方法

（一）超声设备

超声仪器的体积、分辨率、功率及价格等因素相互关联。小体积的便携式及手持式超声设备，应用比较方便，具有价格低、便携的优点，但其探头选择较为局限，图像分辨率和临床应用范围也可能会略逊一筹。随着技术的不断发展，设备之间的差别逐渐缩小，在临床中可根据检查的部位，选择超声设备的功能和性能（图 3-5，图 3-6）。

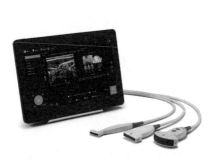
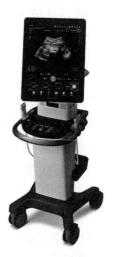

图 3-5　便携式彩色多普勒超声　　　　图 3-6　彩色多普勒超声

超声仪器的一个主要组成部分为探头，是患者和超声操作者及超声仪器之间的主要接触点。探头与超声图像屏幕、处理系统相连接，超声成像的主要原理为探头晶片的压电效应可使电信号和声能量相互转换。超声仪器将电信号发送至探头，其晶体以特殊的频率振动，将电信号转化为超声波传播至体内组织中，通过探头与皮肤之间的耦合剂，超声波进入组织遇到各组织之间的界面后，一些超声波返回探头，晶体再次振动，电信号继而转化为超声成像。

探头的种类、尺寸、频率和造价决定图像的质量，尤其探头的频率为所产生的声波的频率，频率越高，图像的分辨率越高。超声探头可分为线阵探头（图 3-7）、凸阵探头（图 3-8）和袖珍线阵探头（图 3-9）。临床应用时探头的选择要根据检查的部位、患者自身条件等。线阵探头适用于肌骨系统中呈多条线状排列结构和相对平坦表面的超声检查，如肌腱、肌肉、韧带等结构及其走行关系，评价功能状态，可避免伪像。凸阵探头对于体积较大、位置较深的组织可以增加视野，如髋关节、腘绳肌肌腱起点等。袖珍线阵探头多用于检查空间受限、病变表浅的部位。在肌骨超声里，线阵探头是首选。

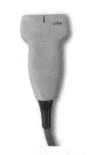

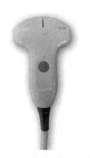
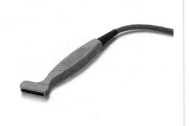

图 3-7 线阵探头 **图 3-8 凸阵探头** **图 3-9 袖珍线阵探头**

耦合剂或超声波凝胶的涂布，用于消除检查部位的皮肤和探头之间的空气，促进声波向患者体内的传播，以及从体内反射回探头转化为超声图像。

（二）检查方法

检查者将探头放置在拇指与其余四指之间，依据局部解剖学知识，对所检查结构进行长轴和短轴切面检查。对骨性标志结构的识别有利于确定要检查的结构与方位。探头的底部放置于所检查结构的皮肤表面，局部涂抹超声耦合剂或超声波凝胶。探头上的标记点与显示器上的标记相对应，以使声波能从探头很好地传播至体内。

1. 角度改变 保持探头与皮肤的接触面不变，头尾倾斜在其长轴的角度变化，左右倾斜向左右两侧的角度变化，探头的位置不发生变化，呈扇形或成角，改变成像平面的角度。

2. 滑动 移动探头在皮肤表面行走，保持手部姿势稳定而将探头从一侧滑向另一侧，并保持垂直于皮肤，以避免各向异性伪像的发生。

3. 加压 对探头施加一定的压力，缩短探头与组织的距离，增加声波传导。

三、肌骨超声图像特征

（一）正常结构的声像图特征

1. 神经 神经根或神经干，因为神经束之间结缔组织较少，在短轴上超声图像呈低回声圆形；外周神经由于为结缔组织，在短轴上超声图像呈高回声结构。

2. 肌肉 正常肌肉组织呈相对低回声，高回声肌束膜包绕低回声的肌纤维束。

3. 骨骼 骨表面或钙化常呈强回声；透明软骨呈低回声且较均匀；而纤维软骨，如膝关节半月板和肩关节的盂唇，可呈欠均匀高回声。

4. 肌腱 正常肌腱呈高回声，内部呈纤维状结构。

5. 韧带 韧带可呈高回声，分层状结构，但较肌腱结构更为致密。当韧带周围为高回声的皮下脂肪组织，韧带可呈相对低回声。正常周围神经内部呈束状结构，其内的神经纤维束呈低回声，神经束膜呈高回声。

（二）超声伪像

肌骨超声检查中常会出现一些超声伪像，应注意识别。

1. 各向异性伪像 是肌内骨骼成像中最常见的伪像。检查肌腱时，当超声波束垂直于肌腱，表现为纤维状高回声特征，但当超声波束与肌腱长轴成像角度略微倾斜，就会出现假性低回声图像，倾斜角度越大，肌腱回声越低。

2. 声影 其发生是超声波束在界面上被反射、吸收或折射的结果，表现为自界面向深方延伸的无回声区，会导致无回声区或低回声区中的目标结构模糊不清。

3. 后方回声增强 可见于液体或某些软组织肿瘤的超声图像中，与周围组织相比，这些结构可导致超声波束的衰减降低。

（三）超声术语

1. 强回声 在超声图像中两侧软组织超声阻抗差较大的界面处，正常的肌腱、骨组织的表面和软组织的钙化等处图像上的回声较亮，称为"强回声"。

2. 低回声 在超声图像中肌肉、某些软组织肿块和混合的积液产生较少的回声反射，表现为不大明亮而较弱回声的区域，称为"低回声"。

3. 无回声 在超声图像中呈黑色，不产生回声的结构图像，称为"无回声"。

4. 等回声 一个结构的回声与周围邻近组织回声相似，如包裹在皮下脂肪内的一个脂肪瘤，称为"等回声"。

四、操作步骤

1. 根据超声功能、检查部位、应用方法、操作方便等方面选择仪器。

2. 检查时操作者和患者选择舒适体位，患者充分暴露需检查部位，涂抹足够的超声耦合剂，操作者能够同时观察患者和显示屏，并便于操作仪器检查。

3. 根据要检查的部位选择合适的探头和探头频率。

4. 通过调整仪器各种参数，优化图像质量，增加图像分辨率和清晰度，有益于异常图像的识别，以及异常图像与患者症状或体征关系的判断。

5. 观察时应注意动态检查，在关节主动或被动运动时观察图像的变化情况，必要时结合探头加压或改变体位等方法。

6. 操作者从解剖学的角度描述所检查的皮肤、脂肪、肌肉、神经、血管、关节面、骨骼之间的关系，从回声、声影的角度表述这些组织的图像。

五、存储图像和报告单要求

检查报告包括患者常规基本信息、图像表现及超声诊断意见。对于肌骨超声检查，针对不同受检者的检查目的，各有侧重。存储的图像要描述检查部位的病变及其与周围组织结构的关系，对于关节积液、滑膜厚度、软骨、血流及其周围肌腱、肌肉、韧带等的动态变化特征等，以及动态图像，必要时描述双侧对比结果。诊断内容可明确提示肌腱、肌肉或神经的撕裂、损伤的类型等。但是对于超声检查受限或者显示不完全的结构，例如半月板，不应出现未见异常的诊断。

六、注意事项

1. 检查者应熟悉肌骨系统的解剖，掌握超声应用，了解患者的症状和体征，对于所检查部位进行合适的切面检查，必要时做动态观察。

2. 避免因疲劳操作产生各向异性等伪像。

3. 为确定病变性质，推荐患侧与健侧的比较检查，在临床中多先检查无症状侧或症状比较轻的一侧关节。

4. 做超声引导肌骨介入操作时，注意在无菌条件下进行检查操作。

5. 不同仪器的分辨率有差异，要做好患者自身对比。

6. 除新生儿髋关节发育不良的超声评估外，不建议将肌骨超声作为临床常规筛查工具。

第六节　活动能力和生存质量评定

一、日常生活活动能力评定

日常生活活动（activities of daily living，ADL）是维持一个人的日常生活所必须反复进行的、最基本的，具有共性的活动，可以分为基本的日常生活活动（basic activities of daily living，BADL）和应用性或工具性日常生活活动（instrumental activities of daily living，IADL）两个方面。

（一）评定内容和步骤

1. 评定的内容　BADL 的评定内容包括进食、穿衣、洗澡、基本的交流和个人卫生等与自身生存和保持健康相关的最基本的自理活动。IADL 的评定内容包括与日常生活环境相关联的适应性活动，以及在各种环境中利用各种工具进行的活动，如家务劳动（煮食、洗涤、清扫等）、外出活动（购物、使用交通工具等）、阅读书报及使用娱乐设施等。

2. 评定的步骤　①收集资料：通过阅读病历、参加查房等获取患者的基本信息（年龄、性别、诊断等）、功能状况及目前的病情（如急性期还是慢性期，有无感觉障碍、认知障碍等）。②访谈：通过与患者交谈，确认所获得的资料是否准确，并了解患者及家属的需求。③评定：在患者身体无疲劳、无焦虑、能够积极配合的条件下开始 ADL 的评定。

（二）评定方法

1. 基本的日常生活活动评定　常用的标准化量表包括功能独立性评定（functional independence measure，FIM）、Barthel 指数（Barthel index）、Katz 指数（Katz index of independent in activities of daily living）、Klein 日常活动量表（Klein-Bell activities of daily living scale）、Kenny 自理评定（Kenny self-care evaluation）等。

（1）功能独立性评定（FIM）量表　由 Grange 和 Hamilton 于 1992 年提出，该量表全面、客观地反映了患者 ADL 能力的评定方法，共包含了 6 个方面 18 项功能（13 项运动功能和 5 项认知功能），每项评定内容均分为 7 级，最低得 1 分，最高得 7 分（表 3-26）。FIM 的最高分为 126 分（运动功能评分 91 分，认知功能评分 35 分），最低分 18 分。126 分表示完全独立；108～125 分表示基本独立；90～107 分表示有条件的独立或极轻度依赖；72～89 分表示轻度依赖；54～71 分表示中度依赖；36～53 分表示重度依赖；19～35 分表示极重度依赖；18分表示完全依赖。FIM 评价患者由于运动功能损伤及认知功能障碍而导致的 ADL 能力障碍（表 3-27）。FIM 量表的优点是效度与信度较高，在评估患者需要帮助的量和反映目前的残疾水平方面比 Barthel 指数更敏感，是判定康复疗效的重要指标。缺点是影响患者作业表现的内容如身体功能、环境支持等方面，无法同时进行评定。

表 3-26　FIM 量表

项目				得分
运动功能	自理能力	1	进食	
		2	梳洗修饰	
		3	洗澡	
		4	穿裤子	
		5	穿上衣	
		6	上厕所	
	括约肌控制	7	膀胱管理	
		8	直肠管理	
	转移	9	床、椅、轮椅间	
		10	如厕	
		11	盆浴或淋浴	
	行走	12	步行 / 轮椅	
		13	上下楼梯	
	运动功能评分			
认知功能	交流	14	理解	
		15	表达	
	社会认知	16	社会交往	
		17	解决问题	
		18	记忆	
	认知功能评分			
FIM 总分				

表 3-27　FIM 的功能水平及评分标准

功能水平				评分标准
功能独立：独立完成所有活动，活动中不需要他人帮助		7分	完全独立	能独立完成所有活动，活动完成规范，无须矫正，不需要辅助设备和帮助，并在合理的时间内完成
		6分	有条件的独立（帮助独立）	能独立完成所有活动，但活动中需要辅助设备（假肢、支具、辅助具），或超过合理的时间，或活动中不够安全
功能依赖：需要有人监护或身体方面的帮助，或不能活动	有条件的依赖：患者可以承担≥50%的活动，并需要不同程度的帮助	5分	监护、准备或示范	患者在没有身体接触性帮助的前提下，能完成活动，但由于认知缺陷、平衡差等，需要他人监护、口头提示或引导；或者需要他人准备必要的用品如支具、衣物等
		4分	最小帮助	患者完成活动时，需最小的身体接触性帮助，其主动用力程度≥75%（帮助<25%）
		3分	中等帮助	患者在活动中要求中等的接触性帮助，其主动用力程度达到50%～74%（帮助达到25%～49%）
功能依赖：需要有人监护或提供身体方面的帮助，或不能活动	完全依赖：患者用力<50%，需要最大或全部帮助	2分	大量帮助	患者在活动中要求最大的体力帮助，其主动用力程度为25%～49%（帮助达到50%～74%）
		1分	完全依赖	患者活动的主动用力程度为<25%，不能做任何活动

（2）Barthel 指数量表 是由 Florence Mahoney 和 Dorothy Barthel 于 1965 年设计并应用于临床，评定内容包括 10 个项目，根据需要帮助的程度分为 0、5、10、15 四个等级，总分为 100 分，得分越高，独立性越强，依赖性越小（表 3-28）。Barthel 指数是判断患者 ADL 独立程度的标准：60 分以上，有轻度残疾，但生活基本自理；40～60 分，中度残疾，生活需要帮助；20～40 分，重度残疾，生活需要较多的帮助；20 分以下，完全残疾，生活完全依赖。该量表优点也是信度与效度较好，被广泛使用，易于管理；缺点是对于较高水平功能的患者量表题目过于容易，致使这类患者得分较高，容易产生"天花板效应"，评定结果的效度降低。

表 3-28 Barthel 指数评定内容与评分标准

ADL 项目	自理	稍依赖	较大依赖	完全依赖
进食	10	5	0	0
洗澡	5	0	0	0
修饰（洗脸、刷牙、梳头、刮脸）	5	0	0	0
穿衣（包括系鞋带）	10	5	0	0
控制大便	10	5（偶尔失控）	0（失控）	0
控制小便	10	5（偶尔失控）	0（失控）	0
上厕所（包括擦拭、整理衣裤、冲洗）	10	5	0	0
床椅转移	15	10	5	0
平地行走 45 米	15	10	5（用轮椅）	0
上下楼梯	10	5	0	0

2. 工具性的日常生活活动评定 快速残疾评定量表（rapid disability rating scale，RDRS）由 Linn 于 1967 年提出，评定内容包括日常生活需要帮助的程度、残疾的程度、特殊问题的严重程度 3 个方面，共 18 个评定项目，按其程度分 0～3 分。完全正常为 0 分，分数越高表示残疾越重，最高分 54 分（表 3-29）。该表可用于住院和社区中的老年患者。

表 3-29 快速残疾评定量表（RDRS）

内容	评分及其标准			
	0 分	1 分	2 分	3 分
1. 日常生活需要帮助的程度				
（1）进食	完全独立	需一点帮助	需较多帮助	喂食或经静脉供给营养
（2）行走（可用拐杖或助行器）	完全独立	需一点帮助	需较多帮助	不能在家行走
（3）活动（外出可用轮椅）	完全独立	需一点帮助	需较多帮助	不能离家外出
（4）洗澡（要提供用品及监护）	完全独立	需一点帮助	需较多帮助	由别人帮助洗
（5）穿着（包括帮助选择衣物）	完全独立	需一点帮助	需较多帮助	由别人帮助穿
（6）用厕（穿脱衣裤、清洁、造瘘管护理）	完全独立	需一点帮助	需较多帮助	只能用便盆，不能用护理造瘘管
（7）整洁修饰（剃胡子、梳头、修饰指趾甲、刷牙）	完全独立	需一点帮助	需较多帮助	由别人帮助洗梳修饰
（8）适应性项目（钱币或财产管理，使用电话、买报纸、卫生纸和点心）	完全独立	需一点帮助	需较多帮助	自己无法处理

续表

内容	评分及其标准			
	0分	1分	2分	3分
2. 残疾的程度				
（1）言语交流（自我表达）	正常	需一点帮助	需较多帮助	不能交流
（2）听力（可用助听器）	正常	需一点帮助	需较多帮助	听力丧失
（3）视力（可戴眼镜）	正常	需一点帮助	需较多帮助	视力丧失
（4）饮食不正常	没有	轻	较重	需经静脉输入营养液
（5）大小便失禁	没有	有时有	常常有	无法控制
（6）白天卧床（按医嘱或自行卧床）	没有	有，较短时间（3 h 以内）	较长时间	大部分或全部时间
（7）用药	没有	有时有	每日服药	每日注射或加口服
3. 特殊问题的严重程度				
（1）精神错乱	没有	轻	重	极重
（2）不合作，对医疗持敌对态度	没有	轻	重	极重
（3）抑郁	没有	轻	重	极重

二、生存质量评定

（一）概述

生存质量（quality of life，QOL）也称为生活质量、生命质量。随着社会的发展，医学已有模式已由原来的生物医学模式逐渐转变为生物－心理－社会医学模式，对健康的定义已不再仅限于没有疾病，而是躯体、精神、社会生活上完全良好的状态，人们对健康的关注也从只关注生命的长度（寿命）转变为更多地关注生命的质量，仅关注生命时间和躯体功能状况的评价体系已不能满足现代的医学发展要求。康复医学以提高病、伤、残者的生存质量为最终目标，生存质量是康复医学评定的重要指标。

生存质量最初是作为社会学指标被提出，起源于20世纪30年代的美国，直到20世纪70年代后期生存质量的研究广泛进入到医学领域，并形成了研究热潮。临床研究与医疗工作中所涉及的生存质量称为与健康相关的生存质量（health-related quality of life，HRQOL）。世界卫生组织生存质量研究组的 QOL 定义的：在不同的文化背景及价值体系中，生活的个体对与他们的目标、愿望、标准及所关心的事情有关的生存状况的体验。在康复医学领域，生存质量是指个体生存的水平和体验，这种水平和体验反映了病伤残患者在不同程度的伤残情况下，维持自身躯体、精神及社会活动处于一种良好状态的能力和素质。

生存质量是一个广泛而抽象的概念，对其内涵的理解还存在一定争议，目前主要达成共识包括：①生存质量是一个多维的概念，由人的躯体、心理和社会功能等方面的状态所决定。②生存质量是评定对象的主观体验，主要依靠评定对象的主观判断。③生存质量具有文化依赖性，必须建立在一定的文化价值体系之上。

目前生存质量的研究已越来越受到人们的关注，生存质量评定已广泛应用于人群的健康状况评价、预防保健和临床治疗的效果评价、资源分配和决策的制定，在康复医学领域较多应用于脊髓损伤、脑卒中、颅脑损伤、糖尿病、高血压、慢性阻塞性肺疾病、肿瘤、截肢等疾病。

QOL 评定方法：①自我报告法：被调查者直接在量表上进行自我评分，完成量表交给评定者。②询问法：向患者或家属询问问题，根据回答来完成量表的评分。③观察法：评定者按照量表的评定项目对患者进行观察，并根据观察结果进行评分，多用于不能作答或不可能提供可靠回答的患者，如精神病患者、阿尔茨海默病患者或植物人。

（二）常用量表

1. 世界卫生组织生存质量评定量表（WHOQOL） 该量表由世界卫生组织制定，共 15 个国家参与研制，评定内容包括六大方面：躯体功能、心理状况、独立能力、社会关系、环境、宗教信仰与精神。量表包括 WHOQOL-100 和 WHOQOL-BREF，后者是前者的简化版。WHOQOL-100 共计 100 个项目，WHOQOL-BREF 有 26 个项目，每个问题的备选答案分为 1～5 个等级，得分越高，生存质量越好。

2. SF-36 简明健康状况量表（medical outcomes study 36-item short-form health survey scale, SF-36 量表） 由美国波士顿健康研究所研制开发，是以健康作为重点的普适性评定量表。评定内容包括 8 个维度（躯体功能、心理健康、日常活动功能、日常精神活动功能、身体疼痛、总体健康、活力、社会活动功能），36 个项目。其评分方法是逐条回答 36 个问题，其中躯体角色功能和情绪角色功能的问题回答"是"或"否"，其余问题的回答分 4 个或 5 个等级，给予相应的分数，将各维度得分转换成百分制。8 个维度评分之和为综合分数，得分越高所代表的功能损害越轻，QOL 越好。

3. 健康生存质量表（quality of well-being，QWB） 由 Kaplan 等在 1967 年设计，其指标定义清晰明确，权重较合理，评定内容包括日常生活活动、走动或行动、躯体功能活动、社会功能活动等方面。

4. 生活满意指数 A（life satisfaction index A，LSIA） 生活满意指数量表 A 是一种常用的主观的生存质量评定方法。共计 20 个项目，每个项目的备选答案分为"同意""不同意""其他"，满分为 20 分，评分越高者生存质量越佳。

第七节 中医康复学的功能评定

中医康复学的功能评定是在系统掌握中医诊法相关内容的基础上，结合康复对象的特点、针对功能障碍来进行的。中医诊法包括望、闻、问、切四种诊察方法。通过四诊，全面而系统地收集与疾病、功能障碍有关的资料，即通过望康复对象整体及局部的神色形态、听与疾病有关的各种声响、嗅气味、问临床症状及功能障碍相关情况、切按脉象及局部等，经过比较、综合、分析、解释，最后形成对其疾病、功能障碍的性质与程度及康复效果的结论。

一、评定方法

（一）望诊

望诊主要是通过对康复对象的全身、局部变化等方面进行观察，以对病情的轻重缓急，疾病的寒热虚实及发生功能障碍的部位、性质、程度等情况做出初步判断的过程。望诊的内容包括全身望诊和局部望诊。全身望诊是对康复对象的神气、色泽、形体和姿态等进行观察，其主要目的是了解康复对象精神、心理、性格、智力等方面的情况，以及局部障碍对全身造成的影响。局部望诊是在全身望诊的基础上，根据需要，对康复对象的某些局部进行观察以了解整体病情的过程。在康复评定中，局部望诊的内容主要包括望四肢、关节活动、皮肤、舌等情况。其中舌诊是中医独具特色的诊法之一，望舌通过对舌质、舌苔及舌下络脉的观察了解机体的生理功能和病理变化，辨别病情的寒热虚实。

（二）闻诊

闻诊主要通过嗅气味和听声音，以了解康复对象的健康或疾病状态，判断功能障碍情况。嗅气味包括嗅病体气味和病室气味。听声音包括听康复对象的语声、语言、呼吸、心音，以及体内脏器如心、肺等发出的声音，骨关节的摩擦音等。其中听语言时的发声、共鸣、构音、呼吸有无异常及有无言语的失用等情况是闻诊的重点。

（三）问诊

问诊是通过对康复对象或陪诊人员进行有目的的询问，以了解患病及康复病史。问诊的重点在于康复对象的功能障碍史，同时还包括其生活自理能力、工作能力、职业能力和心理状态等。

（四）切诊

切诊是指医生用手对康复对象体表进行触、摸、按、压，从而了解其健康状况，诊察疾病的方法，包括脉诊和按诊。脉诊是医生用手指对康复对象某些特定部位的动脉进行切按，体验脉动应指的形象，以判断疾病的病位、性质和邪正盛衰，推断疾病进退预后。诊脉多采用寸口诊法。构成各种脉象的要素包括脉位、至数、脉长、脉宽、脉力、脉律、流利度、紧张度等八个方面。通过诊察脉象能了解康复对象全身脏腑功能，气血、阴阳的综合信息。按诊通过手触摸或按压康复对象已出现功能障碍的局部，以了解病情，包括按肌肤冷热、按肌肉紧张度、按摩擦感、按疼痛、按肿胀或肿块等。

二、评定结果

中医学中确立评定结果的过程即辨证的过程。辨证是在望、闻、问、切四诊全面收集辨证资料的基础上，对所得资料进行分析与综合，以判别疾病，探求病因，确定病位，预测疾病发展趋势的一种评定方法。辨证是设立康复目标、制订康复计划、选择康复疗法的根本前提和依据。

在中医学中，康复评定的结果用"证"来表示。所谓"证"，又称证候，是疾病发生和演变过程中某阶段及患者个体当时所处特定内外环境本质的反映，它能够不同程度地揭示病因、病位、病性、邪正盛衰、病势等病机内容。它是疾病本质症状和体征的高度概括。

"证"不同于"病"，"病"指疾病，是指有特定的发病原因、发病形式、病理、发展规律和转归的一种完整的异常生命活动过程，如脑卒中、冠心病等。病和证的关系，表现在同一疾病可以有不同的证，而不同的疾病又可以有相同的证，前者称为"同病异证"，后者称为"异病同证"。因此，中医有"同病异治""异病同治"的治疗原则。

常见的中医评定结果，即证候，有以下几种：

1. 虚证

（1）气血两虚证　少气懒言，神疲乏力，或有自汗，心悸多梦，头晕目眩，面色淡白或面色萎黄。舌质淡嫩，脉细无力。

（2）气阴两虚证　心胸隐痛，时作时休，心悸气短，动则益甚，伴倦怠乏力，声息低微，面色㿠白，易汗出。舌质淡红，舌体胖且边有齿痕，苔薄白，脉虚细缓或结代。

（3）阴虚风动证　眩晕耳鸣，手足心热，咽干口燥。舌质红而体瘦，少苔或无苔，脉弦细数。

（4）阴虚火旺证　五心烦热，急躁易怒，口干口渴，渴喜冷饮，易饥多食，时时汗出，少寐多梦，溲赤便秘。舌红赤，少苔，脉虚细数。

（5）阴阳两虚证　小便频数，夜尿增多，浑浊如脂膏，甚至饮一溲一，五心烦热，口干咽燥，耳轮干枯，面色黧黑；畏寒肢凉，面色苍白，神疲乏力，腰膝酸软，脘腹胀满，食纳不香，阳痿，面目浮肿，五更泄泻。舌淡体胖，苔白而干，脉沉细无力。

（6）心肾阳虚证　心悸而痛，胸闷气短，动则更甚，自汗，面色㿠白，神倦怯寒，四肢欠温或肿胀。舌质淡胖，边有齿痕，苔白或腻，脉沉细迟。

（7）心脾两虚证　四肢萎软无力，肌肉松弛，口角流涎，咀嚼无力，弄舌，食欲不振，大便偏干，神疲体倦，面色无华，唇甲色淡。舌淡胖，苔少，脉细弱，指纹淡。

（8）脾肾阳虚证　腹胀，食少纳差，腰酸膝软。舌质淡胖或边有齿痕，苔薄白润，脉沉细。

（9）肝肾阴虚证　头晕昏沉或头目眩晕，耳鸣，耳聋，颧红盗汗，腰膝酸软，肢体麻木，大便秘结。舌体偏瘦，舌质暗红或有瘀点瘀斑，苔腻或薄，脉细弦或细数。

（10）肾精不足证　神情呆滞，双目无神，语声低怯或终日不语，齿枯，发焦，倦怠嗜卧，不知饥饱，面容憔悴，咳声无力，气急喘促、动则尤甚，骨痿无力，步履蹒跚，举动不灵，生活不能自理，甚或卧床。舌红，舌面多裂纹，少苔或无苔，脉沉细弱或脉虚无力。

2. 实证

（1）风痰阻络证　头晕目眩，痰多而黏。舌质暗淡，舌苔薄白或白腻，脉弦滑。

（2）风阳内动证　肢体颤动，不能自制，眩晕耳鸣，面赤烦躁，肢体麻木，口苦而干，语言迟缓不清，流涎，尿赤，大便干。舌质红，苔黄，脉弦。

（3）风寒痹阻证　颈、肩、四肢窜痛麻木，以痛为主，头有沉重感，颈部僵硬，腰背板滞活动不利，恶寒畏风。舌淡红，苔薄白，脉弦紧。

（4）肝阳上扰证　眩晕头痛，面红耳赤，口苦咽干，心烦易怒，尿赤便干。舌质红绛，舌苔黄腻而干，脉弦数。

（5）胃肠实热证　脘腹胀满，痞塞不适，大便秘结，口干口苦，或有口臭，或咽痛，或牙龈出血，口渴喜冷饮，饮水量多，多食易饥。舌红，边有瘀斑，苔黄，舌下络脉青紫，脉滑数。

（6）痰瘀阻络证　关节强硬，肌肉软弱，动作不自主，或有癫痫发作，肌肤甲错，毛发枯槁，口流痰涎，吞咽困难。舌质紫暗，苔白腻，脉滑沉。

（7）痰热腑实证　腹胀，便干，便秘，头痛目眩，咳痰或痰多。舌质暗红，苔黄腻，脉弦滑。

（8）痰蒙清窍证　意识障碍，半身不遂，口舌㖞斜，言语謇涩或不语，痰鸣辘辘，面白唇暗，肢体瘫软，手足不温，静卧不烦，二便自遗。舌质紫暗，苔白腻，脉沉滑缓。

（9）气滞血瘀证　瘀血停积、血瘀气滞、肿痛并见，多见局部肿胀、疼痛剧烈，胃纳不佳，大便秘结。舌淡红苔薄白，脉弦紧。

（10）肝郁气滞证　小便不通，或通而不爽，胁腹胀满，情志抑郁，或多烦易怒，大便干结，或不甚干结，欲便不得出，或便而不畅，肠鸣矢气，嗳气频作，饮食减少。舌苔薄腻，脉弦。

3. 虚实夹杂

（1）气虚血瘀证　面色㿠白，气短乏力，口角流涎，自汗出，心悸便溏，手足肿胀。舌质暗淡，有齿痕，苔白腻，脉沉细。

（2）肝强脾弱证 颈强不柔，肢体强直拘挛，强硬失用，或动作笨拙，肌肉瘦削。烦躁易怒，遇到刺激后加重，食少纳呆。舌质胖大或瘦薄，苔少或白腻，脉沉弦或细弱，指纹沉滞。

（3）脾虚胃热证 心下痞满，呕吐呃逆，水谷不消，纳呆，便溏，或肠鸣下利，或虚烦不眠，或头眩心悸，或痰多。舌淡胖，苔白腻，舌下络脉瘀阻，脉弦滑无力。

（4）上热下寒证 心烦口苦，胃脘灼热，痞满不痛，或干呕呕吐，肠鸣下利，手足及下肢冷甚。舌红，苔黄，舌根腐腻，舌下络脉瘀阻，脉弦滑。

【复习思考题】

1. 临床常见的肌张力异常形式有哪些？临床表现如何？

2. 简述徒手肌力评定的分级标准。

3. 请描述一个步行周期中的各个期相？

4. 平衡的维持机制有哪些环节参与？

5. 心电运动试验的终止指标有哪些？

6. 失语症的分类有哪些？

7. 吞咽障碍的分类有哪些？

8. 简易精神状态量表可评定哪些方面的内容？

9. 针刺肌电图有哪些重要参数？

10. Barthel 指数评定日常生活独立程度的标准是什么？

11. 常见的中医康复评定结果有哪些？

扫一扫，查阅本章数字资源，含PPT、音视频、图片等

第四章

康复治疗技术

第一节　物理治疗

物理治疗，国际上称为 3M 治疗，是通过功能训练（functional training），又称运动治疗（movement），物理因子治疗（modality）和手法治疗（manual therapy），重点改善躯体运动功能，具体包括声、光、电、磁、力（含运动、压力）、热、冷等的治疗方法。

一、运动治疗

运动治疗以功能训练为主要手段，运用徒手治疗技术及训练器械，以运动治疗处方为训练依据，目的是恢复、改善或重建躯体功能。运动治疗处方是对准备接受运动治疗的患者，由专科医生通过临床检查和功能评定，对其健康状况做出综合评估，并选择一定的运动治疗项目，规定适宜的运动量，并注明注意事项。

（一）关节活动技术

1. 主动运动　是指在专业人员的指导下，通过各种徒手运动训练或器械训练，达到强体健身、防病治病、增强体能和改善功能的目的。动作的设计原则是根据患者关节活动受限的方向和程度、肌力的大小及可以使用的器械，设计出一些有针对性的动作，内容可简可繁，可以个人训练，也可以将有相同关节活动障碍的患者分组集体训练。

2. 主动助力运动　是指在部分外力的帮助下，患者自己完成的主动运动。常用的有悬吊训练、滑轮训练和器械训练。悬吊训练是利用挂钩、绳索和吊带组合将拟活动的肢体悬吊起来，使肢体在去重力的前提下主动活动，类似于钟摆样运动。滑轮训练是利用滑轮和绳索，通过健侧肢体的活动来帮助或带动患侧肢体的活动。器械训练是利用杠杆原理，以器械为助力，带动活动受限的关节进行活动，包括机器人辅助训练。

3. 被动运动　根据力量来源分为两种，一种是由经过专门培训的治疗人员完成的被动运动，如关节可动范围内的运动和关节松动技术；另一种是借助外力由患者自己完成的被动活动，如滑轮训练、关节牵引、持续性被动活动等。

4. 机器人引导的运动　随着高科技向临床的日益渗透，越来越多的康复机器人应用于临床医疗之中。由于机器人受计算机程序控制，可以将前述主动运动、主动助力运动、被动运动融为一体，将分散的关节活动、肌力训练整合为以功能为导向的模式化运动，使用时操作者可根据患者的需要启用不同的程序。这是一种非常有前景的康复医疗技术。

（二）关节松动技术

1. 定义 关节松动技术（joint mobilization）是治疗关节功能障碍，如僵硬、可逆性的关节活动度受限、关节疼痛的一门徒手治疗技术，具有针对性强、见效快、患者痛苦小，容易接受等特点。

2. 原理 关节松动技术的基本原理是利用关节的生理运动和附属运动作为治疗手段。

（1）生理运动（pysiological mvement） 关节在生理范围内完成的运动，如屈、伸、内收、外展、旋转等。生理运动可以由患者主动完成，也可以在治疗者帮助下患者被动完成。

（2）附属运动（acessory mvement） 关节在自身及其周围组织允许范围内完成的运动，是维持关节正常活动不可缺少的，一般不能主动完成，需要由其他人帮助才能完成。如人体不能主动使脊柱任何一个关节发生分离，或使相邻椎体发生前后移位、旋转等，但在他人的帮助下可以完成上述活动，这些活动即为关节的附属运动。

3. 手法分级 澳大利亚 Maitland 关节松动技术 4 级分法比较完善，应用较广。

（1）Ⅰ级 治疗者在关节活动的起始端，小范围、节律性地来回推动关节。

（2）Ⅱ级 治疗者在关节活动允许范围内，大范围、节律性地来回推动关节，但不接触关节活动的起始端和终末端。

（3）Ⅲ级 治疗者在关节活动允许范围内，大范围、节律性地来回推动关节，每次均接触到关节活动的终末端，并能感觉到关节周围软组织的紧张。

（4）Ⅳ级 治疗者在关节活动的终末端，小范围、节律性地来回推动关节，每次均接触到关节活动的终末端，并能感觉到关节周围软组织的紧张。

上述 4 级手法中，Ⅰ级、Ⅱ级用于治疗因疼痛引起的关节活动受限；Ⅲ级用于治疗关节疼痛并伴有僵硬；Ⅳ级用于治疗因周围组织粘连、挛缩而引起的关节活动受限。

4. 治疗作用

（1）缓解疼痛 促进关节液的流动，增加关节软骨和软骨盘无血管区的营养，缓解疼痛；关节松动的神经作用可以抑制脊髓和脑干致痛物质的释放，提高痛阈。

（2）改善关节活动范围 关节松动技术中Ⅲ、Ⅳ级手法，由于直接牵拉关节周围的软组织，因此，可改善关节活动范围。

（3）增加本体感觉反馈 关节松动可为中枢神经系统提供有关姿势动作的感觉信息，如关节的静止位置和运动速度及其变化，关节运动的方向，肌肉张力及其变化。

5. 适应证与禁忌证

（1）适应证 此技术主要适用于任何力学因素（非神经性）引起的关节功能障碍，包括关节疼痛、肌肉紧张及痉挛、可逆性关节活动降低、进行性关节活动受限、功能性关节制动。

（2）禁忌证 关节脱位及半脱位、外伤或疾病引起的关节肿胀（渗出增加）、关节的炎症急性期、恶性疾病及未愈合的骨折。

（三）软组织牵伸技术

1. 定义 是指利用徒手或机械设备提供持续或间断的外力，做轻微超过组织阻力和关节活动范围的运动，牵伸短缩或挛缩组织并使其延长的治疗方法。

2. 目的 主要为改善或重新获得关节周围软组织的伸展性，降低肌张力，增加或恢复关节的活动范围，防止发生不可逆的组织挛缩，预防或降低躯体运动时出现的肌肉、肌腱损伤。

3. 分类　根据牵伸力量的来源、牵伸方式和持续时间，可以将牵伸分为手法牵伸、机械牵伸和自我牵伸三种。手法牵伸是治疗者对发生紧张或挛缩的组织或活动受限的关节，通过手力牵伸，并通过控制牵伸的方向、速度和持续时间来增加挛缩组织的长度和关节活动范围。机械牵伸是通过机械装置，利用小强度的外部力量较长时间作用于挛缩组织。自我牵伸是一种由患者自己完成的肌肉伸展性训练，可以利用自身重量作为牵伸力量。

4. 适应证　凡是由于软组织挛缩、粘连或瘢痕形成引起肌肉、结缔组织和皮肤短缩、关节活动范围降低均可采用牵伸治疗。当肌无力和拮抗肌紧张同时存在时，先牵伸紧张的拮抗肌，再增强无力肌肉的力量。

5. 禁忌证　①关节内或关节周围组织有炎症（如结核、感染，特别在急性期）。②新近发生的骨折。③新近发生的肌肉、韧带损伤，组织内有血肿或有其他创伤体征。④神经损伤或神经吻合术后 1 个月内。⑤关节活动或肌肉被拉长时有剧痛。⑥严重的骨质疏松。⑦当挛缩或缩短的组织具有维持关节稳定或使肌肉保持一定的力量，增强功能活动的作用时，牵伸应慎重，特别是四肢瘫或肌肉严重无力的患者。

（四）肌力训练技术

1. 定义　肌力训练是根据超量恢复的原理，通过肌肉的主动收缩来增强肌肉的力量。

2. 分类　根据肌肉的收缩方式可以分为等长运动和等张运动；根据是否施加阻力可分为非抗阻力运动和抗阻力运动。非抗阻运动包括主动运动和主动助力运动，抗阻力运动包括等张性（向心性、离心性）、等长性、等速性抗阻力运动。

3. 原则

（1）阻力原则　肌力训练若在无阻力的情况下进行，则达不到增强肌力的目的。阻力来自肌肉本身的重量、纯粹的外加阻力、肌肉在移动过程中所受到的障碍等。

（2）超常负荷原则　又称超负荷原理，即训练时超过一定的负荷量和超过一定时间的运动。

（3）疲劳原则　即训练时使肌肉感到疲劳但不觉得过度疲劳的原则。

4. 方法选择　当肌力为 1 级或 2 级时，可进行徒手助力肌力训练；当肌力达 3 级或以上时，可进行主动抗重力或抗阻力肌力训练。此类训练根据肌肉收缩的类型，分为抗等张阻力运动（又称动力性运动）、抗等长阻力运动（又称静力性运动）及等速运动。

5. 运动处方　是专科医生对准备接受运动治疗的患者或从事体育锻炼者进行必要的临床检查和功能评定后，根据检查资料和患者的健康状况，用处方的形式规定运动种类、运动强度、运动时间及运动频率，提出运动中的注意事项。

（1）运动种类　包括耐力性（有氧）运动、力量性运动及伸展运动、矫正性运动。

（2）运动强度　运动量是运动强度和运动时间的乘积。运动强度可根据最大耗氧量的百分数、代谢当量、心率、自觉疲劳程度等来确定。用靶心率控制运动强度是非常简便的方法。最大运动强度时的心率称为最大心率（最大心率 =220– 年龄）。最大心率的 60% ～ 70% 称为靶心率，是能获得最佳效果并能确保安全的运动心率。

（3）运动时间　指一次运动治疗完成需要的时间，一般为 20 ～ 30 分钟。运动时间长短可与运动强度相互调节。对于以增强肌力为目的的患者，应该增加单次负荷、减少重复次数、减少训练时间；对于以增强肌耐力为目的的患者，应该减少单次负荷、增加重复次数、延长训练时间。

（4）运动频率　指在一定的时间内参与训练的次数。次数太少达不到训练目的，太多则容易引起训练疲劳，一般以每周 3 ～ 4 次为宜。对于无运动习惯者来说应坚持每天运动为宜，且应养成运动习惯。但患有下肢骨关节疾病者，为了避免下肢负荷过度，可采取隔天 1 次或上肢运动和下肢运动交替的运动方案。

（5）注意事项 由于人体各关节的运动都是由几组肌群分工合作，而非由一块肌肉单独收缩完成的，因此，康复治疗中的肌力训练通常是训练一组肌群，而不是一块肌肉。训练中需要注意以下事项：①心血管反应：有高血压病、冠心病或其他心血管疾病者应禁忌在等长抗阻运动时过分用力或闭气。②选择适当的训练方法：增强肌力的效果与是否选择恰当的训练方法直接相关。训练前，应先评估训练部位的关节活动范围和肌力是否受限及其程度，根据肌力等级选择运动方法。③阻力施加及调整：阻力通常施加在需要增强肌力的肌肉远端附着部位，以较小的力量产生较大的力矩。④掌握好运动量：肌力训练的运动量以训练后第二天不感到疲劳和疼痛为宜。⑤循序渐进：在实施运动处方时，内容应该由少到多，程度由易到难，运动量由小到大，使患者逐渐适应。⑥持之以恒：与手术、药物等治疗方法不同，大部分运动疗法项目需要一定的时间才能显效。因此，在确定治疗方案后要坚持训练才能累积治疗效果，切忌操之过急或中途停止。⑦个性化：需要根据不同病种、不同性别和年龄等制订具体的治疗方案。⑧及时调整：运动处方实施后，还需根据患者的实施情况实时评定，并根据评定结果及时调整治疗方案，如此循环直至方案结束。

（五）牵引技术

1. 定义 牵引是应用力学中作用力与反作用力的原理，通过徒手、器械或电动牵引装置，对身体某一部位或关节施加牵引力，使关节面发生一定的分离，缓解软组织的紧张和回缩，并得到适当的牵伸，从而达到复位、固定、减轻神经根压迫、纠正关节畸形的一种物理治疗方法。

2. 种类 根据牵引作用的部位分为脊柱牵引和四肢关节牵引，其中脊柱牵引又分为颈椎牵引和腰椎牵引；根据牵引的动力来源可分为手法牵引、机械牵引、电动牵引；根据牵引持续的时间可分为间歇牵引和持续牵引；根据牵引的体位可分为坐位牵引、卧位牵引和直立位牵引等。

3. 治疗作用

（1）增大关节间隙 脊柱牵引可以增大脊柱的椎间隙，改变椎间盘突出物与周围组织的关系，减轻神经根受压。

（2）解除肌肉痉挛 牵引可以牵伸挛缩或紧张的肌群，降低肌肉的肌张力，松解组织粘连，牵拉挛缩的关节囊和韧带。

（3）改善局部血液循环 间歇性牵引可通过肌肉等软组织间断性的紧张、放松，达到挤压血管、改善血液循环的目的，从而促进软组织损伤的修复、促进水肿的吸收和炎症的消退，达到缓解疼痛的目的。

（4）改善或恢复关节活动范围 颈椎病、腰椎间盘突出症等脊柱疾病可导致关节活动范围受限，通过牵引的上述作用，可以达到改善或恢复关节活动范围的目的。

（5）矫治关节畸形 对于轻度的脊柱侧弯或四肢关节骨折不能采用手术复位者，可通过牵引的力学作用达到缓慢复位和矫治畸形的目的。

4. 适应证与禁忌证

（1）适应证 脊柱牵引适用于椎间盘突出、脊柱小关节紊乱、颈背痛、腰背痛及腰腿痛等。四肢牵引适用于四肢关节挛缩、四肢关节骨折不适宜手术复位的患者。

（2）禁忌证 包括恶性肿瘤、畸形软组织损伤、先天性脊柱畸形、脊柱化脓性炎症、脊髓明显受压、严重的骨质疏松及伴有高血压或心血管疾病的患者。对有下列症状的患者不适宜实施颈椎牵引：类风湿关节炎或颈椎活动过度引发的颈椎不稳、寰枢关节半脱位并伴有脊髓受压症状、急性"挥鞭样"损伤等。对有下列症状的患者不适宜实施腰椎牵引：孕妇、妇女月经期、有明显的马尾神经受压症状、腰椎压缩骨折、腰椎滑脱、急性胃十二指肠溃疡、腹主动脉血管瘤、慢性阻塞性肺疾病或其他引起呼吸困难的疾病等。

5. 注意事项

（1）颈椎牵引　①治疗前后必须对患者进行症状和体征的评定，根据患者个体情况选择恰当的牵引方法和强度。②佩戴枕颌牵引带时下颌部位要尽可能舒适。③牵引时禁止佩戴眼镜、耳机等物品。④治疗过程中如患者出现心慌、头晕、四肢麻木等症状应立即停止牵引。⑤牵引结束后，应嘱患者适当休息 5～10 分钟，然后再离开治疗室。

（2）腰椎牵引　①治疗前后必须对患者进行症状和体征的评估，选择个体化治疗处方。②腰椎牵引带穿戴要注意松紧适度，以使患者在牵引过程中感到舒适。③牵引过程中不应出现疼痛加重。④机械牵引治疗过程中治疗师需密切关注患者，避免意外事件的发生。⑤患者治疗后，可在牵引床上休息 5～10 分钟，然后侧身坐起，离开治疗室。

（六）神经发育疗法

1. 概述　神经发育疗法（neurodevelopmental treatment，NDT）是 20 世纪 40 年代开始出现的治疗脑损伤后肢体运动障碍的方法，其典型代表为 Bobath 技术、Brunnstrom 技术、神经肌肉本体感觉促进技术、Rood 技术、Vojta 治疗技术、引导式教育。这些技术具有许多共同特点：

（1）治疗原则　以神经系统疾患特别是脑损伤作为重点治疗对象，将神经发育学、神经生理学的基本原理和法则应用到脑损伤后运动障碍的康复治疗中。

（2）治疗目的　将治疗与功能活动特别是 ADL 结合起来，在治疗环境中学习动作，在实际环境中使用已经掌握的动作，并进一步发展成技巧性动作。

（3）治疗顺序　按照从头到尾、从近端到远端的顺序治疗，将治疗变成学习和控制动作的过程。在治疗中强调先做等长训练，后做等张训练；先训练离心性控制，后训练向心性控制；先掌握对称性的运动模式，后掌握不对称性的运动模式。

（4）治疗方法　应用多种感觉刺激，包括躯体、语言、视觉等，并认为重复强化训练对动作的掌握、运动控制及协调具有十分重要的作用。

（5）工作方式　强调早期治疗、综合治疗及各相关专业的全力配合，如物理治疗、作业治疗、言语治疗、心理治疗及社会工作者等的积极配合；重视患者及其家属的主动参与，这是治疗成功与否的关键因素。

2. 治疗技术

（1）Bobath 技术　是通过抑制不正常的姿势、病理性反射或异常运动模式，尽可能诱发正常运动，达到提高患者日常生活活动能力的治疗技术。治疗原则包括关键点的选择与施用，以及应用反射性抑制模式控制肢体的张力。常用的治疗方法包括控制关键点、抑制异常模式、抑制原始的运动模式、设置训练程序及感觉刺激。

（2）Brunnstrom 技术　是在中枢神经系统损伤初期，以协同运动等病理运动模式和反射模式作为促进手段，将这些运动模式逐步调整成功能性运动，以恢复运动控制能力的治疗技术。治疗原则包括遵循恢复六阶段理论、按每一阶段进行针对性训练、利用反射和联合反应启动运动，并对运动进行修正。治疗技术应用于床上的姿势及运动、坐位时的躯干与颈部训练、上肢训练、立位平衡训练、站立与行走训练。

（3）神经肌肉本体感觉促进技术（proprioceptive neuromuscular facilitation，PNF） 是通过刺激人体本体感受器，激活和募集最大数量的运动肌纤维参与活动，促进瘫痪肌肉收缩，同时通过调整感觉神经的兴奋性以改变肌肉的张力，缓解肌痉挛的治疗技术。治疗包括：①遵循运动功能发育顺序。②通过利用反射运动维持机体的活动功能。③通过感觉刺激和重复活动促进运动学习。④通过有目的的活动促进功能活动的完成。常用的治疗方法包括节律性起始、等张组合、拮抗肌反转、反复牵张（反复收缩）、收缩－放松、保持－放松、重复等。

（4）Rood 技术　是利用温、痛、触觉、视、听、嗅等多种感觉刺激，调整感觉通路上的兴奋性，以加强与中枢神经系统的联系，达到神经运动功能重组的治疗技术。治疗包括：①分析患者的肌肉与关节的功能状态，采用准确有效的手法治疗。②了解各种促进与抑制的皮肤或本体感觉刺激的方法，适时施用。常用的治疗方法包括皮肤及本体感受器刺激、肢体承重、运动承重、运动控制训练、特殊感觉刺激、吞咽和发音刺激。

（5）Vojta 治疗技术　是通过治疗手法对身体一定部位压迫刺激，诱导产生全身反射性活动，促进与改善运动障碍患者的运动功能的治疗技术，又称为诱导疗法。治疗包括：①保持运动中身体的平衡，即"姿势调节"。②练习抗重力立直。③练习目标导向抓握和跨步运动，即"阶段性蠕动"。常用的治疗方法包括反射性腹爬和反射性翻身。

（6）引导式教育　是通过一系列精心设计的活动，使运动功能障碍的儿童得到运动、言语、智能、社交、情感及个性等各方面的发展，克服身体的运动障碍及由此而发生的其他问题的教育方法。引导式教育是将康复治疗与教育相结合的综合方法，它的关键是将众多训练统一起来，患儿在任何情况下都被视为一个整体。引导式教育的中心思想是引导运动障碍儿童的性格发展（personality development）。治疗原则是将复杂动作分解为多个步骤，串成习作程序，借助语言（节律性意向口令）暗示、调整儿童的活动，引导儿童正确完成动作。

（七）运动再学习疗法（motor relearning program，MRP）

1. 定义　该疗法将中枢神经系统损伤后运动功能的恢复训练视为一种再学习或再训练的过程，以神经生理学、运动科学、生物力学、行为科学等为理论基础，以脑损伤后的可塑性和功能重组为理论依据，并以作业和功能性运动为向导，按照科学的运动学习方法对患者进行再教育、再训练，使患者尽早恢复运动功能。

2. 原则　①强化训练和锻炼。②保持软组织的长度和柔韧性。③预防失用性肌萎缩。④借助其他治疗措施。

3. 内容　运动再学习疗法由 7 部分组成，包含了日常生活中的基本运动功能，分别为上肢功能、口面部功能、仰卧到床边坐起、坐位平衡、站起与坐下、站立平衡、步行。治疗时根据患者存在的具体问题选择最适合患者的部分开始训练。每一部分分为 4 个步骤：①了解正常的活动成分，并通过观察患者的动作分析其缺失的基本成分。②针对患者丧失的运动成分，通过简洁的解释和指令，反复地训练，并配合语言、视觉反馈及手法指导，重新恢复已经丧失的运动功能。③将所掌握的运动成分与正常的运动结合起来，不断纠正异常，使其逐渐正常化。④在真实的生活环境中训练已经掌握的运动功能，使其不断熟练。

（八）强制性使用运动治疗（constraint-induced movement therapy，CIMT）

1. 定义　CIMT 是 20 世纪 60 ～ 70 年代美国阿拉巴马大学神经科学研究人员通过动物实验而发展起来的治疗脑损伤的一种训练方法。其基本概念是在生活环境中限制脑损伤患者使用健侧上肢，强制性反复使用患侧上肢。

2. 原理

（1）CIMT 限制了健侧肢体的活动，从而逆转了在急性期或亚急性期所形成的习得性废用。

（2）持续地、反复地使用患侧上肢而使对侧大脑半球皮层支配上肢的区域扩大，同时同侧皮层出现新的募集。这种使用性依赖的皮层功能重组是患侧上肢使用增加的神经学基础。

3. 临床应用　强制性使用运动治疗主要用于后遗症期脑卒中患者（发病 6 个月～1 年后）的上肢治疗。被治疗患者的上肢至少要具备伸腕 10°，拇指掌侧或桡侧外展 10°，其余 4 指中任意 2 指的掌指和指间关节可以伸 10°；没有明显的平衡障碍，能自己穿戴吊带（一般第 1 天在治疗人员监督下训练如何操作），能安全地戴着吊带走动；适用于无严重的认知障碍，如感觉性失语、注意力不集中、患侧忽略、视觉缺陷、记忆障碍；无严重合并症；无严重的痉挛和疼痛的患者。

（九）悬吊治疗技术（sling exercise training，SET）

1. 定义　SET 技术是一种使身体处在高度不稳定状态下进行核心肌群激活训练，通过增强核心力量和核心稳定性来提高体能水平及运动能力的训练方法。

2. 原理　SET 包括诊断和治疗两部分。诊断的核心是弱链测试。患者首先在闭链运动中接受测查，负荷逐渐增大直至不能正确做动作或者感到疼痛。如果发生上述这种情况或者左右两侧的负荷量有明显差别时，说明存在一个或多个"薄弱"环节。治疗包括肌肉放松训练、关节活动度训练、牵引、关节稳定性训练、感觉运动的协调训练、肌肉势能训练等。

3. 临床应用　脑卒中、脑瘫、腰腿痛、颈源性头痛、成人特发性脊柱侧弯等。

二、整骨技术

整骨医学（osteopathic medicine）是 19 世纪 90 年代由美国 Andrew Taylor Still 医生创立的医学流派，注重患者躯体功能障碍，认为一切疾病都是因骨骼肌肉功能障碍而引起，因此，通过对肌肉与骨骼的处理可以调整人体的功能，从而达到治疗疾病的目的。整骨医学包含十几种治疗技术。

（一）整骨医学相关基础

1. 整骨治疗的原则

（1）人体在功能上是一个动态整体。虽然人体在结构上可按系统分为心血管系统、骨骼肌肉系统等，但所有的组成部分均相互作用，使之成为一个完整的人。整骨治疗中强调详尽而完整地评估患者的肌肉骨骼系统，它的任何改变都会影响身体的其他组织系统。

（2）人体具有自我修复和调节的功能。人体内有一种健康的能量，当这种能量处于正常状态时，既能预防疾病也能治疗疾病。因此，整骨治疗应仅仅用于单纯处理疾病本身。

（3）结构和功能相互关联。结构可以改变功能，功能也可以改变结构，该理念贯穿整个整骨医学。

（4）基于以上原则的、合理的个体化治疗方案。

2. 躯体功能障碍

（1）定义　躯体功能障碍是指躯体结构、功能受损，包括骨骼、关节、筋膜及血管、淋巴、神经系统等。

（2）主要特点　①疼痛：往往是患者最直接的就诊原因，主观感觉到局部疼痛等不适。②躯体结构不对称：是指在触诊过程中发现因椎体旋转等异常造成的结构不对称。③运动受限：是被检查节段出现前屈、后伸、侧弯或旋转等方向的活动度减少。④组织结构改变：包括皮肤水肿、触诊肌肉僵硬等变化。以上四个特征出现在所有躯体功能障碍的患者，不论病因和持续时间，其中运动受限是最显著的特征，也是康复治疗中要重点关注的。

（3）命名 躯体功能障碍总是以容易运动的方向来命名。整骨治疗中记录运动方向的缩写形式如下：F（flexion）＝屈曲，E（extension）＝伸展，N（neutral）＝中立位，SR（side bending right）＝向右侧弯，SL（side bending left）＝向左侧弯，RR（rotation right）＝向右旋转，RL（rotation left）＝向左旋转。如检查患者 C_4，屈曲、伸展活动对等，患者 C_4 容易向右侧弯，但向左侧弯困难，则躯体功能障碍命名为 C_4 中立位向右侧弯功能障碍，记录形式为 C_4 N Sr。

（二）整骨治疗评估原则

1. 肌肉骨骼系统静态检查 主要是用来辨别骨骼及肌肉明显不对称的结构，并确认不对称的原因。因此，仅利用视觉检查，术者即可引出随后的动态检查。静态检查主要利用体表标志，如股骨粗隆、髂前上棘、髂后上棘、乳头、耳垂等。主要观察患者的前面、后面和侧面。

（1）前面观 ①头部在双肩的正中。②脸的对称性，鼻和嘴角，眼睛及眉弓的水平。③鼻尖与胸骨柄、剑突、脐位于一条直线上。④上斜方肌的两侧对称。⑤肩部无高低。⑥前臂相对于髂嵴的位置。⑦双侧髂嵴最高点是否等高。⑧双足的位置是旋前、旋后。

（2）后面观 ①头部位于正中，两肩水平。②耳垂水平、乳突水平。③双手自然放于体侧，两侧指尖位置对称。④肩胛骨位置。⑤髂后上棘水平和大转子水平。⑥臀部、大腿及小腿的对称性。⑦臀部褶皱水平。

（3）侧面观 ①侧中线主要观察外耳道、肱骨头外侧、第三腰椎、股骨大转子、胫骨外髁、外踝。②头与肩部及身体的相关位置。③胸部、腹部是突出或平坦。④脊椎曲线是增加、减少或正常。⑤膝关节屈伸幅度。⑥足底弧度。

2. 关节运动范围检查 关节运动范围主要反映关节的活动范围，可反映疼痛、退行性关节病、肌肉紧张、炎症、拉伤或扭伤等状态下的活动能力。通常检查关节主动活动和被动活动范围。

3. 逐层触诊 治疗前首先观察被治疗部位是否有创伤、感染、关节错位、皮肤破损等变化，同时感觉皮肤温度、弹性等情况，然后逐层触诊筋膜、肌肉、内脏、韧带的情况，最后注意皮肤表面摩擦后的红斑情况。

（三）软组织技术

1. 概述 软组织技术是指通过牵伸或触诊分离肌肉的起止点来观察组织反应和运动变化。主要用于降低肌张力，减轻肌痉挛，改善功能障碍部位的活动度，改善治疗部位的局部微循环，增加静脉、淋巴回流，预防肌萎缩。

2. 基本操作程序

（1）患者应处于舒适且放松、无疼痛的体位，通常为卧位或坐位。

（2）术者应处于舒适位置，以便最大限度地降低能量消耗，并尽可能通过自身重心的移动来控制拉伸强度，拉伸过程中不产生疼痛。

（3）始终保持缓慢而有节律的牵伸运动，尤其在开始时，拉伸强度小，节律缓慢。

（4）操作过程中应带动皮肤一起运动，避免摩擦皮肤表面而引起疼痛等不适。

3. 示例

（1）颈部

体位：患者仰卧于治疗床上，术者坐于患者头部。

操作：寰枕关节松解，术者手掌朝上，指腹置于患者枕骨下，触按枕下肌群；术者轻柔地对颈下组织施以垂直向上的按压力，持续数秒后放松；缓慢、有节奏地重复该手法，以放松该处软组织至组织结构发生改变，一般治疗持续 2 分钟。

（2）腰部

体位：患者俯卧于治疗床，头朝向术者，保持中立位，术者立于治疗床一侧，当患者骨盆水平处。

操作：术者头侧手掌根部置于患者骶骨基底部，手指指向尾骨，尾侧手置于腰椎棘突，手指指向头侧，并用其大小鱼际触按脊柱旁软组织；术者双手对软组织施以柔和、腹侧方向的力，并产生每个手指各方向上的分离及牵伸效应；重复几次，术者双手可恢复至初始位置以触按不同节段，重复以上操作；治疗后重新评估软组织张力，以评价疗效。

4. 适应证 该技术适用全身各种疾病的诊治。常作为筛查骨骼肌肉系统功能障碍的一种方法，能快速找出运动受限的部位和组织结构的变化。作为治疗技术，常被应用于其他整骨治疗技术之前，可减少治疗时患者的自我保护，增强其他技术的疗效。

5. 禁忌证 无绝对禁忌。相对禁忌主要是组织急性损伤和炎症稳定前、骨折或错位、严重骨质疏松症及骨量减少、恶性肿瘤、传染性皮肤病、诊断不明的内脏疾病及内脏疼痛等。

6. 注意事项

（1）患者应处于舒适的放松状态。

（2）施力时应从小到大，缓慢而有节律。

（3）所施之力应使患者处于舒适状态，而不应造成疼痛。

（4）不要把力直接作用于骨骼，作用于肌腹部的力不可过大。

（5）避免对患者治疗部位皮肤表面的摩擦。

（四）肌筋膜松解术

1. 概述 肌筋膜松解术主要针对肌肉和筋膜组织，通过按压触诊的反馈达到松解筋膜组织的作用。主要用于快速筛查肌肉骨骼系统功能障碍，恢复肌肉及筋膜张力，改善关节活动范围，减轻水肿。

2. 基本操作程序

（1）按照逐层触诊的原则进行触诊表皮及皮下筋膜等组织。

（2）术者在治疗方向上逐渐施加压力，直至筋膜层，手法力量轻柔。

（3）术者可添加各方向的运动，包括顺时针或逆时针方向旋转，在筋膜障碍处持续按压 20～60 秒后，观察组织的变化。

（4）术者再次评估患者情况。

3. 示例

（1）颈部

体位：患者仰卧于治疗床上，术者坐于患者头部。

操作：术者手掌置于患者功能障碍的颈椎节段，以仅按压皮肤及皮下浅筋膜的力量按揉患者颈部，注意关节活动度是否对称；在功能障碍节段施以直接或间接手法；手法力量柔和，持续

20 ～ 60 秒或持续至触及治疗部位组织放松，注意手指不要在皮肤表面滑动。

（2）腰骶部

体位：患者取俯卧位，术者立于患者身旁。

操作：术者一手置于患者腰部下方，另一手置于腰部上方；术者应注意关节活动度是否对称；在功能障碍节段施以直接或间接手法；手法力量柔和，持续 20 ～ 60 秒或持续至触及治疗部位组织放松，注意手指不要在皮肤表面滑动。

4. 适应证 同软组织技术，该技术作用深度较软组织技术更浅。

5. 禁忌证 同软组织技术。

6. 注意事项 术者要按照逐层触诊的原则来检查患者，触诊压力大小以只达到皮肤及浅筋膜等组织为宜，触诊压力要比软组织技术轻。在患者的皮肤上进行手法操作时，始终要使患者的皮肤随同术者的手一起移动，而不能让手在皮上滑动。

（五）摆位放松术

1. 概述 摆位放松术认为功能障碍是由于持续不当的姿势造成，这种异常姿势往往是与正常姿势相反的位置。该技术通过特定方向摆位，达到缓解疼痛的治疗效果。主要适用于关节、筋膜的亚急性和慢性躯体功能障碍。

2. 基本操作程序

（1）找到功能障碍节段对应的压痛点，对痛点进行评估；多个痛点同时存在时，找到最痛点并记录为 10 分，进行全程监控。

（2）将患者置于痛点完全消除或至少疼痛程度减少 70% 的体位，保持该体位 90 秒，若最痛点疼痛减轻不显著时需要对摆位进行微调。

（3）缓慢地将患者恢复至初始体位。

（4）再次检查痛点和其他躯体功能障碍，对疼痛程度进行评价。

3. 示例

（1）颈部

部位：颈椎功能障碍，颈椎 $C_{3\sim7}$ 关节突后外侧。

操作：患者取仰卧位，向远离疼痛的方向侧弯和旋转颈椎；术者进行小至中等程度的侧弯和旋转，将患者头和颈椎伸展至功能障碍的节段；在此基础上，术者施以小幅度微调运动，直到痛点完全消失或至少减轻 70%。

（2）腰部

部位：腰部功能障碍，腰椎 $L_{1\sim5}$ 功能障碍节段偏歪棘突、横突的下外侧。

操作：患者取俯卧位，术者立于治疗床侧；将患者大腿 / 髋关节伸展、内收、外旋，使骨盆及下节段脊柱向压痛点侧旋转，导致上节段脊柱向远离疼痛点侧旋转。术者施以小幅度微调运动，直到痛点完全消失或至少减轻 70%。

4. 适应证 关节源性或肌筋膜源性的急性、亚急性和慢性躯体功能障碍。

5. 禁忌证

（1）**绝对禁忌证** ①创伤后组织扭伤或拉伤，改变体位会对患者造成不利影响。②体位严格受限的疾病。③姿势位置不稳定，摆位会引起神经性或血管性损伤。④血管或神经源性综合征，如基底部供血不足或神经纤维瘤等，治疗时所采取的体位可能会使病情进一步恶化。⑤治疗部位伴有椎体融合和活动度丧失的严重脊柱退行性病变。

（2）相对禁忌证　①患者不能自我放松，难以摆放到合适的体位。②不能识别疼痛等级或摆位后对疼痛变化反应迟钝的患者。③不能理解医生指令及问题的患者。④结缔组织病、关节炎、帕金森病等患者，减痛体位反而加剧末梢结缔组织病或关节炎的问题，或者关节僵硬无法活动。

6. 注意事项

（1）找到与功能障碍相关的痛点。

（2）将患者摆放至该痛点能够减轻 70%，甚至完全消除的体位。

（3）维持此体位 90 秒。

（4）整个治疗过程均处于被动摆位状态。

（六）高速低幅技术

1. 概述　高速低幅技术（high velocity low amplitude，HVLA）是一种采用快速的治疗力量，使活动受限关在解剖活动范围内迅速产生很小幅度的位移，以解决一个或多个运动平面内的活动受限。主要适用于治疗各节段的关节活动受限。

2. 基本操作程序

（1）确定需要治疗的功能障碍节段，使患者保持舒适和放松的体位。

（2）当患者放松且不注意时，给予一个快速的冲击推力使受限关节产生很小幅度的位移。

（3）重新评估功能障碍处的情况。

3. 示例

（1）颈部（以 C_5 伸展、右侧弯及右旋转障碍为例）

体位：患者仰卧于治疗床，术者坐于患者头侧。

操作：术者右手食指指腹或掌指关节置于患者 C_6 右侧关节突关节后方，以限制该节段活动，左手支撑患者头部；术者向右侧弯患者头部直到感知 C_5 开始运动，然后轻微屈曲至 C_5 再次产生运动；术者将患者头部左旋至障碍点，注意保持初始的右侧弯姿势；在患者处于完全放松、无抵抗的状态下，术者快速旋转左手及腕关节，在关节突斜面施以向左旋快速推力，使用颈椎向左侧弯和向左旋转；术者右手保持固定姿势，作为防止颈椎移动的支点，重新评估功能障碍节段的关节活动度以判断该操作的疗效。

（2）腰部（以 L_5 中立位，左侧弯及右旋转障碍为例）

体位：患者取右侧卧位，术者立于患者对面。

操作：术者触诊患者 L_5 和 S_1 棘突，同时屈曲患者髋膝关节至 L_5 相对于 S_1 处于中立位，进一步屈曲左腿使之垂于治疗床一侧，但不能触及地面；术者持续触诊 L_5 棘突，头侧手臂从患者腋窝穿过后固定其肩部，患者手臂自然放于胸前；术者尾侧手臂置于髂后上棘及大转子之间，伴随患者的呼吸运动，术者向后旋转其肩部，向前旋转其骨盆，达到最大功能障碍点；若未达到最大受限，可握住患者右手臂向斜前方牵拉，直至感到 L_5、S_1 椎体旋转；在患者放松、无抵抗的状态下，术者右前臂在脊柱切线方向施以快速冲击力，同时患者肩部向头侧移动，骨盆及髂骨朝尾侧移动，使脊柱向右侧弯、向左旋转；术者重新评估功能障碍节段的关节活动度以判断该操作的疗效。

4. 适应证　HVLA 是用来恢复可动关节的活动度，这些关节往往都有部分或全部节段的活动受限。

5. 禁忌证

（1）绝对禁忌证　①关节不稳定、关节僵硬、严重的骨质疏松等病变。②手法治疗部位有肿瘤转移、组织感染、关节置换等。③先天性异常，如融合椎、脊柱畸形等。

（2）相对禁忌证　①治疗部位有轻度到中度的拉伤或扭伤。②轻度骨质疏松症或骨质疏松区域将受到按压、扭转或其他用于复位的外力推冲。③有中度活动受限的骨性关节炎部位。④某些关节过度活动状态。

6. 注意事项

（1）定位，确定要治疗的节段。

（2）控制范围，使患者感到舒适和放松。在患者放松而无抵抗时，在治疗区域施加一个快速推力，使关节在全活动范围内做最小的运动。

（七）肌肉能量技术

1. 概述　肌肉能量技术是一种整骨诊疗技术，要求患者从一个被精准控制的位置向着一个特定的方向对抗治疗者给予的明显的反作用力。该方法通过肌肉的反复收缩来促进淋巴和静脉循环，从而减少水肿、充血和炎症，是应用已知的生理学原理作为主要治疗手段的整骨治疗技术之一。

2. 基本操作程序

（1）术者使骨、关节或者肌肉在运动的 X-Y-Z 轴上达到限制性障碍的最初阻力点。在其中一个水平面上保持稍微放松会更有效。

（2）术者指导患者在特定的方向上收缩特定的肌肉，以对抗术者的反作用力，维持约5秒，随后放松1～2秒。

（3）术者慢慢将患者重新放置到新的限制性障碍的最初阻力点。

（4）重复以上步骤3～7次，直至达到最大限度的改善，并视操作部位及患者耐受程度而定。

（5）术者再次评估患处，以确定该技术的有效性。

3. 示例　等长收缩后放松（以颈部斜方肌痉挛为例）。

体位：患者仰卧于治疗床，术者坐于患者头侧。

操作：术者轻轻屈曲患者颈部至触及限制性障碍边缘；指导患者伸展或向后弯曲颈部与头部，同时施以相同的反作用力；等长收缩持续约5秒，嘱患者停止并放松；待患者完全放松后，术者可轻轻屈曲其颈部至触及新的限制性障碍。重复以上方法3～5次，或直至颈部活动得到最大程度的改善。按同样的顺序重复上述步骤，左右屈曲、旋转。对患侧颈部的运动进行再评估，以判定技术的疗效。

4. 适应证

（1）肌筋膜引起的躯体功能障碍，尤其是松解肌张力亢进的肌肉、拉长缩短的肌肉，或拉伸和改善纤维或肌肉的弹性。

（2）关节引起的躯体功能障碍，松解活动受限的关节以提高活动范围。

5. 禁忌证

（1）绝对禁忌证　①骨折、错位或治疗部位中重度关节不稳定。②患者不配合或无法理解技术指令等。

（2）相对禁忌证　①中度至重度肌肉劳损。②根据术者判断，在治疗过程中存在肌腱断裂危险的严重骨质疏松患者。

6. 注意事项

根据患者的表现，肌肉能量技术的使用类型众多。此外，收缩的性质及长度在不同患者之间和解剖区域之间有所不同，肌肉形态也各异，因此它们对等长收缩的反应可能不同。目标为放松、抑制肌肉时，通常等长收缩发挥 20% 的最大肌力；为激活肌肉可在引导运动时超过患者力量（离心收缩）或小于等于患者力量（向心收缩）；如目标是放松挛缩组织，可采用快速的离心收缩。

除以上技术，整骨疗法还有协调位放松技术、内脏技术、淋巴技术、颅骨整骨手法等治疗技术。

三、物理因子治疗

（一）电疗法

电疗法（electrotherapy）是应用各种电流治疗疾病的方法。根据所采用电流的不同频率，电疗法可分为直流电、低频电疗法（0 ～ 1000 Hz）、中频电疗法（1000 ～ 100000 Hz）和高频电疗法（大于 100000 Hz）。

1. 直流电疗法与直流电药物离子导入疗法　应用直流电治疗疾病的方法称为直流电疗法（galvanization）。借助直流电将药物离子导入人体以治疗疾病的方法，称为直流电药物离子导入疗法（electrophoresis）。

（1）治疗作用　①直流电的治疗作用：在直流电的电场作用下，人体组织液中的带电粒子（无机盐离子、胶体粒子）发生迁移，产生了电离、电解、电泳和电渗等理化现象，这是直流电发挥生理作用及治疗作用的生物物理学基础。其治疗作用包括：镇痛，抑制慢性炎症，软化瘢痕，松解粘连，促进组织再生和修复，促进静脉血栓机化、退缩，使血管重开放，促进骨生长、加速骨折愈合，通过反射作用调节相应的组织、器官功能。②直流电药物离子导入疗法的治疗作用：直流电药物离子导入疗法兼有直流电与药物的双重治疗作用。药物离子在皮下 1 cm 以内的深度形成"离子堆"，可在局部存留数小时至数天，于局部产生治疗作用。同时，导入的药物也可随血液、淋巴液进入远隔部位产生作用，或通过刺激神经末梢产生作用。

（2）临床应用　①适应证：神经炎、神经痛、高血压病、自主神经功能紊乱、关节炎、术后粘连、慢性溃疡、血栓性静脉炎、瘢痕、慢性结肠炎、过敏性鼻窦炎、慢性咽喉炎、慢性盆腔炎等。②禁忌证：恶性肿瘤、高热、昏迷、出血倾向、心力衰竭、孕妇下腹部、急性化脓性炎症、急性湿疹、局部皮肤破损、局部有金属异物、植入心脏起搏器及直流电过敏者。

2. 经皮神经电刺激疗法　经皮神经电刺激疗法（transcutaneous electrical nerve stimulation，TENS）是将频率 1 ～ 150 Hz、波宽 2 ～ 500 μs 的低频脉冲电流经过皮肤输入人体，用于治疗急慢性疼痛的方法。

（1）治疗作用　镇痛是 TENS 的主要治疗作用。此外，TENS 还可改善周围血液循环，改善心肌血供，缓解心绞痛，促进骨折愈合，加速溃疡愈合。

（2）临床应用　①适应证：各种急慢性疼痛、骨折后骨连接不良、脊髓损伤、肩手综合征等。②禁忌证：植入心脏起搏器者，颈动脉窦区、孕妇的下腹和腰骶部。

3. 神经肌肉电刺激疗法　应用低频脉冲电流刺激神经或肌肉以促进运动功能恢复的方法，称为神经肌肉电刺激疗法（neuromuscular electrical stimulation，NMES），又称电体操疗法。

（1）治疗作用　改善血液循环和营养代谢，延缓病变肌肉的萎缩，防止肌肉纤维化和挛缩，预防肩关节半脱位和足下垂；并促进神经再生，恢复神经传导功能，提高平滑肌张力。

（2）临床应用　①适应证：下运动神经元病损引起的弛缓性瘫痪，肌无力、运动性肌疲劳、废用性肌萎缩、习惯性便秘等。②禁忌证：上运动神经元病的痉挛性瘫痪、肿瘤、植入心脏起搏器者，以及具有出血倾向、急性化脓、局部有开放性伤口、急性湿疹者。

4. 功能性电刺激疗法　应用低频脉冲电流刺激已丧失功能的器官或肢体，以产生的即时效应来代替或矫正器官或肢体功能的方法，称为功能性电刺激（functional electrical stimulation，FES）疗法。

（1）治疗作用　上运动神经元发生病损时，下运动神经元完好，通路存在，并具有应激功能，但失去了来自上运动神经元的运动信号，不能产生正常的随意肌肉收缩。此时进行特定的低频电刺激，可以产生相应的肌肉收缩，以补偿所丧失的肢体运动，同时也刺激了传入神经，有助于肢体功能的重建及患者心理状态的改善。

（2）临床应用　①适应证：脑卒中、脊髓损伤及脑瘫后的下肢、上肢运动功能障碍，马尾或脊髓损伤后的排尿功能障碍、脊柱侧弯等。②禁忌证：植入心脏起搏器者，以及恶性肿瘤、下运动神经元受损、神经应激性不正常、意识不清、关节挛缩畸形者。

5. 等幅中频电疗法　应用频率为 1000 ～ 20000 Hz 的等幅正弦电流治疗疾病的方法称为等幅中频电疗法。由于这种电流处于音频段，因此又有音频电疗法之称。

（1）治疗作用　具有镇痛、消炎、加速浸润吸收，促进神经血管功能恢复的作用，也可消散硬结、软化瘢痕、松解粘连。

（2）临床应用　①适应证：皮肤瘢痕、注射后硬结、术后粘连、神经痛、术后肠麻痹、肩关节周围炎、慢性盆腔炎、带状疱疹后神经痛、慢性咽喉炎、关节炎、血肿机化、硬皮病、肌纤维组织炎硬结、神经炎、神经痛等。②禁忌证：恶性肿瘤、急性炎症、高热、活动性肺结核、植入心脏起搏器者，以及具有出血倾向人群和孕妇下腹部。

6. 调制中频电疗法　调制中频电流是一种由低频电流调制的中频电流，中频电流的幅度和频率随着低频电流的变化而变化，应用这种电流治疗疾病的方法称为调制中频电疗法（modulated medium frequency electrotherapy）。

（1）治疗作用　调制中频电流具有低频电与中频电两种电的特点和治疗作用，皮肤阻抗低，无电解作用，对皮肤无刺激，人体易于接受，不易产生适应性。其主要治疗作用包括：①镇痛。②促进局部组织血液循环及炎症吸收。③锻炼肌肉，提高平滑肌张力。④作用于神经节与神经节段，可产生反射作用，调节自主神经功能。

（2）临床应用　①适应证：颈椎病、腰椎间盘突出症、骨关节退行性病变、软组织扭挫伤、肩关节周围炎、腰背肌筋膜炎、周围神经病损、神经痛、胃下垂、肌萎缩、习惯性便秘、尿潴留、术后肠麻痹、术后粘连、瘢痕、风湿或类风湿关节炎等。②禁忌证：同等幅中频电疗法。

7. 干扰电疗法　干扰电疗法（interferential electrotherapy）又称为交叉电流疗法，包括静态干扰电疗法（传统干扰电疗法）、动态干扰电疗法和立体动态干扰电疗法三种。将两路频率分别为 4000Hz 与 4000±100Hz 的正弦交流电交叉作用于人体，在电力线交叉部位形成干扰场，产生差频为 0 ～ 100Hz 的"内生"低频调制中频电流，利用这种干扰电流治疗疾病的方法，称为静态干扰电疗法（传统干扰电疗法）。将这两路电流用三角波调制后交叉作用于人体进行治疗的方法，称为动态干扰电疗法。将三路频率为 5000Hz 的交流电以一定差频交叉作用于人体进行治疗的方法，称为立体动态干扰电疗法。

（1）治疗作用　由于干扰电场在人体内部产生低频调制中频电流，这种电流克服了低频电流不能深入组织内部的缺陷，又兼有低频电与中频电的特点。其治疗作用包括：①促进局部血液循环，加快对渗出和水肿的吸收。②良好的镇痛作用。③对骨骼肌及平滑肌有较强的刺激作用。

④调节内脏功能。⑤改善上肢或下肢的神经血管功能。⑥加速骨折愈合。

（2）临床应用　①适应证：坐骨神经痛、肩关节周围炎、关节炎、颈椎病、扭挫伤、肌筋膜炎、术后肠粘连、术后肠麻痹、废用性肌萎缩、骨折延迟愈合、胃下垂、习惯性便秘、尿潴留、压迫性及张力性尿失禁等。②禁忌证：同等幅中频电疗法。

8. 短波与超短波疗法　短波的波长范围为 100～10 m，频率范围为 3～30 MHz。利用短波电流所产生的高频电磁场治疗疾病的方法称为短波疗法（short wave therapy）。超短波的波长范围为 10～1 m，频率范围为 30～300 MHz，利用超短波电场治疗疾病的方法称为超短波疗法（ultrashort wave therapy）。短波疗法与超短波疗法都属于高频电疗法。

（1）治疗作用　①以热效应为主的作用：短波与超短波作用于人体时可引起明显的温热效应，但超短波作用深度深于短波，可达深部肌肉和骨骼。其主要治疗作用：改善局部血液循环、加速水肿的消散，镇痛，促进炎症的吸收和消散，降低肌肉张力、缓解痉挛，促进组织生长修复，调节神经功能及内分泌腺、内脏器官的功能。大剂量时所产生的高热有抑制和杀灭肿瘤细胞的作用，并有与放疗、化疗协同治疗肿瘤的作用。②以非热效应为主的作用：采用小剂量或脉冲式输出治疗时，可产生非热效应，用于治疗急性炎症。

（2）治疗剂量　短波与超短波疗法的治疗剂量按照患者治疗时的温热感觉程度划分，可分为 4 级：①无热量（Ⅰ级剂量）：无温热感。②微热量（Ⅱ级剂量）：有微弱的温热感。③温热量（Ⅲ级剂量）：有明显的温热感。④热量（Ⅳ级剂量）：有强烈热感。

（3）临床应用　①适应证：短波疗法主要适用于炎症和伤病的亚急性期和慢性期，超短波疗法主要适用于炎症和伤病的急性期和亚急性期。高热疗法与放疗、化疗配合适用于皮肤癌、乳癌、淋巴结转移癌、恶性淋巴瘤、膀胱癌、宫颈癌、直肠癌、肺癌等恶性肿瘤治疗。②禁忌证：高热、昏迷、活动性肺结核、妊娠、活动性出血、心肺功能衰竭、戴有心脏起搏者，以及小儿骨骺部和体内装有金属物者。恶性肿瘤患者禁用Ⅰ～Ⅲ级剂量。

9. 微波疗法　应用微波治疗疾病的方法称为微波疗法（microwave therapy）。微波按波长可分为 3 个波段：分米波（波长 10 cm～1 m，频率 300～3000 MHz），厘米波（波长 1～10 cm，频率 3000～30000 MHz），毫米波（波长 1～10 mm，频率 30000～300000 MHz）。

（1）治疗作用　分米波疗法与厘米波疗法的治疗作用相似，但分米波作用深度较厘米波深，可深达肌肉，而厘米波只达皮肤、皮下组织及浅层肌肉。两者均具有较明显的温热效应，可加强局部血液循环、改善组织营养、镇痛、消散亚急性和慢性炎症、加速组织再生修复、缓解肌肉痉挛、调节神经功能。大剂量时所产生的高热有抑制或杀灭肿瘤细胞的作用。此外，小剂量分米波与厘米波还具有非热效应，如影响神经的兴奋性、增强免疫系统的功能等。毫米波作用于机体时极易被水分吸收，作用深度仅达表皮层，具有促进血液循环、改善组织血供、利于增强组织营养、加速炎症产物和水肿的消散、加速伤口及骨痂愈合、增强免疫功能、抑制肿瘤细胞、镇痛等作用。

（2）临床应用　①适应证：主要用于亚急性、慢性炎症与伤病，如软组织损伤、肌纤维组织炎、关节炎、肩关节周围炎、颈椎病、腰椎间盘突出症、坐骨神经痛、伤口溃疡、炎性浸润等。分米波、厘米波高热疗法与放疗、化疗联合应用，可治疗皮肤癌、乳腺癌、恶性淋巴瘤、宫颈癌、直肠癌等恶性肿瘤。②禁忌证：同短波与超短波疗法禁忌证，并禁用于眼部、阴囊部及小儿骨骺部。

（二）光疗法

应用人工光源或日光的辐射能作用于人体治疗疾病的方法称为光疗法（light therapy）。

1. 红外线疗法　应用红外线治疗疾病的方法称为红外线疗法（infrared therapy）。红外线是不可见光，波长范围 760 nm ～ 1000 μm，长波红外线（波长 1.5 ～ 1000 μm），短波红外线（波长 760 nm ～ 1.5 μm）。

（1）治疗作用　红外线辐射于人体时主要产生温热效应。长波红外线达到表皮的浅层，短波红外线可达皮下组织。红外线具有改善组织血液循环、消炎、消肿、镇痛、缓解痉挛等作用。

（2）临床应用　①适应证：软组织扭挫伤恢复期、关节炎、神经炎、神经痛、伤口愈合不良、冻伤、压疮、肌痉挛、关节纤维性挛缩、烧伤初期（渗出期）等。②禁忌证：急性软组织损伤早期（24 小时内）、恶性肿瘤、高热、急性化脓性炎症、活动性结核、感觉缺失、神志不清者及具有出血倾向者。

2. 紫外线疗法　应用人工紫外线治疗疾病的方法称为紫外线疗法（ultraviolet therapy）。紫外线分为三段：波长 320 ～ 400 nm 的为长波紫外线（UVA），280 ～ 320 nm 的为中波紫外线（UVB），180 ～ 280 nm 的为短波紫外线（UVC）。紫外线照射人体皮肤主要产生光化学效应，故又有光化学射线之称。一定剂量的紫外线照射皮肤后，可出现皮肤红斑，红斑持续数天后出现色素沉着，并有脱屑。

（1）治疗作用　有杀菌、消散炎症、镇痛、脱敏、加速伤口愈合、促进维生素 D 形成、调节机体免疫功能、光敏作用等。

（2）治疗剂量　紫外线的照射剂量以"生物剂量（BD）"表示，一个生物剂量是指紫外线灯在一定距离内垂直照射皮肤引起最弱红斑（阈红斑）所需的照射时间，即最小红斑量（MED）。故生物剂量的单位是以照射时间的长短计算。不同人体、疾病的不同阶段对紫外线的敏感度不同，故治疗前应先进行生物剂量的测定，一般照射后 6 ～ 8 小时观察皮肤反应，确定阈红斑量。紫外线治疗的剂量按照照射野皮肤红斑反应的强度分为五级，0 级（亚红斑量）、Ⅰ 级（弱红斑量）、Ⅱ 级（中红斑量）、Ⅲ 级（强红斑量）、Ⅳ 级（超强红斑量）。

（3）临床应用　①适应证：适用于佝偻病、骨软化症、急性支气管炎、支气管哮喘、过敏症、局部化脓性感染、伤口感染或愈合不良、疖、痈、窦道、口腔溃疡，外耳道、咽、鼻等部位的急慢性炎症，风湿性关节炎、银屑病、白癜风等。②禁忌证：红斑狼疮，恶性肿瘤，心、肝、肾衰竭，活动性肺结核，急性湿疹，日光性皮炎，光敏性疾病，应用光敏药物（光敏治疗时除外）者，以及具有出血倾向者禁用。

3. 激光疗法　激光是受激辐射放大的人工光。应用激光治疗疾病的方法，称为激光疗法（laser therapy）。

（1）治疗作用　低强度激光主要为生物刺激作用，具有改善血液循环、镇痛、提高免疫功能、促进组织修复、降低血脂的作用。高强度激光对组织作用时产生高热效应，可使组织止血、黏着、切割、分离。光敏治疗时可用于对肿瘤的定位诊断和损伤杀灭肿瘤细胞。

（2）临床应用　①适应证：低强度激光如氦氖激光治疗局部炎症、伤口愈合不良、口腔溃疡、神经炎、神经痛、变态反应性鼻炎、带状疱疹、纤维肌痛综合征、关节炎、支气管炎、支气管哮喘等。高强度激光治疗皮肤赘生物、宫颈糜烂，胃肠、支气管或膀胱内肿物的手术切割、止血等。②禁忌证：恶性肿瘤、结核、活动性出血、高热者禁用。

（三）超声波疗法

超声波是频率高于 20000 Hz 的机械振动波。利用超声波治疗疾病的方法称为超声波疗法（ultrasound therapy）。

1. 治疗作用 超声波的机械振动作用于人体，可引起细胞按摩作用、温热效应及多种理化效应，具有较好的镇痛、解痉，促进水肿消散，促进骨痂生长愈合，松解粘连，软化瘢痕，增强胃肠分泌功能和蠕动功能，改善心肌供血等作用。

2. 临床应用

（1）适应证 神经痛、增生性骨关节病、肩关节周围炎、软组织扭挫伤、骨折后愈合不良、注射后硬结、瘢痕增生、冠心病、神经性皮炎、慢性胃炎、鼻窦炎、脑出血、脑外伤及其后遗症等。

（2）禁忌证 恶性肿瘤、急性炎症、活动性肺结核、高热、心力衰竭、具有出血倾向者，以及孕妇腹部、眼、睾丸区、儿童骨骺部、静脉血栓区、皮肤破溃区。

（四）传导热疗法

将加热后的热介质直接作用于人体以治疗疾病的方法称为传导热疗法。

1. 传导热对人体的影响

（1）对皮肤的作用 加快皮肤血液循环量，促进皮肤伤口愈合，改善皮肤功能。

（2）对肌肉的作用 缓解肌肉痉挛。

（3）对心血管的作用 受热后心跳加快、心率增加、心肌收缩力增强、血压上升。若持久受热，则会使心率增加而心肌收缩力降低，甚至心脏扩大，发生心力衰竭。血管受热扩张可改善局部血液循环。

（4）对神经系统的作用 短时间可使神经系统兴奋性提高，但长时间则起抑制作用。

2. 常用传导热疗法 常用的传导热疗法有石蜡疗法、泥疗法、砂疗法、蒸汽疗法，以及化学热袋疗法、电热疗法和传统中药热熨、炒盐、酒醋疗法等。

（1）石蜡疗法 以加热后熔解的石蜡作为导热体来治疗疾病的方法称为石蜡疗法（paraffin therapy）。医用石蜡在常温下为白色半透明固体，熔点 50～60 ℃，热容量大，导热系数小，加热后能吸收大量热量，冷却凝固时放热缓慢，临床常用蜡饼法，蜡液厚度 2 cm，温度 40～45 ℃；此外，石蜡冷却过程中体积会逐渐缩小 10%～20%，可产生机械压迫作用。石蜡疗法适用于软组织损伤恢复期、类风湿关节炎、肩关节周围炎、腱鞘炎、骨折或关节术后挛缩、瘢痕增生等。恶性肿瘤、高热、急性炎症、感染性皮肤疾病、开放性伤口，以及具有出血倾向者及对蜡过敏者、1 岁以下婴儿等。

（2）湿热敷疗法 利用热和水蒸气直接作用于病变部位以治疗疾病的方法称为湿热敷疗法。常用的湿热敷疗法有湿热袋敷疗法、Kenny 湿敷温热法、湿敷布法等，可用于慢性炎症、粘连、肌痉挛、瘢痕及神经痛等。患部感染和具有开放性伤口、恶性肿瘤、活动性结核、体质极差、有出血倾向者禁用；慎用于局部皮肤感觉障碍者。

（3）蒸汽疗法 利用蒸汽作用于身体来防治疾病的方法称为蒸汽疗法。此法可用于风湿性关节炎、感冒、急性支气管炎、神经衰弱、皮肤瘙痒、慢性盆腔炎、扭挫伤、腰肌劳损、瘢痕等。严重心血管疾病、贫血、活动性肺结核、高热，以及孕妇、月经期者禁用。

（五）冷疗法与冷冻疗法

应用低温治疗疾病的方法称为低温疗法。利用低于体温与周围空气温度，但在 0 ℃以上的低温治疗疾病的方法称为冷疗法（cold therapy）；利用 0 ℃以下的低温治疗疾病的方法称为冷冻疗法（cryotherapy）。

1. 治疗作用

（1）冷可使组织温度下降，毛细血管收缩。一般超过 15 分钟的冷作用可引起继发性血管扩张反应。若冷作用时间过长，则可引起血流淤滞，皮肤发绀。

（2）冷可降低感觉神经末梢的兴奋性和神经传导速度，以减轻疼痛、缓解肌肉痉挛。但瞬间冷刺激可引起骨骼肌收缩。

（3）冷可使组织代谢率降低，耗氧量亦降低，利于急性炎症、水肿的控制。

2. 临床应用

（1）适应证　软组织急性闭合性损伤、热烧伤、高热、中暑、肌肉痉挛、关节炎急性期、软组织感染早期、鼻出血、上消化道出血、蚊虫咬伤早期（24 小时内）等。

（2）禁忌证　血管闭塞性脉管炎、雷诺病、系统性红斑狼疮、高血压病、血红蛋白尿、严重心血管疾病、动脉硬化、严重糖尿病、皮肤感觉障碍、恶病质、对冷过敏者，以及年老、幼儿、体弱等对冷冻不耐受者。

（六）水疗法

利用水的温度、压力、浮力及其所含成分等进行疾病治疗的方法称为水疗法（hydrotherapy）。

1. 治疗作用

（1）水温作用　不感温水浴（33～35 ℃）、温水浴（36～38 ℃）和热水浴（38 ℃以上）可扩张血管、加速血液循环、降低肌张力、缓解痉挛、减轻疼痛。前两者还具有镇静作用，后者有发汗作用。低温水浴（25～32 ℃）与冷水浴（5～25 ℃），冰水浴（0～4 ℃）具有收缩血管、镇痛作用。

（2）机械作用　人体受到水静压的作用可加强呼吸及气体代谢，同时对体表静脉和淋巴管产生压迫，可促进静脉血液及淋巴液回流。身体或肢体浸入水中，利用水的浮力可减轻其重量，有利于肢体的活动和运动训练。缓慢的水流对肌肤具有按摩的作用；高速的水射流则有较强的机械冲击作用。

（3）化学作用　当水中加入药物、某种化学成分或气体时，可对人体的皮肤或呼吸道产生化学刺激作用。

2. 临床应用

（1）适应证　水中运动适用于脑卒中、脊髓损伤、脑瘫、颅脑损伤、周围神经损伤等所致的肢体运动功能障碍者，以及类风湿关节炎、骨关节炎、强直性脊柱炎等。浸浴适用于痉挛性瘫痪、多发性关节炎、肌炎、神经炎、神经官能症等。漩涡浴适用于关节炎、神经痛、肢体瘫痪、雷诺病、周围血管循环障碍等。

（2）禁忌证　传染病，心、肺、肝、肾功能不全者，精神意识紊乱，定向力差，呼吸道感染，严重动脉硬化，恶性肿瘤，出血性疾病，发热，皮肤破溃感染，二便失禁，过度劳累者，以及妇女月经期、妊娠期禁用。

（七）压力疗法

通过对病患部位施加适当的压力以达到治疗目的的方法称为压力疗法（compression therapy）。

1. 治疗作用

（1）将压力施加于肢体，可克服毛细血管内压和组织间胶体渗透压，提高血管及淋巴管外的间质内组织液的静水压，以减少进入组织间质的液体，有利于组织间液向静脉和淋巴管回流，从而减轻或限制组织肿胀。

（2）对瘫痪肢体交替施加压力，可刺激肢体的神经、肌肉，有助于其感觉、运动功能的恢复。

（3）用织物持续包裹加压，可起到保温、隔热，提高组织温度的作用。

（4）外部施加压力可限制组织增生、变形，改善外形。

2. 临床应用

（1）适应证　肢体压力疗法适用于静脉性水肿、淋巴水肿、慢性溃疡、四肢动脉粥样硬化、弛缓性瘫痪合并循环障碍（如肩手综合征）等长期卧床患者。局部压力疗法多用于肥厚性瘢痕、截肢后残端水肿，还可预防烧伤后瘢痕增生。

（2）禁忌证　急性软组织或骨关节感染、急性静脉炎、急性淋巴管炎、血栓形成和血管栓塞早期、严重动脉循环障碍、肺水肿、心力衰竭、恶性肿瘤、骨折未愈合、急性创伤者。

（八）磁疗法

应用磁场作用于机体病变部位或穴位，以治疗疾病的方法称为磁疗法（magnetotherapy）。

1. 治疗作用　磁疗具有镇痛、镇静、消炎、消肿、降压、软化瘢痕、松解粘连、促进骨痂生长等作用。此外，磁疗还可使良性肿瘤缩小或消失。

2. 临床应用

（1）适应证　软组织扭挫伤、类风湿关节炎、肩关节周围炎、肋软骨炎、残肢痛、三叉神经痛、神经炎、喘息性支气管炎、高血压、浅表性毛细血管瘤、注射后硬结、乳腺小叶增生、颈肩腰腿痛、单纯性腹泻、神经衰弱等。

（2）禁忌证　出血或有出血倾向、极度衰弱或过敏体质、高热、皮肤溃疡、恶性肿瘤、体内有心脏起搏器者，以及孕妇腹部。

（九）生物反馈疗法

生物反馈疗法（biofeedback therapy，BFT）是将大脑意识不到的肌电、皮温、血压、心率、脑电等体内活动变化，借助专门电子仪器，转变为能被识别的视、听信号，根据这种信号的提示和反馈来训练患者控制自身不随意的功能，以达到康复训练和调节生理功能及治疗某些疾病目的的治疗方法。

1. 肌电生物反馈　是将所采集到的肌电信号放大，以声或光等形式反馈给患者，患者根据反馈信号操纵肌肉活动，从而控制肌肉兴奋或松弛的治疗方法。①肌肉松弛性反馈训练可用于治疗因精神紧张、焦虑导致的紧张性头痛、支气管哮喘等。②肌肉兴奋性反馈训练可用于骨骼肌力量低下，如不完全性脊髓损伤、偏瘫弛缓阶段、周围神经损伤及废用性肌萎缩等，达到增强肌力的目的。

2. 手指温度生物反馈　是将温度传感器所采集的示指或中指指腹的皮肤温度信息，以数字、灯光与声音等形式呈现给患者，并训练患者根据视、听反馈信号，以逐步达到随意调节手指温度升高或降低的治疗方法。此法可用于治疗雷诺病、焦虑和某些神经血管性功能障碍如偏头痛等。

3. 血压生物反馈　是将血压值动态变化转化为声音信号或曲线，通过训练，使患者学会根据声音信号或曲线所显示血压的变化随意调节血压的治疗方法。用于因精神、情绪持续紧张、心理应激等因素所造成的高血压疗效显著。

4. 心率生物反馈　心率的变化是由自主神经控制的。治疗时令患者观察以红、绿、黄三种指示灯的颜色来表示心率快慢的反馈仪上的灯光信号，患者根据指示灯颜色的变化调节心率，经训练最终达到不用反馈仪自主控制和调节心率。此法常用于治疗心房颤动、心动过缓、室性早搏、预激综合征等。

5. 脑电生物反馈　脑电生物反馈常用 α 波和 θ 波作为反馈信息。在治疗训练中，注意声、光等反馈信号的变化，一旦观察到特定的脑电节律，即告知患者，令其认识这种反馈信号特征，并努力寻找出现这种信号时大脑和身体所表现的活动状态，以逐渐诱导产生这种信号。增加 α 波的成分，用于治疗癫痫发作、抑郁症及集中注意力训练等；增加 θ 波的分量，用于治疗神经衰弱、失眠等。

6. 皮肤电生物反馈　皮肤电阻与皮肤血管的舒张、汗腺分泌的关系密切。当精神紧张、交感神经兴奋时，皮肤血管收缩，汗腺分泌增加，皮肤电阻值降低。治疗时，将电极固定在中指和无名指末节指腹，令患者根据反馈仪上的数字及声音等的变化了解交感神经兴奋状态，并找到降低交感神经兴奋性的方法。此法主要用于治疗因交感神经兴奋性增高而引起的各种临床症状。

第二节　作业治疗

一、概述

作业治疗（occupational therapy，OT）是通过系统的活动行为分析，设计有治疗目的的活动，并运用特殊的治疗技巧，或配备、改装辅助器具、生活环境改造等方法，来提高个人自理、工作及休闲活动的能力；帮助他们重新回归到自己的生活环境中，维持或提高其生活质量。作业治疗着重于帮助患者预防、恢复或减少与生活有关的功能障碍及促进最大限度的功能恢复，达到最大限度地恢复躯体、心理和社会方面的适应及功能，增进健康。

二、作业治疗的内容

（一）作业治疗的模式

作业治疗的模式是人 – 环境 – 作业模式，作业表现是人、环境和作业活动动态且不间断地相互联系、相互影响的产物。在不同年龄时期，个体探索、控制、改变自己和环境的能力不同，作业活动的表现也不同。因此，人 – 环境 – 作业模式对分析个人背景情况、环境因素及作业活动的关系和性质，指导临床作业治疗具有重要的意义。

（二）作业活动分析与分类

1. 作业活动分析　是对一项活动的基本组成成分及能够完成该活动所应具备的功能水平的认

识过程，主要包括活动摘要和活动分析方法。活动摘要包括活动简述，有关的设备、用具、需要的空间或环境，活动步骤的时序及完成每一步活动所需要的时间。活动分析方法包括活动行为范畴、活动行为成分、活动行为背景。

（1）活动行为范畴　是每日生活典型部分的宏观分类，包括以下3个方面：

1）日常生活活动能力　是人们为了独立生活而必须进行的作业活动，又分为：①自理性活动，包括进食、穿衣、修饰（包括洗脸、刷牙、刮脸、梳头等）、如厕、洗澡等；②家务活动，包括备餐、清洁、购物、收拾房间、照顾小孩、家庭预算等；③睡眠和休息，包括平时的休息、夜间睡眠、午睡等活动等。

2）工作与生产性活动　是个体作为社会的一员所必须进行的作业活动，包括全职或兼职工作、义工等社会工作等。

3）休闲活动　就是游戏与娱乐活动，包括逛街、散步、跑步、读书、看电视，以及与亲戚朋友、家人等的交际活动等。

（2）活动行为成分　是人类成功地从事活动行为范畴所必需的基本技能。表现在三个方面，即感觉和运动成分、认知成分、心理社会技能与心理成分。

（3）活动行为背景　是影响个人从事活动行为范畴的因素。由个人生活的时空和环境组成，可以对活动的实施产生影响。包括时间、环境和文化三个方面。

2. 作业活动分类　分为：①功能性作业治疗；②心理性作业治疗；③日常生活活动能力作业治疗；④自助具、矫形器的制作与作用；⑤职业前的作业治疗。

三、作业治疗操作技术

（一）治疗处方

作业治疗是循序渐进、从轻到重、从简到繁，根据患者的不同情况，对作业活动进行调整。作业治疗的处方包括项目、目的、方法、强度、持续时间、频率及注意事项等内容，根据治疗目的修订治疗处方。

1. 治疗目标与项目　根据患者的性别、年龄、职业、诊断、身心功能、评定结果、专长、兴趣及生活条件，明确作业治疗的目标，选择作业训练的项目和重点。

2. 治疗剂量　根据患者的适应性与治疗反应，调整作业的强度、实施的频度、训练的力度及完成制定的作业所需时间。

3. 注意事项

（1）强调患者的主动参与性，根据患者的病情、体力、兴趣、生活与工作的需要，因人而异。

（2）参照医院、社区、家庭、环境的条件，设置合理的作业环境。

（3）定期评定患者情况，根据病情的变化及时调整修订治疗处方，提高作业疗效。

（二）运动能力训练

1. 加大关节活动范围的作业训练

（1）手指精细活动作业训练，包括拾珠子、捡豆子、黏土塑形、木刻、打结等。

（2）腕部屈伸、桡偏、尺偏作业训练，包括和泥、和面、翻牌、打乒乓球等。

（3）肘部屈伸作业训练，包括锤钉木板、调和黏土、敲打钉子等。

（4）前臂旋前旋后作业训练，包括拧螺帽、拧龙头、拧铁丝等。

（5）肩肘伸屈作业训练，包括砂纸板打磨木板，锯木、刨木，在台面上推动滚筒，擦拭桌面，在编织架上编织，打篮球、保龄球等。

（6）肩外展内收作业训练，包括编织、画画、拉琴、写大字等。

2. 增强肌力的作业训练

（1）增强上肢肌力的作业训练，包括拉锯、刨木、推摩擦板、推重物等。

（2）增强手部肌力的作业训练，包括捏黏土或橡皮泥、和面、捏饺子、木刻等。

（3）上肢协调作业训练，包括嵌插、编织、缝纫、剪贴等。

（三）日常生活活动训练

日常生活活动是维持一个人的日常生活所必需的基本活动。日常生活活动训练（ADL训练）可分为基础性日常生活活动能力训练（BADL）和工具性日常生活活动能力训练（IADL）两部分。

1. 主要 BADL 训练

（1）**床上活动训练**　是 ADL 中重要的活动训练内容之一，是进行衣、食、住、行等活动的前提和基础。训练的内容包括桥式运动、床上翻身、床上卧位移动、床上坐起、床上坐位到卧位。

（2）**转移训练**　转移活动是指整个身体从一个地方到另一个地方的位置变化，是获得或保持日常生活活动独立性的一个基本活动。转移训练的内容主要包括在床、轮椅、厕所、浴室等之间的转移，在病房、治疗室及家庭环境中都可以进行此项训练。在进行转移训练之前，治疗师应对患者的平衡（静态、动态、坐位、站位）、认知、视空间、体能等功能情况进行评定。

（3）**更衣训练**　完成更衣活动需要综合很多技能，如患者对衣服的部位与身体部位相适应的认知判断能力、平衡协调能力等。当患者的坐位平衡较好时，即可开始穿脱上衣、穿脱裤子、穿脱鞋袜等更衣训练。穿上衣时，一般先穿患侧袖，再穿健侧袖。穿套头衫时用健手帮助提领口，从头上套下；脱时顺序相反。为了便于穿脱，不穿套头衫，上衣不用扣子，改用拉链或尼龙搭扣；裤子不用腰带，改用松紧带；不穿系带鞋，改穿船形鞋，以简化操作。

（4）**进食训练**　进食的过程较为复杂，与体位、姿势、咀嚼、吞咽、体能等因素密切相关。进食前应充分评估者进食的姿势、头的位置和活动范围、视觉范围、上肢活动的范围、餐具的握持和操作、手的活动范围和协调性、口的张开程度等情况，确定适当的进食方法。针对固体、半固体、液体等不同形状的食物进食动作训练。对因上肢关节活动受限，肌力、肌张力异常而不能抓握或动作不协调而不能正常摄食者，要进行上肢功能训练，练习摄食动作，必要时应提供对进食有用的辅助器具。

（5）**个人卫生训练**　个人卫生训练包括修饰（洗脸、刷牙、梳头、修剪指甲等）、洗澡、如厕。可以将毛巾拴在水龙头上，用健手将毛巾冲湿、拧干。可以将牙刷或剃须刀柄加大、加长，或在柄上加一尼龙搭扣圈或 C 形圈，使手掌套入，便于握持使用，可使用长柄或弯柄梳梳头。

2. 部分 IADL 训练

IADL 训练考虑的是人与社会环境之间互动的关系，根据患者的需要，治疗师在提供基本日常生活活动训练的基础上，还可以协助患者进行家务、外出交流等 IADL 训练，使他们选择有意义的生活，达到进一步提升独立生活能力的目的。

（1）**家务训练**　家务活动内容非常丰富，包括洗衣、做饭、购物、清洁卫生、财务管理、照料小孩等。训练前应对患者的家务活动能力进行评定，还需了解其家庭成员组成和环境状况、患者在家庭中担当的角色，据此选择患者和家庭需首要解决的问题。在进行家务训练的过程中，将会涉及移动能力、上肢能在一定范围内活动、手有精细动作能力、足够的体力、基本的智力、交流能力等各方面的能力。

（2）使用交通工具　以搭乘公共汽车为例，在训练的过程中，可先根据当地常用的公交车的台阶高度和宽度的比例，模拟台阶进行训练。在模拟训练完成后，可带领患者进行实际场景的实地训练，完成训练与实际生活的衔接。

（3）购物训练　购物是日常生活活动的组成部分，也是很多患者享受生活乐趣的内容之一。通过购物训练，患者能够提高购买日常生活用品的能力，进一步提高生活的独立性。购物训练可与认知训练相结合，可以分为治疗室模拟训练和实地训练。

（4）使用网络　随着计算机和网络技术的普及，物联网的应用逐渐兴起，在 IADL 训练的许多方面都可以应用到该项技术，比如家务管理智能装置、进出住宅的感应灯、环境控制系统、阿尔茨海默病患者报警系统、交互式活动指导系统等。网络技术的使用可使患者自我满足感增强，沮丧情绪下降。

（四）改善心理情绪的作业训练

1. 转移注意力的作业训练　书法、画画、编织、插花、盆景等。

2. 镇静情绪的作业训练　欣赏音乐、书法、画画、插花、编织等。

3. 增强兴奋的作业训练　观看或参加竞技比赛、游戏等。

（五）增强社会交往的作业训练

1. 集体劳动　打扫庭院、室内卫生等。

2. 集体文娱活动　音乐会、歌咏比赛、文娱晚会，以及看电影、打游戏等。

（六）职业训练

职业训练是指作业治疗师为了最大限度地使患者重返工作而专门设计有目标的个体化治疗程序，以真实的或模拟的工作活动作为手段。为患者设计工作活动，强化训练工作能力，可以是与原工作相近的技能训练，也可以根据个人爱好选择相应的技能训练，如电脑技能培训训练、手工艺技能培训等，在训练中教给患者减轻工作中不适的技巧和自我保护的技巧。

（七）环境改造

环境改造是指对环境适当调整，使环境能够适应残疾人的生活、学习和工作的需要。

1. 门口　使用轮椅者通行的门口不应有门槛、台阶，应为平地或防滑斜坡。门口宽度大于轮椅宽度，一般应在 80 cm 以上。

2. 通道　轮椅的通道一般应为 1.2 m。步行障碍者的通道侧壁应有离地面 0.65～0.85 m 高的扶手。

3. 电梯与楼梯　电梯的深度和宽度至少为 1.5 m，门宽不小于 0.80 m。每级楼梯的高度不应大于 15 cm，深度 30 cm，宽度在 1.2 m 以上，两侧有 0.65～0.85 m 的扶手，梯面要防滑。

4. 坐便器　坐便器的高度应与轮椅高度同高（0.40～0.48 m），一般以膝关节屈曲不超过 90°为宜。用坑式便器时需加用中空的恭凳或如厕专用轮椅，侧墙有扶手。

5. 洗手池　乘坐轮椅者的洗手池底部的高度应允许轮椅放入，以保证乘坐者的大腿可以进入池底，便于伸手用水。装有长柄式的水龙头更易操作。

6. 浴盆　乘坐轮椅者的浴盆沿高度应与轮椅座面的高度相当，浴盆底部与地面应有防滑装置，盆周墙壁有扶手，水龙头为长柄式或使用手持式淋浴喷头。

7. 室内布置　地面应防滑。使用轮椅时不铺地毯，通道宽 1.2 m。乘坐轮椅者的床侧、柜前、桌前应有足够的活动空间，容许轮椅回旋。餐桌或书桌下应能容许轮椅推进，需经常取用的衣物及水龙头、电开关、插座等应放置在患者伸臂或使用自助用具可及的高度。

8. 环境条件　应光线充足、空气新鲜。

以上作业治疗项目由康复医师和作业治疗师根据治疗目标和需要及设备技术的条件进行选择。此外，游戏和文娱、手工艺和园艺也可以作为作业治疗的方法。

四、作业治疗的作用

1. 提高生活自理能力　通过作业训练，学会使用辅助器具，改造生活和工作环境，提高病、伤、残者穿衣、进食、行走、如厕等日常生活活动能力，有利于恢复正常生活和工作。

2. 提高躯体感觉和运动功能　通过功能性作业训练，增强肌力，增大上肢关节活动度，改善手部精细动作和协调性，提高上肢的活动能力。

3. 改善心理状态　作业活动可分散注意力，提高生活兴趣，使精神松弛。通过各种作业活动，调节病、伤、残者的情绪和积极性，作业的成品可增强自我价值感、生活信心，培养重返社会的意识。

第三节　言语治疗与吞咽障碍治疗

一、言语治疗

（一）概述

1. 定义　言语治疗是指通过各种手段对有言语障碍的患者进行针对性的治疗，其目的是最大限度地改善言语功能，使患者重新获得沟通与交流能力。所采用的手段是言语训练，或借助于交流替代设备如交流板、交流手册、手势语等。

2. 适应证与禁忌证

（1）适应证　所有存在言语障碍的患者都可以接受言语治疗。

（2）禁忌证　伴有严重意识障碍、情感障碍、行为障碍、智力障碍、重度痴呆或有精神疾病的患者，以及无训练动机、拒绝接受治疗者、言语治疗难以实施或难以达到预期效果的患者不宜进行治疗。

3. 注意事项

（1）训练项目的选择　①根据言语－语言障碍的类型选择训练项目。②根据障碍的程度及患者的表现选择训练项目。③结合患者的年龄、性别、职业及性格特点选择训练项目。

（2）治疗环境　应尽可能选择安静、避免噪声的独立治疗室，以免影响患者的情绪、分散其注意力。安排舒适稳定的座椅及高度适当的桌子。室内照明、温度、通风等应适宜。

（3）注意观察患者的异常反应　治疗前应了解患者的原发病、并发症和可能出现的意外情况。另外应注意患者的身体状况、疲劳表现，出现异常状况时应及时终止治疗，及时处理异常反应。

（4）增加患者的信任　充分理解患者、尊重患者，帮助患者正确认识自身障碍情况。接治患者时，要认真、耐心，与患者建立充分的信赖关系。

（5）注意心理治疗，增强患者的信心　患者常因功能障碍出现焦虑、抑郁等心理问题，治疗师应注意观察并加以正面引导，避免否定患者的言行。患者只要有细微的进步都应加以鼓励，以提高患者训练的主观能动性。

（6）家庭指导　医院的训练时间有限，对患者家属进行必要指导，使全家配合言语治疗师进行家庭康复治疗有利于患者语言的巩固和应用，可使言语康复取得更好的效果。

（二）失语症的言语治疗

1. 治疗目标　通常可根据波士顿失语严重程度分级标准确定患者的治疗目标（表4–1）。

表4–1　不同程度失语症治疗目标

程度	严重程度分级	长期目标
轻度	4、5	改善语言功能，力争恢复就业
中度	2、3	充分利用残存功能，在交流上做到基本自如
重度	0、1	利用残存功能和代偿方法，进行简单的日常交流

2. 治疗时机　患者意识清楚、病情稳定、能够耐受集中训练30分钟左右即可开始进行言语训练。训练前应做语言评估，根据患者失语的类型及程度给予针对性的训练。失语症患者发病后的3～6个月是言语功能恢复的高峰期，但临床发现发病后2～3年的失语症患者，只要坚持系统、强化言语治疗，仍然会有不同程度的改善。

3. 治疗方法　失语症的治疗方法主要分为两大类：一类是以改善语言功能为目的，包括Schuell刺激法、阻断去除法、旋律语调治疗法；另一类是以改善日常生活交流能力为目的，包括交流效果促进法、代偿手段训练。

（1）Schuell刺激法　以对损害的语言系统应用较强的、控制下的听觉刺激为基础，最大限度地促进失语症患者语言功能的再建和恢复。包括6个原则：①利用较强的听觉刺激。②适当的语言刺激。③多途径的语言刺激。④反复利用感觉刺激。⑤刺激应引出反应。⑥正确反应需强化，错误反应需矫正。

（2）阻断去除法　在刺激受损严重的功能区之前，先刺激受损相对较轻的功能区，可使受损相对较重的部分易于发生反应。通常将未受阻断的语言形式作为前刺激，引出有语义关联的另一语言形式的正确反应。如患者口语表达损伤较重，训练时可先通过"书写"来去除"表达"受到的阻滞。

（3）旋律语调治疗法（melodic intonation therapy，MIT）　是用音乐素材协助失语症治疗的一种形式，适用于右脑韵律功能完好的患者。目的是促进患者自主流利地说话。操作步骤主要是：①治疗师与患者一同唱歌，并使患者能逐渐通过唱歌来回答简单的提问。②逐渐从有旋律的歌唱过渡到语音语调接近"吟诵"的方式。③最终过渡到正常说话的语调。

（4）交流效果促进法（promoting aphasics communication effectiveness，PACE）　适用于经过刺激治疗后已有语言功能改善，需进一步促进交流能力提高的患者。主要是利用接近实际交流的方式，使治疗师与患者之间进行双向信息传递，以获得实际交流的技能。主要原则包括：①交换新的未知的信息。②自由选择交流手段。③平等分担会话责任。④根据信息传递的成功程度进行反馈。

（5）代偿手段训练 ①姿势语言训练：主要包括手势、点头、摇头等，最终目的是使患者能通过自主动作来表达相应需求。②交流板／交流册应用：适用于有严重交流障碍，但文字及图画认知能力相对较好的患者。交流板／交流册的内容可根据患者需要和交流环境设计，内容可包括患者姓名、住址、电话、亲属联系电话、日常物品与动作等。③计算机辅助系统：应用高科技辅助代偿仪器来实现患者的沟通交流功能。

（6）小组治疗 可为失语患者宣泄情感和学习处理心理冲突提供支持气氛，增进个人之间的了解，改善患者的观察能力，提高现实生活中交流沟通功能，并且帮助成员适应离院后的社会情绪，减少孤独感，增加自我意识。

（7）中医传统治疗方法 ①手法治疗：一指禅推或按揉廉泉、承浆、地仓、颊车、百会、哑门、风池、风府、翳风等穴位。②针刺治疗：局部取穴为主，可选用金津、玉液刺络放血法、上下廉泉通窍法、地仓颊车透刺法等。

4. 失语症对症治疗 针对失语症患者听理解、口语表达、阅读理解和书写障碍情况，以及严重程度选取相应的训练项目（表4-2）。

表4-2 不同程度失语症的针对性训练项目

言语模块	障碍程度	训练项目
听理解	重度	词音、图画、词匹配、是非反应
	中度	听短句做是非回答、执行口头指令
	轻度	在中度的基础上，增加句子、文章的长度和难度
口语	重度	复述（音节、字词、系列语）、命名（日常物品与动作）、读字词
	中度	复述（短文）、读句子或短文、命名、情景画描述
	轻度	事件描述、日常交流
阅读	重度	字词与图画或动作匹配
	中度	执行简单文字指令、读短文回答问题
	轻度	执行复杂的文字指令、读文章回答问题
书写	重度	临摹、抄写、听写（日常物品）
	中度	听写（单词、短文）、说明
	轻度	听写（长文章）、日记、信件

（三）构音障碍治疗

1. 治疗原则

（1）针对言语表现进行治疗 重点是针对异常的言语表现进行治疗。言语的发生受神经和肌肉控制，因此身体姿势、肌张力、肌力和运动协调的异常都会影响言语的质量。治疗应从纠正异常状态开始，只有这样才能有效促进言语功能改善。

（2）按评定结果选择治疗顺序 通常按呼吸、喉、腭和腭咽区、舌体、舌尖、唇、下颌运动顺序逐个进行训练。构音器官评定所发现的异常部位应作为构音运动训练的出发点。多个部位的运动障碍要从有利于言语产生的角度考虑，选择几个部位同时开始。构音运动改善后，可以开始构音训练。对于轻中度患者，应以主动训练为主；对于重度患者，应以手法辅助治疗、使用交流辅助系统为主。

（3）选择合适的治疗方法和强度　恰当的治疗方法不仅可改善言语功能，也有助于提高训练欲望。原则上，治疗的次数和时间越多越好，但要根据患者的具体情况进行调整，避免过度疲劳。一般情况下，每次治疗30分钟为宜。

2. 训练方法

（1）放松训练　①颈喉部推拿：对喉部进行推拿，使喉部位置下降，喉内肌群获得较大程度的放松。②颈部放松训练：头部直立，随重力分别向前、后、左、右倾倒，在运动达到最大限度的位置停留10秒，再缓慢回到直立位。

（2）呼吸训练　通过不同的体位让患者体验呼吸中"呼"和"吸"的过程，帮助患者建立正确、自然、舒适的生理腹式呼吸方式。先以仰卧位让患者通过触觉感知调整为腹式呼吸，再过渡到侧卧位、坐位、站位，让患者最终将腹式呼吸变为习惯。

（3）口部运动治疗　包括下颌、唇、舌的训练，应遵循先增强感知觉，再改善肌张力和肌力，再做针对性治疗的策略。下颌运动训练包括下颌开闭运动、下颌运动转换（前伸、后缩、侧方运动）。唇运动包括展唇、圆唇、闭唇、唇齿接触和圆展交替运动。舌运动包括前伸、后缩、侧方运动、舌尖上抬、舌根上抬。

（4）构音运动治疗　包括单一运动模式和转换运动模式。单一运动模式治疗旨在提高构音过程中下颌、唇、舌位置的准确性，对应单韵母的构音运动训练。转换运动模式旨在提高两种构音运动模式之间的过渡和切换能力，如"/ ɑi /"。

（5）构音语音训练　根据韵母或声母异常情况，先进行错误分析和发音认识，再通过诱导训练发出正确的音，并通过大量训练材料巩固发音，最后增加音节，过渡到字、词、句、短文、会话。

（6）克服鼻音化训练　鼻音化构音是由于软腭运动减弱、腭咽部不能适当闭合而将非鼻音发成鼻音，这种情况会明显降低音的清晰度，使对方难以理解。可采用引导气流通过口腔的方法进行训练，如吹蜡烛、吹喇叭、吹哨子等；也可采用"推撑"方法，让患者两手掌放在桌面上向下推，在用力的同时发"啊"音，促进腭肌收缩和上抬；另外，发舌根音"卡"也可加强软腭肌力，促进腭咽闭合。

（7）韵律训练　许多构音障碍患者的言语缺乏语调和重音变化，表现为音调单一、音量单一和节律异常，因此，可借助乐器训练患者的音调和音量；借助节拍器训练患者的节律。

（8）言语改良训练　①增加音量：要求患者大声说，通常可掩盖鼻音共鸣过重情形。较大音量还可提高言语清晰度，使听者更容易理解说话内容。治疗主要通过向患者示范适宜的音量程度，同时可给予视觉反馈。②降低言语速率：降低言语速率能提高言语清晰度，减轻鼻音过重现象。治疗师用手指或手轻拍来设定适宜的言语速率，让患者跟着节拍说字或音节。③言语时做出较大的张口姿势：张口姿势可提高患者对鼻音化言语的感知。可让患者对着镜子，维持夸张下颌动作，朗读句子。

（9）代偿手段训练　①手势语：包括手、头及四肢的动作。训练可从常用的手势开始，例如用点头、摇头表示是或不是。②画图：适用于严重言语障碍但具备一定绘画能力的患者。③交流板或交流手册：将日常生活中的活动以常用的字、图片或照片表示出来，患者通过指出交流板上 /交流手册中的字或图片来表明自己的意图。④辅助交流装置：包括发音器、电脑说话器、环境控制系统等。

二、吞咽障碍治疗

（一）治疗目的

吞咽障碍的治疗目的主要是恢复或提高患者的吞咽功能，改善身体的营养状况；改善因不能经口进食所产生的心理恐惧与抑郁；增加进食的安全性，减少食物误咽、误吸入肺的概率，减少吸入性肺炎等并发症的发生概率。

（二）治疗方法

治疗可分为间接训练、直接训练、代偿训练和其他治疗。间接训练是指患者不进食，通过其他动作的训练，提高与吞咽有关的神经肌肉的控制能力。直接训练是指通过改善患者的进食姿势或体位、调整食物性状、借助工具技巧等一系列方法，直接做特定吞咽动作，改善患者吞咽的生理病理状况。

1. 间接训练　常用的方法包括口部运动治疗、冷刺激、呼吸训练、构音训练、咳嗽训练、声门上吞咽训练、促进吞咽反射训练和中医治疗方法。

（1）口部运动治疗　①下颌运动训练：可促进咀嚼功能。张口困难者，可对痉挛肌肉进行冷刺激或轻柔按摩，使咬肌放松，让患者尽量张口，通过主动被动运动体会下颌的开闭，然后松弛下颌向两侧运动训练。②唇运动训练：嘱患者发"乌"和"衣"音，交替鼓腮、脸颊的吸入。体验吸吮手指的感觉直到中度力量，此法有助于改善食物或水从口中漏出。让患者面对镜子进行口唇紧闭的训练。其他训练包括口唇凸出与旁拉、嘴角上翘呈微笑状、抗阻鼓腮等。③舌的运动训练：促进对食团的控制及向咽部输送的能力。被动训练时，用纱布裹住患者舌头，并用手指控制舌，做前后左右方向的牵拉运动。主动运动时，患者可主动伸舌、后缩舌、舔左右口角、舔上下唇、向软腭方向卷起以训练舌的灵活性；用压舌板抵抗舌根部，使患者做抵抗运动，训练舌根抬高等。

（2）冰刺激　能有效强化吞咽反射。方法是将冰冻棉棒蘸少许水，轻轻刺激软腭、腭弓、舌根和咽后壁，然后嘱患者做吞咽动作。也可利用"漱口"的方法，用冰水 3 mL 以上漱口，持续5 秒以上。

（3）呼吸训练　包括以下几种方式：①腹式呼吸，能强化咳嗽力量，有助于除去残留在咽部的食物；缩唇呼吸，通过延长呼气时间，调节呼吸节奏趋于平稳，吸气与呼气的比率 1：2。②强化声门闭锁，不仅可以训练声门的闭锁功能，强化软腭肌力，而且有助于去除残留在咽部的食物。③采用呼吸训练器，如三球式的呼吸训练器或吹气分级训练，有助于增强患者呼吸的耐力及治疗的趣味性。

（4）构音器官训练　通过构音训练可以改善吞咽有关器官的功能。声带内收训练需要屏气从而使声门闭合，防止食物进入气管。

（5）咳嗽有效性训练　适用于咳嗽无力的患者。强化咳嗽有利于排出吸入或误吸的食物，促进喉部闭锁。患者深吸一口气，治疗师一手按压患者天突穴（胸骨上窝正中），一手按压腹部，让患者快速用力咳嗽。

（6）Shaker's 训练法　此法有助于增强食道上环咽肌开放的力量，从而增加上括约肌的开放程度，减少咽腔食团内的压力，使食团通过上括约肌入口时阻力较小。具体的训练方法是患者平卧在地板或床上，肩不离地（床）面，头部离床看自己的脚保持 1 分钟，然后头放松回到原位，保持 1 分钟。

（7）**环咽肌球囊扩张术** 是治疗食道狭窄的常用治疗方法。病人咽部麻醉后，按常规将涂润滑剂的 14 或 16 号带球囊的导尿管从口腔或鼻腔插入，在内镜检视下通过狭窄部位，气囊内逐步增加冰纯净水（4 mL、5 mL、6 mL、7 mL、8 mL、10 mL），通过外接压力泵控制气囊压力（5～15 psi），根据患者耐受情况持续扩张 5～30 秒，放气后休息 2 分钟，再重复操作，直至拉出注水球囊时阻力明显降低。本技术有助于缓解环咽肌失弛缓，咽喉部感知减弱等吞咽问题。

（8）**中医康复疗法** 包括针刺、穴位推拿、中药离子穴位透入、穴位贴敷等方法。

2. 直接训练 又称摄食训练，主要包括饮食器具的选用、进食体位、食团入口位置、食团性质（大小、结构、温度和味道等）和进食环境等。

（1）**饮食器具的选用** 如果液体在口腔内传送困难，可以使用吸管。如果舌运动障碍而不能将食团传送到口咽部，可用勺子或注射器直接将食物放到口腔后部。

（2）**进食体位** 可根据患者吞咽障碍情况选择最适合患者的体位。一般认为，进食最佳体位为坐位或半卧位，采取躯干与地面呈 45° 以上角度最安全。对口腔运送食团困难的患者，建议吞咽时采用仰头吞咽姿势；对有咽期起始迟缓的患者，应采用低头吞咽姿势；对单侧咽部麻痹的患者，最佳体位是头前倾并转向麻痹侧。对单侧口部和咽部都有困难的患者，建议头倾向健侧吞咽。

（3）**食团性质的选择** 可根据吞咽困难的程度和阶段，本着先易后难的原则来选择食物形态。容易吞咽的食物特征是密度均匀、有适当黏性、不易松散，通过咽和食道时容易变形且不在黏膜上残留。对声门闭合不全的患者，稠的食物较为安全。对于咽期有过多食物残留或者环咽肌开启有问题的患者，稀的食物较易吞咽。每次给患者的喂食量要适中，常从小量（1～4 mL）开始，逐步增加至患者可用口含住、咀嚼、形成食团、推送到舌根、并一口完成吞咽的食量。一般每餐进食的时间控制在 45 分钟左右为宜。

（4）**进食环境** 保持环境整洁，尽量避免在吵闹、杂乱的环境中进食。如果病人吞咽困难、病情较严重，则需在进餐环境中提供吸引器和具备急救知识的医护人员在场。

（5）**特定的吞咽方法** ①空吞咽：每次吞咽食物后，再反复做几次空吞咽，等食团全部咽下再进食。②交互吞咽：让患者交替吞咽固体食物和流食，或每次吞咽后饮少许（1～2 mL）水。③点头样吞咽：颈部后仰时会厌谷变窄，可挤出滞留食物，随后低头并做吞咽动作。④声门上吞咽：也称屏气吞咽，要求患者在吞咽前和吞咽过程中自主屏住呼吸，然后关闭真声带进行空吞咽，吞咽后立即咳嗽。⑤超声门上吞咽：将声门上吞咽与用力按压桌子或双手交叉用力结合起来。⑥门德尔松法：通过吞咽时自主延长并加强喉上举和前置运动来增强环咽肌打开程度。

3. 代偿训练 可用改变食物通过的渠道使吞咽变得安全，如鼻饲饮食、胃肠造瘘技术等，适用于各类吞咽障碍患者，包括身体虚弱、有认知障碍的患者。

4. 其他治疗 使用药物缓解某些吞咽困难的症状。对于口咽分泌物过多的患者，可采用抗胆碱能药物抑制口咽分泌。对环咽肌失弛缓或痉挛造成的吞咽困难，可采用导管球囊扩张技术或注射肉毒杆菌毒素 A 型。对于管饲饮食也出现误吸的患者可采用手术方法。

（三）注意事项

1. 康复治疗重在早期开始，持之以恒 在早期康复疗效尚不明显时，仍应当鼓励患者继续坚持康复。同时保持和患者家属沟通，由家属帮助患者进行家庭康复训练。

2. 培养患者良好的进食习惯 进食最好定时、定量。能坐起来进食就不要躺着；能在餐桌上进食就不要在床边。

3. 有以下情况的患者暂时不宜经口进食 ①处于昏迷状态或意识尚未清醒者。②对外界的刺激迟钝、认知严重障碍者。③吞咽反射、咳嗽反射消失或明显减弱者。④处理唾液的能力低、不断流涎、口部功能严重受损者。

第四节 心理与认知康复

康复不仅要促使病残的躯体功能方面康复，还应重视心理、认知及行为方面的康复。临床上病残者的心理变化将明显影响其康复过程，也常改变病残的结果。

一、心理康复

心理康复是对病残者的心理问题进行干预，以提高病残者的心理健康水平，促使病残者恢复身体功能、克服障碍，用乐观、健康的心态面对生活并积极参与社会活动。心理治疗是在病残康复过程中，应用心理学的原则和方法，对病残者的心理、情绪、认知、行为、人际交流存在的障碍，采用言语和非言语方式的各种治疗方法和技术进行治疗。在这个过程中，治疗者运用心理学的方法，促使病残者的心理、情绪、认知、行为、人际交流及躯体功能发生积极变化，从而达到缓解和消除康复对象焦虑、恐惧、抑郁等症状表现，改变在康复训练中的抵触情绪和非适应性行为，促进病残者的全面康复。

（一）病残者心理适应理论

病残适应理论按照从内在到外在的连续过程进行划分，强调内在认知事件的理论，称为精神理论；强调个体外在事件的理论，称为社会理论或行为理论；将内在方面（即心理）与外在方面（即社会和环境）的因素融合到一起的理论，称为整合理论。

在此理论形成之前，大多数人认为，与病残相关的痛苦主要是病残所致，据此认为去除或改善病残就可能减轻痛苦，但在实际发现去除病残后，一些人仍然能力丧失。此后，人们逐步认识到患者躯体和社会的障碍与其适应性有重要的关系，结果就产生了"病残角色"和"病残行为"的社会学概念理论，这些理论加强了在社会水平上对病残者适应性的理解。

（二）病残者心理适应模式

1. 分阶段模式 分阶段模式认为，人们经历生活剧变后会按照可预言的、有顺序的情感反应过程发展。即始于震惊，终于某种形式接受，通常分为心理休克期、冲突期及重新适应期三个阶段。但病残后心理反应及适应过程中还存在明显的个体差异：如病残初期反应除了震惊和麻木外，有的也表现出表面上的冷静和镇定自若，或恐惧焦虑及歇斯底里的哭喊；病残发生后情感反应并不一定遵循同种方式，不一定通过固定的阶段而最终接受，也不是所有病残者均能进入最后的接受和重新适应阶段。分阶段理论虽尚有不足，但已为人们所接受。

2. 行为模式 行为模式强调外在因素对病残者的重要作用，这种模式对其认知功能强调得不多，主要注重行为。病残者需面临的是必须留在康复环境中，消除病残不适应行为，获得病残适应行为，取得病残适应行为的结果。

3. 心理应对技术模式 心理应对技术模式既强调认知因素也强调行为因素，它建立在危机理论的基础之上。危机理论认为，人们需要社会和心理相平衡的感觉。在外伤事件后会产生危机和失衡状态，此时病残者需要社会心理帮助，以助其在最短的时间内建立平衡，促使其康复。

常用的心理应对技术模式包括：①否定或最小化危机的严重性，将负性情感减少到可控制的水平。②寻找相关知识调节情感痛苦。③需要情感与社会支持，减少影响康复效果的感情状态、建立自信、增强应对处理能力。④了解疾病的相关过程。⑤设定具体的有限目标，可减少挫败感，增加获得有意义能力的可能性。⑥对有可能产生的结果反复训练，如让患者从事一些能减轻焦虑、紧张、恐惧的活动。⑦在整个事件过程中寻找到有意义的总目标或方法。

（三）病残者的心理治疗

无论患何种疾病，当一个人察觉到自己失去健康时，就会产生某种痛苦或不适的感觉，面对疾病，尤其是严重损害机体功能或威胁生命的疾病，任何人都不可能无动于衷，都会产生不同程度的心理反应或精神症状。

1. 初期的心理治疗 包括：①对医疗行为的认识：首先要认识到采取合理的医疗技术和措施能够改善患者的情况，初期患者较容易接受暗示。自然环境与心理环境的稳定和平静与否，对患者的影响很大。处理时应以平静、理解、审慎和合作的态度开展工作，还要帮助患者家属也认识到这一点。②替代行为：行为治疗是重建新的替代行为，目的是帮助病残者在病残状态下提高其生活适应能力，追求新的康复目标。例如病残者会由生活自理变为事事求助于人，常常不适应。特别是病残初期，如损伤所致四肢瘫痪的患者，受自卑和消极心理情绪影响，认为运动训练时自己姿势很丑等而不愿接受运动，可直接影响患者肢体功能的康复。如果此时能给患者适当的鼓励，使其克服心理障碍，使病残者得到良好的心理帮助和安慰，并帮助他们学习各种变通行为，以代替沉思、幻想、任性和思想不集中行为，积极开展替代行为训练等，这些均有利于更好地康复。

2. 病残认同过程中的心理治疗 在病残者的下意识中，康复治疗如同惩罚。病残突然发生后，患者不但马上失去了过去维持工作和闲暇时行为的良性强化条件，同时还要接受恶性刺激，如随之发生的疼痛、感觉缺失及功能丧失，为此患者感到非常痛苦。另外，周围的人对患者的各种消极评价也会以不同的方式影响患者。不论是恶性刺激还是以失去良性强化刺激形式出现的惩罚，都可能增加患者从惩罚中逃脱和回避的行为。此后，患者很可能会将病残和与其有关的康复治疗看作惩罚，可能表现出不愿参与康复过程的行为，以及回避自认为是惩罚的各种活动。病残认同过程中的心理治疗，重点应该放在减少康复治疗中不易为患者接受的方面，减少逃避行为造成的不良后果。在这个过程中，首先是建立良好的医患关系，其次要注意以下几个方面：①在康复治疗的开始，医师应强调有效行为，要与治疗师一起鼓励病残者积极主动地用训练性强化代替自然强化。当患者获得较多的功能行为，并重新参加家庭和工作活动时，有效行为训练就容易被患者采用。如果治疗师起不到有效的强化作用，则康复治疗就显得被动。②康复训练开始时，治疗师应将注意力放在康复训练过程中单次训练任务的强度方面，当增加训练内容时要识别和找出哪些是积极的强化刺激，尽可能强化良性刺激，而不至于使治疗成为恶性刺激。通过增加训练任务的内容来增加要完成的训练量。若收到成效，患者则在治疗中既可体会到成功的喜悦，又可以减少病残造成的负性情绪，从而进一步强化效果。③康复中若遇到患者出现退缩或攻击行为时，应设法减弱这种强化刺激。一方面康复人员将患者的日常活动与康复内容结合起来，即可达到更好的康复效果；另一方面还应帮助病残者家属认识配合完成康复计划的重要性，但要注意不要过分地强化家庭的温情，因过于关照可引发患者逃避的行为；另外，过于冷淡也不利于患者重建自信心。

3. 抑郁状态的心理治疗　病残者最常见的心理问题就是抑郁，特别是脑卒中及严重脑损伤后肢体残疾者中至少有 50% 会出现抑郁。抑郁可以被看作一种丧失强化刺激的状态，由于病残的发生带来生活方式的突然改变失去了过去生活中的鼓励因素，其结果是萌生忧伤和抑郁，这在病残初期尤其常见，即使长期住院患者也会出现这种情况。抑郁可以只表现为暂时的情绪低落，也可以表现为有自杀倾向的严重状态。因此，治疗师要与患者之间建立相互理解和信任的关系，详细的解释能使患者了解自己的疾病，以及给家庭、社会、工作带来的影响，找出其深层压力，解决患者的问题。

4. 焦虑状态的心理治疗　严重病残能使患者处于焦虑状态。如偏瘫、截肢或其他影响身体稳定性的疾病能令患者产生明显的害怕摔倒的情绪，慢性阻塞性肺疾病、心脏功能损害的状况下能产生与未来生存有关的焦虑，这些反应会进一步加重功能损害。有关截肢或其他身体外表的改变，能导致一系列社会回避行为，社会和相关的回避行为能伴发认识的改变，从而引发内在的反应，影响患者的自我控制能力。在康复期间，以下几种心理治疗方法能使患者在恐惧环境中得到放松：①认知疗法：焦虑会产生特殊的生理反应，其基础是过度交感唤醒，调节这种唤醒可用脱敏法，通过使用放松技术使患者的焦虑状态得到自我控制。②药物治疗：可短期应用镇静剂。抗抑郁药也有一定的抗焦虑作用，即使患者没有抑郁，也可以应用，但应注意停药有可能引起症状反弹。③交谈治疗：一些患者的焦虑状态常是由医护人员对患者新出现的或令人担心的症状及疾病的自然过程与诊断未给予详细询问和解释引起的。对于这种情况，深刻而富于同情心的交谈是最好的解决方法。

（四）常用方法

1. 支持性心理治疗　通过治疗者对患者的指导、劝解、鼓励、安慰和疏导等方法来支持和协助患者处理问题，使其适应所面对的现实环境，度过心理危机，称为支持性心理治疗。当病残发生后，患者处于焦虑、易怒、恐惧、郁闷和悲观之中，治疗者应倾听患者的陈述，协助患者分析发病及症状迁延的主客观因素，应将患者康复的结局实事求是地告诉患者，并告诉患者从哪些方面努力才能实现其愿望。调动患者的主观能动性，鼓励其通过自己的努力改善功能。

2. 行为疗法　行为问题是脑创伤或其他脑部疾病后的常见问题，包括不适当的行为过多和适当的行为过少。①不适当的行为过多：包括冲动、脾气暴躁、自我中心主义、进攻言语或进攻行为等。②适当的行为过少：表现为淡漠、缺乏动力，在督促和哄骗下才能完成日常生活活动。行为疗法是指帮助患者消除或建立某种行为，从而达到治疗目的。行为主义理论认为，人的心理病态和各种躯体症状都是一种适应不良的或异常的行为，是在以往的生活经历中，通过"学习"过程而固定下来的，同样可以通过"学习"来消除或纠正，治疗者对患者要强化其良好行为，抑制其不良行为。如对患者的良性行为给予物质或精神鼓励，对出现不良行为应及时指出和制止。

3. 社会技能训练法　社会技能一般是指一个人有效地应对日常生活中的需求和挑战的能力。它使一个人保持良好的精神状态，在其所处的社会文化环境中、在与其他人的交往中表现出适当的、健康的行为。其包括处理问题技能、思维技能、人际交往技能、自我定向技能、控制情感及行为技能等五个方面。社会技能训练用于矫正各种行为问题，增进社会适应能力，以训练对象的需求和问题为中心，强调主动性、积极性、参与性和操作性相结合，强调各种心理技能的实用性，强调训练对象对社会技能的掌握程度。

4. 模仿学习法　是利用人类通过模仿学习获得新的行为反应倾向，来帮助某些具有不良行为的人，以适当的反应取代不适当的反应，或帮助某些缺乏某种行为的人学习这种行为。人们的大量行为都是通过模仿而习得的，人的不良行为也常常是通过这一途径而形成的。模仿学习疗法已成为行为疗法中常用的方法之一。运用模仿学习疗法通常采用 3 种方式，即看电影或电视录像、听录音，由治疗师做示范。

5. 贝克认知疗法 美国心理学家贝克（A.T.Beck）认为，人有什么样的情绪及行为是由其认知来决定的。他认为心理障碍不一定都是由神秘的、不可抗拒的力量所产生的；相反，日常生活中的平常事件，如错误的学习，依据片面的或不正确的信息做出的错误推论等也会引起心理障碍。①每日活动计划表：受制于病残者身体和心理的原因，病残者对外界的反应和表现总是显得十分被动。为彻底改变，给病残者指定每日的活动内容，以增加病残者的能动性。② M 和 P 治疗：M 意为掌握、控制（mastery），即感到做某件事的难易程度；P 意为愉快（pleasure），即在做某件事时的愉快程度。通常病残者处于被动消极时，无法体验到愉快，而愉快的体验对病残者来说有助于其改变认知动机。治疗者让病残者按照计划参加活动，在这一过程中新的认知动机会活跃起来，一种完成任务后带来的自信和愉快就会到来。③认知重评：主要用于改变适应不良的认知和态度，然后由治疗者和病残者共同评价。④转化治疗：帮助病残者脱离固有的认知模式，以另一种思维方式来体验和解释与客体的关系。与此同时，通过治疗者的矫正，让病残者树立一种新的模式，应对日常心理问题。⑤角色扮演：治疗者互换角色或扮演其他角色，目的是发现病残者的认知歪曲和找出解决的办法。不同的身份、不同的角色、不同的地位、不同的职业、不同的文化背景等，都有各自不同的认知。在互换角色中，让病残者在扮演中受到另一种认知刺激，引发病残者的思索和改变。

6. 生物反馈疗法 生物反馈疗法是通过现代生理科学仪器，训练患者学习利用反馈信息调整自身的心理、生理活动，使疾病得到治疗和康复。一般情况下，人不能随意控制自己的内脏活动，利用生物反馈治疗仪采集不被患者感知的生理信息，如内脏活动和各种电生理活动，经仪器处理和放大后，输出可为患者感知的视听信号，使患者了解自身的生理活动变化，并逐渐学会有意识地在一定程度上调整和控制，达到康复的目的。

二、认知康复

脑外伤、脑卒中、痴呆、脑肿瘤术后、脑瘫、精神疾患等脑损伤患者临床会出现以知觉、注意、记忆、计算、思维、解决问题及语言等方面为表现的认知障碍。认知康复是针对认知缺陷的患者，为改善和提高其认知功能和日常生活能力而进行的综合管理。

（一）常用认知康复方法

1. 记忆障碍的康复 记忆障碍的康复方法有一般策略和特定策略。一般策略包括恢复记忆法、重新组织记忆法、行为补偿法；特定策略包括改善编码和巩固损伤的策略、改善提取损伤的策略。

2. 注意障碍的康复 注意障碍的康复方法包括促进觉醒策略；提高集中注意、降低分散注意策略；改善持续注意策略。

3. 知觉障碍的康复 知觉障碍的康复包括视觉空间认知障碍康复和失用症的康复。视觉空间认知障碍康复方法是让患者自己画钟面、房屋等，或在市区路线图上画出回家的路线及让患者按要求用火柴、积木、拼板等构成不同图案等；或通过环境、阅读、感觉输入等方法加强忽略侧的刺激及注意力。对结构性失用症患者，可让其临摹平面图或用积木排列立体构造，由易到难，可以给予暗示和提醒；对运动性失用症患者要加强训练，或手把手地教患者，改善后再逐渐减少暗示和提醒，提醒时也应加入复杂的动作；对穿衣失用症患者可用言语指示，并给患者示范，然后在衣服的不同位置做出标记，以引起患者的注意。

（二）改善特殊认知缺陷的治疗

1. 恢复策略　又称为认知矫正策略，是丧失能力的恢复，或丧失能力通过结合未受损或残余功能重组丧失的功能，主要目的是恢复人的能力。鼓励患者更加有效地使用其残存的认知功能，通过认知的代偿机制建立认知活动的新模式，以获得功能的进步。记忆领域这方面的技术发展很快，包括意象法等在内的记忆策略已被广泛应用，PQRST 就是其中之一。这项技术要求患者先预习信息（preview），关于此信息对自己提出问题（questions）、阅读信息（read）、陈述信息（state）、测试结果（test）。这实际上是重复策略的扩展，目的是希望信息编码被加深。PQRST 法比单纯死记硬背的方法要好得多。其他的技术如语义细加工、联想法、视意象、首词或关键词记忆法、编故事等方法均可强化学习水平、提高记忆能力。这些方法彼此存在联系。同一患者可以同时应用不同的方法。

2. 补偿策略　是功能重组或功能替代的方法。①功能重组：增加或改变功能输入、储存或输出。如使用路标、在房门上贴标签、将容易遗忘的物品放在显眼的位置或必经之地，利用其未受损的能力换一种方式来完成活动，目的是让患者能够以不正常的方式来进行正常的活动。②功能替代：代替残损功能的新技巧的训练。教患者学习使用辅助工具，通过外在的代偿机制建立功能活动的新模式，从而获得功能的改善。如失去阅读能力的脑损伤患者，可以通过听"有声书本"来享受读书的乐趣；严重记忆障碍的患者可以通过外部记忆辅助工具，如列表、闹钟、录音磁带、手机等来帮助记忆或提醒他们的日常安排。由于患者仍需要调动残余记忆来操作辅助记忆工具，所以辅助记忆工具在一定程度上说效果也是有限的。

第五节　康复辅助器具

一、概论

伤病导致的功能障碍不仅需要临床治疗和包括物理治疗、作业治疗等在内的康复治疗，部分患者或者伤病的部分阶段还需要康复辅助器具的帮助，如轮椅、手杖、自助具等。如截肢与部分截瘫患者，康复辅助器具对改善其活动和参与有着不可替代的作用。

（一）康复辅助器具的定义

康复辅助器具又称康复辅具，是指用于预防残疾，改善、补偿、替代人体功能和辅助性治疗的产品，包括器具、设备、仪器、技术和软件。康复辅助器具广泛用于病伤残者、老年人等功能障碍者，不仅涉及人的移动、饮食、洗漱、如厕、家务、交流等生活起居的各个方面，同时涵盖人的职业、教育、娱乐和社会生活等领域，有助于最大限度地帮助病伤残者补偿失能、发挥潜能，改善与恢复其独立生活、学习、工作与娱乐等能力，提高生活质量。

（二）临床医生与康复辅助器具

康复辅助器具的使用涉及康复科、神经科、骨科、儿科、耳鼻喉科等多个临床学科与康复工程技术专业，有一定的特殊性。临床医生应在充分了解患者的功能水平、恢复愿望与经济条件的基础上，通过与相关专科与康复工程技术人员的沟通，明确选用康复辅助器具应达成的目标，给出合理的选配建议，通过正确指导患者训练与使用，在患者充分使用与适应的基础上，评估使用效果或提出修改建议，达成康复辅具的选配目标。

（三）康复辅助器具的分类

国际标准化组织将残疾人辅助器具分为 12 类，包括个人医疗辅助器具、技能训练辅助器具、矫正器和假肢、个人生活自理和防护辅助器具、个人移动辅助器具等。2016 年国家民政部颁布的《中国康复辅助器具目录》也参照规定了 12 大类，其中已广泛应用的康复辅助器具主要包括矫形器、假肢、助行器、轮椅、自助器具等。

二、矫形器

矫形器是指装配于人体四肢、躯干等部位，通过力的作用以提供稳定、预防或矫正畸形、补偿功能，治疗骨关节及神经肌肉等伤病的支具、支架、夹板等器械。

（一）矫形器的作用

1. 稳定、支持和保护　通过固定或限制肢体的活动，起到稳定关节、减轻疼痛、促进修复、改善承重与恢复运动功能的作用。

2. 预防和矫正畸形　通过固定病变部位来预防畸形或矫正畸形。

3. 转移负荷　通过将受力转移到其他设计结构，减少或去除肢体承重。

4. 代偿或改进功能　通过提供动力或储能，代偿或改进站立、步行、饮食、穿衣等各种日常生活能力。

（二）矫形器的分类

矫形器根据安装部位分为上肢矫形器、下肢矫形器和脊柱矫形器三大类。

1. 上肢矫形器　主要包括手矫形器（HO）、腕手矫形器（WHO）、肘腕手矫形器（EWHO）、肩肘腕手矫形器（SEWHO）、肩吊带、平衡式前臂矫形器（BFO）。

2. 下肢矫形器　主要包括踝足矫形器（AFO）、膝踝足矫形器（KAFO）、免负荷性下肢矫形器、丹尼斯 – 布朗支架、巴甫力克吊带、蛙形外展矫形器等。

3. 脊柱矫形器　主要包括腰围、胸腰骶矫形器、脊柱侧弯矫形器等。

三、假肢

假肢是为补偿截肢者原有四肢的形态缺损，或代偿截肢造成肢体功能障碍而制作和装配的人工肢体。假肢的最终功能决定于骨科、康复科与康复工程技术人员的合作，受残肢条件、残肢训练、假肢的制作装配、假肢训练等多个环节的影响。近些年来，随着电子、生物工程、脑科学等科技的进步，假肢的功能不断提高，如脑机接口技术带来了上肢与手的假肢功能的飞跃，装配下肢假肢人士的运动能力已经可以与健全人匹敌。假肢的装配需要骨科、康复科与康复工程技术人员的合作，并受到术后残肢的条件、残肢的康复训练、假肢的制作装配、假肢的康复训练等多个环节的影响。

（一）上肢假肢

1. 按截肢部位分类　分为假手指、掌部假肢、离断假肢、前臂假肢、肘离断假肢、上臂假肢、肩离断假肢等。

2. 按功能分类　①功能手：有手的外表和基本功能，动力来自自身关节运动，能实现手的开闭运动。②装饰手：只起到外观补偿及平衡身体作用，没有功能。③工具手：为了从事特定的劳动或日常生活任务而设计制造的，功能单一。

3. 按动力来源分类　分为自身动力源假手与外部动力源假手。

（二）下肢假肢

下肢假肢可以保持双下肢等长，支撑体重和行走。

1. 按截肢部位分类　分为踝部假肢、小腿假肢、膝部假肢、大腿假肢等。

2. 按功能分类　分为常用下肢假肢、作业用下肢假肢、运动专用假肢。

3. 按动力源分类　分为自身动力源与外部动力源。

四、助行器

助行器是指能辅助人体稳定站立和行走的工具，包括拐杖、步行器等。

（一）拐杖

拐杖适用于下肢功能障碍而行动不便者。拐杖又分为手杖、臂杖、腋杖和平台杖。

1. 手杖　为一只手扶持以助行走的工具，有单足手杖和多足手杖两种。其中，单足手杖用木材或铝合金制成，适用于握力好、上肢支撑力强者，如偏瘫患者的健侧、老年人等（图 4-1A）。多足手杖有三足或四足，支承面广且稳定性好，多用于平衡能力欠佳、用单足手杖不够安全的患者（图 4-1B）。

选用手杖，长度很重要。患者站立，肘关节屈曲 30°，腕关节背屈，足小趾前外侧 15 cm 至手腕背伸掌面的距离即为手杖的合适长度。

2. 臂杖　根据臂套的位置可分为前臂支撑型（臂套位于肘关节下方）和肱三头肌支撑型（臂套位于肘关节上方）。前臂杖是以前臂和把手共同承重，在其上端有臂套，中部有杖柄，杖柄和臂套之间的一段向后倾斜，使臂套承受一部分体重。此拐杖可单用也可双用，适用于握力差、前臂较弱但又不必用腋杖者，多为截瘫患者。其优点为轻便、美观，而且用拐时手仍可自由活动；缺点是稳定性不如腋杖（图 4-1C）。

臂杖长度的确定：①前臂支撑型臂杖，杖柄与臂套之间的距离应小于患者前臂的长度，即小于掌心到肘关节的长度，臂套上缘应位于肘关节下方 2.5 cm 的部位，手柄的高度同手杖。②肱三头肌支撑型臂杖，杖柄与臂套之间的距离应大于患者前臂的长度，臂套的下缘一般位于肘关节下方 2.5 cm 的部位，手柄的高度同手杖。

3. 腋杖　可靠稳定，用于截瘫或外伤较严重的患者（图 4-1D）。腋杖包括固定式和可调式两种。

腋杖的长度为身长减去 41 cm，站立时大转子的高度即为把手的位置。测量时患者应着常穿的鞋站立，若患者下肢或上肢有短缩畸形，可让患者穿上鞋或下肢矫形器，在仰卧位将腋杖轻轻贴近腋窝，距小趾前外侧 15 cm 与足底平齐处即为腋杖最适当的长度。

4. 平台杖　有固定带，可将前臂固定在平台式前臂托上，前臂托前方有一把手。平台杖用于手关节损害严重的类风湿关节炎患者或手部有严重外伤、病变不宜负重者，改由前臂负重，把手起掌握方向的作用（图 4-1E、F）。

平台杖的长度，通过取自然站立位，测量肘关节尺骨鹰嘴到平台杖末端的距离确定。

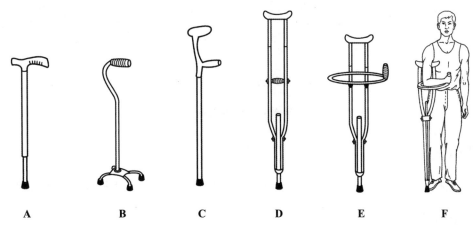

A、B：手杖；C：臂杖；D：腋杖；E、F：平台杖

图 4-1　各种拐杖示意图

（二）步行器

步行器可支持体重、增加支撑面积，便于站立及行走。步行器又分为固定型、交互型、两轮型、平台型、腋窝型和平台杖。

1. 固定型　为框架结构，是最简单的步行器，具有很高的稳定性能，需要抬起助行架前行，主要用于上肢功能健全，下肢平衡能力较差的步行困难者，以及长期卧床需要进行步行训练者。常用来减轻一侧下肢的负荷，如下肢损伤或骨折不允许负重时，此时双手提起两侧扶手，同时向前放于地面代替一足，然后健腿迈上（图 4-2，A）。固定型步行器高度的测量同手杖。

2. 交互型　为框架结构，助行架两边装有铰链，交互式前进。对于上肢肌力较弱的使用者，不需抬起助行架进行前移，而是靠两侧交替推动助行架来实现前移（图 4-2，B）。交互型步行器高度的测量同手杖。

3. 两轮型　前面装有固定脚轮，后面的支脚垫具有一定的摩擦力和防滑性能，具有很好的力向性，但转弯不够方便，使用者可以靠推动助行架前移。适用于下肢肌力低下、慢性关节炎患者、脑血管疾病引起的步行障碍者使用，也可用于长期卧床者的步行训练（图 4-2，C）。两轮型步行器高度的测量同手杖。

4. 平台型　带有前臂支撑平台和两个活动脚轮与两个固定脚轮，其特点是支撑面积大，稳定性能更好，适用于全身肌力低下者、脑血管疾病引起的步行障碍者、慢性关节炎患者及长期卧床者的步行训练等（图 4-2，D）。平台型步行器的高度同平台杖。

5. 腋窝型　由两腋窝支持体重而步行，有四个脚轮，体积最大，用于上肢肌力差者。

6. 老年型　拥有四个轮，容易移动，不用手握操纵，而是将前臂平放于垫圈上前进。此车适用于步行不稳的老年人，但使用时要注意保持身体与地面垂直，否则容易滑倒。

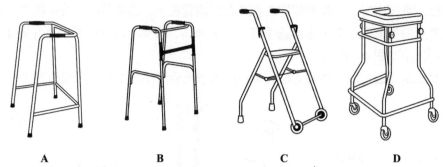

A：固定型步行器；B：交互型步行器；C：两轮型步行器；D：平台型步行器

图 4-2　各种助行架

五、轮椅

轮椅是肢体伤残者广泛使用的重要的代步工具。轮椅的选择涉及不同使用对象和尺寸。

（一）轮椅选择

1. 偏瘫患者　应选择单手驱动的轮椅。椅座侧板可以拆卸的低靠背的轮椅有利于缩短转移时轮椅和床或椅子间的距离。偏瘫侧可加配适合的手托或小腿绑带，还应装配轮椅小桌板以利于患者进食和手功能锻炼。

2. 脊髓损伤患者

（1）截瘫者　宜选择质轻和驱动灵活、侧板可拆卸、轮椅靠背可调整的轮椅，部分患者可根据需要装配脚踝绑带和脚跟环以解决下肢痉挛带来的不稳定问题。

（2）四肢瘫者　功能平面在 C_4 以上的患者宜选择颏控或气控轮椅，四肢瘫患者宜选择高靠背或加装头托、靠背可倾斜式的轮椅，还需要配置防压疮垫。

3. 下肢伤残者　要根据患者的病情选择腿架可调屈膝角度的轮椅。

4. 年老体弱行动不便者　一般只需要使用普通标准轮椅。

5. 脑瘫患儿　根据患儿的年龄、体型选择合适的儿童轮椅。可以考虑配置泡沫垫来维持患儿在轮椅中的正常姿势或减轻痉挛。为儿童选择轮椅时应当考虑到他们生长发育阶段身高、体型的变化。

（二）尺寸选择

1. 座位宽度　坐下时身体两侧各有 2.5 cm 的空隙为合适宽度。

2. 座位长（深）度　坐下时腘窝距离座椅前缘约 6 cm。

3. 座位高度　以坐在轮椅上屈膝 90° 时足底着地为宜。

4. 靠背高度　颈肩控制良好者，靠背上缘低于腋窝 10 cm 为宜。

5. 扶手高度　在屈肘 90° 时，座椅面至前臂下缘的高度，再加 2.5 cm 为宜。

六、自助器具

自助器具是利用患者的现存功能，在无需外界帮助下，凭其自身功能即可独立完成日常生活活动而设计的一类器具。自助器具种类繁多，包括进食类、洗澡用具类、修饰类、穿着类、如厕类、阅读书写类、通信交流类、炊事类、取物类、文娱类及其他自助器具等。

根据患者的情况，选择、设计与制作自助器具应遵循以下原则：①能提高个体在环境中的功能独立性。②能充分调用使用者已有的功能。③能改善使用者的功能，并随功能的改善而做出调整。④自助器具应简单、易学、实用。⑤需美观且易于接受。⑥应有助于使用者融入环境，而不突出其特殊与差异。⑦使用的材料应无害、易清洗、轻便、舒适。

第六节 注射治疗

采取注射的方式将药液注入患者体内用于治疗相关疾病的方法，称为注射治疗（injection treatment），包括临床各科常规进行的肌内注射、静脉注射、皮内注射、皮下注射。康复治疗领域中的注射治疗特指对机体特定部位采用特殊注射技术注射相应药物，注射治疗是整体化疼痛治疗与功能康复的一部分。

一、注射治疗的常用药物

1. 局麻药 局麻药的作用机制是可逆地阻断轴突的钠离子通道，从而阻断周围神经的传导，达到止痛的作用。常用局麻药有：①利多卡因（lidocaine），酰胺类中效局麻药，0.5%～1.0%浓度作用时间30～60分钟，起效快，毒性小。②罗哌卡因（ropivacaine），酰胺类长效局麻药，0.1%～1.0%浓度作用时间2～6小时，对需要镇痛的患者更有利。③布比卡因（bupivacaine），酰胺类长效局麻药，0.25%～0.50%浓度作用时间2～4小时，适用于需要镇痛的患者。

2. 神经溶解药 酒精（alcohol）和苯酚（phenol）是临床上应用最广的神经溶解剂。酒精是一种蛋白凝固剂，注射进体内后可以使组织蛋白凝固坏死，使神经纤维变性坏死。酚是一种神经崩解剂，贴近神经干注射可以使神经鞘或轴索细胞膜变性。两者都导致神经传递速度降低、神经冲动减弱、牵张反射减弱，从而用于治疗肌肉痉挛或过度活跃。

3. 糖皮质激素 糖皮质激素（corticosteroid）注射可消除疼痛与肿胀，机制为减少细胞因子和其他炎症介质的产生、抑制巨噬细胞及多形核白细胞的趋化作用、降低毛细血管渗透性和稳定神经膜并抑制C型神经纤维传递。常用作关节和软组织注射的糖皮质激素包括地塞米松（dexamethasone）、复方倍他米松（compound betamethasone）、曲安奈德（triamcinolone acetonide）、甲基强的松龙（methylprednisolone）。

4. 肉毒毒素 肉毒毒素（botulinum neurotoxin，BoNT）是由厌氧的肉毒梭菌产生的一种细菌外毒素，其主要作用是阻止神经肌肉接头处突触前膜释放乙酰胆碱，阻断神经肌肉接头的传递功能，起到松弛肌肉的作用。同时也可抑制参与痛觉传递的神经递质谷氨酸和P物质及降钙素基因相关肽的释放，因此广泛用于各种肌肉痉挛、肌张力障碍和疼痛。

5. 中草药制剂 具有活血化瘀、疏通经络、补气养血等作用。常用药有复方当归注射液、丹参注射液、川芎嗪注射液、生脉注射液等。常用于穴位或局部注射。

6. 其他 维生素、富血小板血浆（platelet rich plasma，PRP）、透明质酸（Hyaluronicacid，HA）及生物制剂等。注射药物用量用法，应根据药物说明书规定剂量和用法。

二、注射用具

首先确定注射药液的容量、确定合适的剂量及注射部位，选择大小合适的注射器和长度合适的针头。常用1 mL、2 mL、5 mL、10 mL和20 mL注射器，抽关节积液时偶尔用50 mL注射器。因肌腱、韧带注射时阻力较大，需加压注射，可选用1 mL注射器。通常选用能达到病变深度的最细针头。即使是瘦弱的患者，作深部组织穿刺时（如髋关节或坐骨滑囊）也需要用9号牙科针头或更长针头。当用细长腰麻针穿刺时，可用外套管针帮助控制进针方向，针头穿刺到位后连接注射器。当用电刺激或肌电引导注射时选择空心肌电针。

三、定位或引导方法

传统的注射治疗均是根据解剖结构和体表标志，结合医者的经验来进行。其优点是方便、便宜且省时，无须昂贵设备；但缺点是容易有失精准。近年来，随着神经电生理技术及超声影像技术的发展，可视化精准注射得到一定程度的应用与推广。

1. 徒手定位（体表标志定位）　注射者必须熟练掌握注射局部的肌肉骨骼神经解剖和生理功能等。徒手定位法适用于表浅大肌肉或部位，但难以精细区分复杂解剖结构。

2. 电刺激定位　有助于通过运动模式比对识别造成运动功能障碍的责任肌肉。电刺激的优势是可以提供直观的肌肉收缩反应，但也存在因容积传导导致肌肉错误识别的现象。

3. 肌电引导　可检测靶肌肉主动活动时的同步肌电发放情况，既可以判断针尖位置的准确性，也可用于痉挛责任肌肉的判定及确定运动终板集中的区域。其缺点是共同收缩模式可能导致注射到非主要责任肌肉而产生一定的不良反应，患者不能主动收缩时也难以定位责任肌肉。

4. 超声引导　可以提供注射部位及邻近结构的直观影像，引导并证实注射的部位。技术的关键是超声探头方向需与注射针穿刺方向协调配合。

另外，还有X线、CT引导等。不同定位或引导方式各具优势及局限性，根据临床注射需要，多种方式联合运用可以提高注射的精确性。

四、常用注射治疗

（一）局部注射疗法

1. 概述　将一定剂量的药物直接注射于人体的局部病灶或相关组织内以治疗疾病的方法，称为局部注射疗法。关节及关节周围注射治疗是限制关节损害进一步加剧的主要治疗措施之一。

2. 临床应用

（1）皮下或肌内痛性结节、压痛点、激痛点（trigger points，TrPs）注射　用于治疗肌痛、肌劳损、肌痉挛、肌筋膜炎等。

（2）肌腱、韧带、关节囊、关节周围及关节腔内注射　用于治疗关节疼痛粘连、运动功能障碍等。

关节腔内注射（intra-articular injection）通常从关节伸面的某部位选注射点进行，该点滑膜距皮肤最近，且受血管和神经的影响最小。注射方法：先确定注射点，做标记，然后进行局部消毒，戴无菌手套，铺消毒洞巾。先用1%利多卡因行局部麻醉，再选择合适的注射针头穿透皮肤、关节囊和滑膜层平滑地进入关节腔，有落空感即可。在操作过程中应避开骨膜和关节软骨，回抽以确保药物不会注入血管内；如抽出滑液表明针在关节腔内，但通常很少回抽到液体。如果有渗出，应缓慢而平稳地抽出所有液体。如果液体是黄色澄清的，则感染的可能性很小，可将糖皮质激素注入。如果液体混浊，应当做滑液分析，包括细菌培养和药敏试验。如果怀疑有感染，应暂停糖皮质激素关节注射。关节腔内注射可以在超声引导下进行。

3. 注意事项

（1）严格执行知情宣教、查对制度、无菌技术操作原则，对可能出现的注射副反应如晕针、过敏等做好预案。

（2）患有严重肝脏疾病、严重脓毒血症及败血症、肿瘤、结核病、糖尿病、全身免疫力低下的患者，以及正在接受抗凝治疗或患有出血性疾病的患者，不宜进行局部注射治疗。

（3）一般经过 3 次激素注射后，对于效果不明显者，应及时修正诊断和调整治疗方案，同时要严格掌握激素应用的适应证。

（二）神经阻滞

1. 概述　将局麻药直接注射到神经干、神经丛、神经根、交感神经节等神经组织内或附近，达到阻断神经传导功能以诊断和治疗疼痛的方法，称为神经阻滞（nerve block）。常用局部麻醉药联合糖皮质激素治疗神经痛、神经功能障碍等。

2. 临床应用

（1）星状神经节注射（stellate ganglion injection）　注射前建立静脉通道，备好抢救设备和药物。患者平卧，颈下垫一薄枕，在甲状软骨和环状软骨分别进行标记，消毒后用左手中指在甲状软骨水平向下触及第 6 颈椎横突，右手持针在左手中指处垂直进针，直抵第 6 颈椎横突再退回 2 mm，回抽无异常后注入 1% 利多卡因 1 mL 或 0.25% 布比卡因 1 mL。观察患者的反应，如无异常再注入 1% 利多卡因 1 ～ 5 mL 直至注入量达到 10 mL。注射成功的标志：注射 3 分钟内出现同侧霍纳（Horner）征。用于治疗偏头痛、头面部及上肢带状疱疹后神经痛、反射性交感神经营养不良等。

（2）腰神经根注射（lumbar nerve root injection）　如：L_4 神经根注射，通常在 L_4 棘突旁开 2 ～ 3 cm 进针，深达 3 ～ 5 cm 即可触及横突，然后将针向尾端倾斜滑过横突再进针 1.2 ～ 2 cm 即抵达神经根。为了证实针在椎间孔内，也可以注入碘帕醇 1 ～ 2 mL 用 C 型 X 线机拍摄影像。准确无误后可以注入 1% 利多卡因 3 mL（内含曲安奈德 20 mg），移开针尖后再注入 1% 利多卡因 2 mL。用于治疗腰椎间盘突出症及脊椎病引起的根性神经痛。

（3）神经干注射（nerve trunk injection）　神经干注射可以通过电刺激或超声引导定位。根据治疗需要，可以选择局麻药、苯酚或无水酒精等。用于治疗疼痛或痉挛。

3. 注意事项

（1）严格掌握各种神经阻滞适应证、禁忌证及操作常规。神经位置较深或周围解剖复杂，建议选择多种定位方法联合运用，做到精准注射。

（2）神经阻滞的常见并发症有交感神经阻滞后的低血压，局麻药的过量使用或注入血管内产生中枢神经系统中毒，严重可出现心跳呼吸骤停，需做好处置预案。

（三）肉毒毒素注射

1. 概述　BoNT 是人类已知最强力的生物毒素之一，作用机制明确，在选择适当靶组织和适当剂量的条件下，可明显缓解肌肉过度收缩及自主神经功能亢进等相关症状，改善功能，提高生活质量。

2. 注射方法　临床使用前，根据不同注射部位及适应证需求，采用 0.9% 氯化钠溶液进行配制，常用浓度范围为 2.0 ～ 5.0U/0.1 mL，相同剂量 BoNT 的作用效果可能会受到配置浓度的影响。配制过程中应避免剧烈震荡影响毒素效力，配置后 4 小时内使用。影响 BoNT 注射效果的因素很多，其中以靶肌肉或腺体组织的正确识别和精确定位最为重要。相同剂量的 BoNT 注射到靶肌肉的运动终板集中区域时，效力最强。

3. 临床应用

（1）适应证　眼睑痉挛、面肌痉挛、颈部肌张力障碍、抽动障碍、上运动神经元综合征（upper motor neuron syndrome，UMNS）所致肢体痉挛状态、流涎症、多汗症，以及头痛、三叉神经痛、带状疱疹后神经痛等。

（2）禁忌证　重症肌无力、Lambert-Eaton 综合征、运动神经元病及应用某些损害神经肌肉接头的药物如奎宁、氨基糖苷类抗生素等。不主张对孕妇及哺乳期妇女使用。

（3）注意事项　注射 BoNT 前，要确认患者是否适合注射，注射后要有适当观察，以便在发生过敏反应或中毒时及时处理。一般建议重复注射间隔的时间不少于 3 个月。

（四）穴位注射疗法

1. 概述　穴位注射疗法是根据中医理论，采用小剂量中药注射剂或西药注入穴内以治疗疾病的方法。它是在针刺腧穴治疗疾病的基础上，结合药物的药理作用，使针刺与药物对穴位的双重刺激作用有机地结合起来，发挥其综合效能，以提高疗效。用于多种慢性疾病。

2. 方法

（1）选穴处方　根据病情，选择有效主治穴位。选穴须精炼，一般以 2～4 穴为宜。并宜选择肌肉较丰满处的穴位，也可选择阿是穴或检查时触到的呈结节、条索状等阳性反应点。

（2）注射剂量　作小剂量注射时，可用原药物剂量的 1/5～1/2。一般以穴位部位来分，头面部可注射 0.3～0.5 mL，耳穴可注射 0.1 mL，四肢部可注射 1～2 mL，背部可注射 0.5～1 mL，腰臀部可注射 2～5 mL；如用 5%～10% 葡萄糖液，可注入 10～20 mL。

（3）操作　首先使患者取舒适的体位，选取合适的无菌注射器和针头，抽好药液，穴位局部消毒后，操作者利手持注射器，对准穴位（或阳性反应点），快速刺入皮下，然后缓慢进针，"得气"后，回抽无血，即可将药液注入。注入的速度可根据治疗的需要，实热证注入宜速，虚寒证注入宜缓。急症每日 1～2 次，慢性病一般每日或隔日一次，6～10 次为 1 个疗程。

3. 注意事项

（1）颈项、胸背部注射时，切勿过深，以防刺破胸膜，药物也必须控制剂量，注射宜缓慢。必须避开神经干和血管注射，一般药物不能注入关节腔、脊髓腔。

（2）孕妇的下腹、腰骶部和三阴交、合谷等为孕妇禁针穴位，不宜注射。年老体弱者，选穴须少，药液剂量须小。

第七节　传统康复治疗技术

传统康复治疗技术是在中医理论指导下，采用各种方法激发机体自身调节系统、调动人体自然康复能力以促使患者康复，改善病残者身心功能障碍，最终达到提高生活质量、重返社会目标的一系列中医传统治疗方法和技术。常用的方法与技术有针刺、艾灸、拔罐、刮痧、推拿、传统功法训练、中药疗法等。

一、针灸

针灸是在中医基础理论尤其是经络学说的指导下，利用针刺和灸法来达到治疗疾病、促进身心健康和功能康复的方法。

（一）治疗作用

针灸的治疗作用包括调节和改善运动系统的功能、增强心肺系统功能、调节神经系统、调节免疫系统、调节内分泌系统、解痉止痛等。

（二）治疗方法

1. 针刺疗法

（1）体针　是以毫针为针刺工具，通过在人体腧穴及特定部位施以一定的操作方法，以通调营卫气血、调整经络脏腑功能来治疗疾病或改善功能障碍的一种方法。临床上应用范围极为广泛，可用于多种疾病的康复，如慢性阻塞性肺气肿、高血压、糖尿病、偏瘫、面瘫、颈椎病、小儿脑瘫、头痛、腰痛、胃痛、眩晕、失眠、神经衰弱等。

（2）头针　又称头皮针疗法，是根据大脑皮质的功能定位理论，在头皮划分出皮层功能相应的刺激区，在有关刺激区进行持续快速捻针以治疗疾病的方法。主要用于脑源性疾病的康复，如偏瘫、面瘫、小儿脑瘫、失语、眩晕、舞蹈症、震颤麻痹综合征、痴呆等各种神经系统疾病。

（3）水针　又称穴位注射，是将中药或西药注射液注入人体穴位以治疗疾病的方法。水针既有针刺的机械作用，又有药物的药理作用，适用于体表各部位的疼痛，包括神经、肌肉、关节，以及各内脏器官疾病所引起的疼痛，某些炎症和感染及其他原因引起的功能障碍，如面瘫、头痛、胃痛、急性腰扭伤、颈椎病等。

（4）电针　是指针刺得气后，在针柄上通以一定频率和强度的电流以加强刺激，从而达到治疗目的的一种疗法。对急性病可适当加强刺激，对慢性病可作轻而持续时间长的刺激。临床上通常用于偏瘫、三叉神经痛、周围神经损伤、肩关节周围炎及某些疼痛病证的康复治疗。

（5）三棱针　是通过三棱针刺络放血达到通经活络、开窍泄热、消肿止痛目的的一种方法。常用于痛证及实热证，如急性腰扭伤、偏瘫、失语等疾病的康复。

（6）埋针　是以特制的小型针具固定于腧穴的皮内或皮下，进行较长时间埋藏的一种方法。具有调整阴阳、疏通经络、行气活血的作用，可用于某些慢性疾病或顽固性疾病的康复，如面肌痉挛、失眠、慢性胆囊炎、慢性腰肌劳损等。

（7）耳针　是用针或其他方法刺激耳穴来治疗疾病促进康复的一种方法。多用于偏瘫、面瘫、失语、高血压、头痛、眩晕、支气管哮喘、慢性阻塞性肺气肿、糖尿病、慢性胆囊炎等疾病的康复治疗。

此外，还有面针、眼针、鼻针、手针、腕踝针、舌针、足针、腹针、脐针、激光针、微波针等，在康复治疗中均有应用。

2. 灸法　借助灸的热力及药物作用，通过经络传导给人体以温热刺激达到温通经脉、祛风散寒、回阳固脱的作用。灸法分为艾炷灸、艾条灸和温针灸。临床上多用于躯体冷痛、肢体麻木、脘腹隐痛、便溏泄泻等虚寒性疾病的康复治疗。

3. 拔罐法　常以火罐、抽气罐或水罐等为工具，利用酒精棉、纸等物质燃烧或抽气等方法排出罐中空气造成负压，使罐吸附在患部，产生刺激并造成出痧的一种方法。多用于治疗疼痛性疾患及风湿痹痛等，如头痛、颈椎病、肩周炎、急性腰扭伤、类风湿关节炎、偏瘫、面瘫、腰痛等疾病的康复治疗。

（三）针灸疗法在康复医学中的应用

临床康复中通过各种针灸方法可调节机体神经－免疫－内分泌系统、镇定止痛、维持和改善运动系统功能、增强心肺功能、促进代谢，从而改善机体的功能障碍，提高日常生活能力，促使病残患者重返社会。针灸疗法在康复临床广泛应用于肢体运动功能障碍、言语功能障碍、吞咽功能障碍、认知功能障碍、心肺功能障碍、疼痛等。

二、推拿

推拿是在中医基础理论尤其是经络腧穴学说的指导下，通过手、肘或辅助器械等在人体体表一定部位施以各种手法，达到治疗疾病、促进康复目的的一种治疗手法。手法操作要求持久、有力、均匀、柔和、深透。其中"有力"，是指手法必须具有一定的力量，包括基础力和技巧力，这种力量应根据患者的病证、体质、部位等相应情况而决定，过小达不到应有的刺激量，过大易引起疲劳及损伤。具有良好"深透"性的手法不仅可达到很好的疗效，而且操作时，患者会感到非常舒适。

（一）治疗作用

推拿的治疗作用包括促进和改善肢体气血运行、舒筋通络、缓解痉挛、镇静止痛、提升局部温度、促进局部代谢、理筋整复。

（二）治疗方法

1. 成人推拿手法
（1）表层作用手法　包括摩法、抹法、擦法等。
（2）浅层作用手法　包括揉法、推法等。
（3）深层作用手法　包括㨰法、一指禅推法、按法、拿法、拨法、弹拨法等。
（4）运动关节类手法　包括拔伸法、摇法、扳法。

2. 小儿推拿手法　小儿推拿不同于成人推拿，有独特的理论体系和手法体系。根据小儿的生理、病理特点施以适当的推拿手法，常用手法有推法、清法、退法、运法、拿法、揉法、摩法、捏法等。小儿肌肤娇嫩、腠理疏松、形气未充，因此在操作过程中手法要轻柔和缓、均匀持久，切忌用力过大过猛，在推拿的过程中可加用推拿介质，如按摩油、按摩乳等，防止皮肤受损。小儿推拿可用于小儿腹泻、疳积、小儿麻痹后遗症、遗尿、小儿脑瘫、支气管哮喘等。

（三）注意事项

1. 推拿强度　应根据患者的年龄、体质、病证虚实及耐受能力选择合适的推拿方法及强度。一般情况下，推拿手法应先轻柔缓和，再逐渐用力，并持续一段时间后再减轻力度。
2. 禁忌证　虽然推拿的适应证非常广泛，适用于内、外、妇、儿各科，但妊娠期的妇女腹部及腰骶部应慎用，各种传染病、感染性疾病、恶性肿瘤及有出血倾向或血液系统疾病等疾病的患者应禁用。

（四）推拿疗法在康复医学中的应用

在康复医学中，推拿技术对改善患者肢体运动功能、感觉认知功能，提高生活质量与生活自理能力，促进患者自身功能康复。推拿临床应用于肢体运动功能障碍、肢体感觉功能障碍、慢性疼痛、软组织损伤、关节僵硬及其他相关疾病的康复治疗。

三、传统功法训练

传统功法又称为导引，是中华民族在长期与衰老及疾病作斗争的实践过程中，逐渐认识、创造和总结出的自我身心锻炼的方法，是以肢体活动为主，并与意识、呼吸、自我按摩密切结合，以保养身心、防治疾病和改善功能为目的的医疗康复方法。其内容丰富，形式多样，一般可分为静功和动功。训练时要求注重"三调"，即调身、调息、调心，以达到导气令和、引体令柔、松静自然、动静结合、形神统一的目的。

（一）运用原则

传统功法的运用原则包括辨病与辨证相结合、循序渐进与持之以恒相结合、安全与适度相结合、引导与参与相结合。

（二）方法

1. 静功　是一种运用意识，配合呼吸及相对特定的姿势以实现形体放松、呼吸协调、宁心安神的一大类功法。它能够在疾病的康复初期和功能障碍严重期使病人心态平和、经络通畅、气血调和，促进人体各项功能的调节和调控，从而加速康复进程。这类功法对许多慢性疾病和素体虚弱的患者尤为适合。历代的医家及养生家创造并改进了多种静功功法，如放松功、内养功、强壮功等。

2. 动功　是一种主要运用肢体动作，配合呼吸和意念以实现益气活血、调畅气机、强壮筋骨、枢利关节、协调脏腑、促进运动功能的恢复和代偿的一大类功法。它不仅可以在日常生活中作为养生方法，而且对于许多功能障碍，尤其是肢体功能障碍的康复有十分重要的作用和意义。流传至今的众多功法包括太极拳、五禽戏、八段锦、易筋经等。

（1）**太极拳**　是中国传统的运动疗法之一。太极拳的动作有柔和、圆活、连贯、完整的特点。太极拳倡导天人合一，坚持训练可调和脏腑、调畅气机、平衡阴阳、强身健体，还可自我放松、释放压力，对于抑郁、焦虑等慢性病患者可起到心理调适、怡情养性的效果。临床可广泛应用于自主神经功能紊乱症、神经衰弱、高血压、动脉硬化、心绞痛、风湿性关节炎、退行性骨关节病、慢性胃炎、胃肠神经症、便秘、慢性阻塞性肺疾病等的康复，还可以用于平衡功能的改善，如预防老年人跌倒。

（2）**五禽戏**　是一种模仿虎、鹿、熊、猿、鸟五种动物的动作，用以防病治病、延年益寿的医疗体育活动。五禽戏动作主要是效仿虎的威武、鹿的安闲、熊的稳健、猿的机敏、鸟的轻捷，将"五禽"神韵做到形神合一，以达到舒展筋骨、调畅气血、强身健体、延年益寿的目的。通过模仿不同动物的动作及特征，结合意念活动，可疏通经络、强健脏腑，通过肢体关节的屈伸、舒展活动，有助于颈项、肩背、腰腿部病证的康复。经常练习五禽戏，对慢性颈、肩腰腿疾病有显著效果，通过训练还可强壮脏腑，促使慢性疾病康复，如慢性胃炎、便秘、慢性支气管炎、慢性疲劳综合征等。

（3）**八段锦**　是指由八段连续动作组成的强身健体和养生延年的一种功法。"八段"是指其动作共有八节，"锦"有典雅华美之意，八段锦可强身健体、舒筋活络，通过肢体躯干合理的屈伸俯仰，抻筋拔骨，使全身筋脉得以抻拉舒展，起到调和脏腑、行气活血、通经活络、增智强体的作用。循序渐进地练习，有利于各种慢性疾病的康复，如高血压、动脉硬化、心绞痛、风湿性关节炎、骨关节退行性病变、胃肠神经症、便秘、慢性胃炎、慢性阻塞性肺疾病等。

（4）易筋经 "易"是变通、改换之意，"筋"指筋骨、筋膜，"经"则带有指南、法典之意。易筋经就是一种强健筋骨的方法，通过身体充分伸展转动"抻筋拔骨"，激发人体周身气机，利于人体气血通畅、气机升降，有利于疾病与功能康复。通过脊柱的旋转屈伸运动，使督脉和膀胱经背俞穴得以刺激，阳气振奋，脏腑功能协调，抗病能力增强；通过手足的屈伸开合，改善关节活动功能，增强肌肉力量，能够疏利关节，强筋健骨。长期练习可促进颈椎病、肩关节周围炎、腰腿痛、风湿性关节炎、骨关节病、高血压、动脉硬化、心绞痛、消化系统疾病、自主神经功能紊乱症、神经衰弱等疾病的康复。

（三）传统功法训练在康复医学中的应用

传统功法训练又称导引，属于中医运动疗法，十分注意动静结合、形神共养，通过多种形式的身体锻炼，内养精气神、外练筋骨皮，以达调阴阳、行气血、和脏腑、通经络、定神志、激发机体内在潜能促使机体康复的作用。康复临床多应用于情志失调、脏腑失调、肢体功能障碍患者的治疗，并可有效地促进机体代谢，改善身心健康。

四、中药疗法

中药疗法是以中医基础理论为指导，通过辨证论治，运用中药方剂，减轻和消除患者身体和精神情志的功能障碍，促进其身心康复的方法。中药疗法的使用要遵循中医辨证论治的指导原则，做到辨证施药。中药疗法的治疗途径有内治和外治两方面，可根据疾病的性质、部位、药物作用趋向等方面的不同情况，分别采用内服、外治及两者相结合的给药形式。

（一）中药内治

根据中药的性味、归经等理论和方剂的配伍原则，在辨证的基础上，针对康复对象的病证特点，选用相应的方药。常用的内治可归纳为补虚、泻实两种。

1. 补虚 康复患者形神受损、正气不足，采用中药内服方法可达到康复形神功能的效果。补虚剂包括益气、养血、补阳、滋阴类方剂。

2. 泻实 适用于因实证而出现气郁、血瘀、痰阻导致经络气血不通、脏腑功能失调患者的治疗。泻实剂包括行气导滞、活血化瘀、化痰平喘类方剂。

（二）中药外治

药物外治是针对患者的病情辨证论治，选用相应的方药，经过一定的炮制加工后，对患者全身或局部的病位采用敷、贴、熏、洗等不同方法的治疗，使药物经皮肤毛孔吸收进入体内，达到疏通经络、调和气血的治疗作用。

1. 熏蒸疗法 熏蒸疗法是利用中药煎煮后所产生的温热药气熏蒸患者身体，以达到康复治疗作用的方法。本法通过温热和药物的共同作用，起到调和气血、疏经通络、祛风散寒的目的，广泛应用于风湿痹痛、跌打损伤、皮肤疾患等，可利用智能中药熏蒸仪进行熏蒸治疗。

2. 膏药疗法 膏药是将药物特殊加工后形成的一种膏脂状物，涂于布或纸等裱褙材料上，常温下呈固态，35～37℃时溶化，能粘贴于病位皮肤或特定穴位上，起到局部或全身的治疗作用。膏药制法有多种，如软膏、橡皮膏等。所用的膏方大多取用于内治的汤、丸、散方。

3.烫洗疗法 又称药浴疗法，是选配某些中草药制成煎剂，趁热浴洗患部或全身，以达到康复治疗作用的方法。常用的烫洗方有祛风湿止痛类和活血疗伤类。烫洗时，药液温度应控制在40～50℃，以患者能够耐受为最佳，如有不良反应，需立即停止治疗，预防烫伤。治疗部位如有皮肤破损者，不可应用本法。

4.熨敷疗法 将热物在病患部位慢慢地来回移动以熨之为热熨法；将热物贴敷于患处，固定不移为热敷法。常用的熨敷法包括水熨敷、盐熨敷、蚕沙熨敷、葱熨敷、中药热敷法等。

（三）中药疗法在康复医学中的应用

中药疗法是根据中药的性味、功能特性及方剂的配伍组成进行调治，以达到补益虚损，化痰祛瘀，协调脏腑经络功能的目的。康复临床多应用于肢体活动功能障碍、风湿性关节病、慢性疼痛性疾病、脏腑功能失调等。

五、饮食疗法

饮食是人体营养的主要来源，是维持人的生命及其活动的必要条件。饮食疗法又称为药膳，利用食物自身的四气、五味、归经及升降浮沉等特性，根据各人不同的体质或不同的病情，选取有相应保健作用或治疗作用的食物，加工成为具有一定治疗功用的食品，供患者食用以促进身心康复的方法。

（一）运用原则

1.辨证施食 是饮食康复法的根本原则，贯穿整个康复过程中。它以所辨的"证"为前提和依据，按不同"证"的需要分别配制不同的饮食，是中医辨证施治在饮食疗法中的具体应用。

2.辨病施食 是以辨证施食为前提，根据病种的不同而选用不同的饮食。如肝血虚引起的视力减退、夜盲可选用菠菜猪肝汤。

（二）食疗方种类

1.补益正气类 能补益人体气血阴阳之不足，有抗衰益寿的作用，适用于久病体虚、正气亏损者。如补气的糯米大枣莲子粥、人参酒、茯苓酒等；补血的红枣黑木耳汤等。

2.健脾和胃类 能充养后天之本、气血生化之源，适用于脾胃虚弱者。如山药粥、八珍糕等。

3.养心健脑类 有养心安神、健脑益智之效，适用于夜寐不安、健忘等。如桂圆莲子粥、核桃仁粥等。

4.生津止渴类 有清热除烦、滋阴润燥、生津止渴之效，适用于消渴病人的康复。如五汁饮、清蒸茶鲫鱼等。

5.化湿止痛类 有化湿利水、通淋泄浊、祛湿行气止痛之效。如鲤鱼汤、五加皮酒等。

6.行气活血类 有行气活血、化瘀通络之效，适用于心血瘀阻之胸痹、中风后遗症等的康复。如桃红粥、丹参酒等。

7.潜阳息风类 有平肝潜阳息风之效，适用于肝阳上亢者。如菊花粥、鲜芹菜汁等。

8.止咳祛痰平喘类 有宣肺止咳、祛痰、降气平喘之效。如川贝酿梨、枇杷叶粥等。

9.温肾固涩类 有温肾、收敛固涩之效，适用于肾虚失藏、精关不固的康复。如芡实粉粥、山萸肉粥等。

10. 润燥通便类　有润肠通便、消食导滞、开郁除满之效。如菠菜粥等。

【复习思考题】

1. 关节松动技术分为几级，在临床如何应用？

2. 运动处方包含什么内容？

3. 神经发育疗法的原则是什么？

4. 电疗的分类及适应证和禁忌证是什么？

5. 光疗的分类及适应证和禁忌证是什么？

6. 简述作业治疗的定义和特点。

7. 言语治疗的适应证与禁忌证是什么？

8. 拐杖的种类及选择的方法是什么？

9. 步行器的种类有哪些？

10. 常见传统功法有哪几种，各有什么作用？

11. 常见的中医康复治疗方法有哪些？

12. 常见的中药外治法有哪几种？

13. 传统功法训练中的"三调"指的是什么？

扫一扫，查阅本章数字资源，含PPT、音视频、图片等

第一节 脑卒中的康复

一、概述

（一）定义

脑卒中（stroke）又称脑中风或脑血管意外（cerebrovascular accident，CVA），是指急性起病，由于脑局部血液循环障碍所导致的局限性或全脑功能障碍，症状持续时间至少达 24 小时或者引起死亡的临床综合征。我国流行病学资料显示，全国每年新发脑卒中患者约 250 万人，每年死于该病的患者约 160 万人，存活的患者 600 万～ 700 万人，存活者中 70% 以上有不同程度的功能障碍，其中 40% 为重度残疾。其发病率和病死率男性略高于女性，男女比例为（1.1 ～ 1.5）：1。脑卒中属中医学"中风"范畴。

脑卒中的危险因素主要包括高血压、心脏病、糖代谢异常、脂代谢异常、高同型半胱氨酸血症、吸烟、酗酒、肥胖、无症状性颈动脉硬化 / 狭窄、长期口服避孕药、情绪应激等。

（二）分类分期

1. 分类 根据脑的病理改变可分为缺血性脑卒中和出血性脑卒中。前者又称脑梗死（cerebral infarction），包括脑血栓形成、脑栓塞和腔隙性脑梗死；后者包括脑出血（intracerebral hemorrhage，ICH）、蛛网膜下腔出血。

2. 分期 根据病程可分为急性期、恢复期和后遗症期。急性期是指发病后 2 周内；恢复期是指发病后 2 周～ 6 个月；后遗症期是指发病后 6 个月以上。

（三）临床特点

1. 临床表现 根据脑卒中损伤部位、范围、程度和分型的不同，主要表现为局灶性神经功能缺损症状和体征，如偏瘫、偏身感觉障碍、偏盲、失语、构音障碍、吞咽障碍、共济失调、认知功能障碍等，伴或不伴有头痛、呕吐等全脑症状，病情严重时可出现意识障碍，甚至脑疝形成。具体临床表现如下：

（1）意识障碍 包括觉醒度和意识内容的改变。

（2）运动、感觉功能障碍 表现为偏身运动障碍、偏身感觉障碍、偏盲、四肢运动障碍等。

（3）言语功能障碍 表现为失语、构音障碍等。

（4）认知功能障碍 包括记忆力、计算力、注意力、定向力、思维能力障碍，失认等。

（5）情感障碍 包括焦虑、抑郁、焦虑抑郁共病等。

（6）其他功能障碍 包括吞咽障碍、二便障碍等。

2. 辅助检查

（1）CT 扫描 对于急性脑卒中患者，头颅 CT 平扫是最常用的检查，用于鉴别早期脑梗死与脑出血，头颅 CT 平扫对于脑出血的诊断价值高于 MRI。

（2）MRI 脑梗死发病 12 小时内，DWI 可出现高信号。与 CT 相比，MRI 可以更有效地发现脑干、小脑及小病灶梗死。

（3）血管造影和血管成像 包括数字减影血管造影（DSA）、CT 血管造影（CTA）和磁共振血管成像（MRA）等，可以显示脑部大动脉的狭窄、闭塞和其他血管病变。

（4）彩色多普勒超声 对于评估颅内外血管狭窄、闭塞、血管情况或者侧支循环建立的程度有帮助。

（5）血液化验及心电图 血常规、血流变、凝血、肝功能、肾功能、电解质、风湿免疫、甲状腺功能、血糖及血脂等。

（四）康复治疗适应证及禁忌证

1. 适应证 对于脑卒中急性期患者，生命体征稳定后应尽早介入康复治疗。

（1）神志清楚，没有严重精神、行为异常。

（2）生命体征平稳，没有严重并发症、合并症。

（3）发病 1 ～ 2 周，生命体征稳定，症状不再进展。

2. 禁忌证 对需要实施康复治疗的患者，进行检查后有如下情况存在，不宜进行康复治疗：

（1）处于急性期或者亚急性期，病情不稳定。

（2）有明确急性炎症存在，如体温超过 38 ℃，白细胞计数明显升高。

（3）生命体征不平稳，脏器功能失代偿期，如安静状态下脉搏大于 100 次 / 分；血压升高，收缩压高于 180 mmHg 和 / 或舒张压高于 120 mmHg；低血压休克；心力衰竭；严重心律失常；安静时有心绞痛发作等。

（4）有明显精神症状不能合作者。

（5）有出血倾向者。

（6）运动器官损伤未做特殊处理者，关节内或关节周围组织炎症急性期，新近骨折者。

（7）静脉血栓形成后运动有可能使栓子脱落者。

（8）癌症有明显转移倾向者，恶性肿瘤晚期。

（9）剧烈疼痛训练后加重者，身体虚弱难以承受训练者。

二、康复评定

（一）脑损害严重程度评定

1. 格拉斯哥昏迷量表（Glasgow coma scale，GCS） 评分标准为：15 分，正常；13 ～ 14 分，轻度昏迷；9 ～ 12 分，中度昏迷；4 ～ 8 分，重度昏迷；≤ 3 分，脑死亡。

2. 脑卒中临床神经功能缺损程度评分量表 该量表是目前我国用于评定脑卒中临床神经功能

缺损程度最常用的量表之一，其总分为 45 分：0 ～ 15 分，轻度神经功能缺损；16 ～ 30 分，中度神经功能缺损；31 ～ 45 分，重度神经功能缺损。

3. 美国国立卫生研究院卒中量表（NIH stroke scale，NIHSS）　NIHSS 是国际上公认的、最常用的脑卒中评定量表，分值越低说明神经功能损害程度越轻，分值越高说明神经功能损害程度越重。

（二）运动功能评定

1. Brunnstrom 运动功能评定法　Brunnstrom 提出偏瘫恢复 6 阶段理论。

第 I 阶段（迟缓期）：为发病后急性期，数日至 2 周，患侧肢体失去控制，运动功能完全丧失，呈弛缓性瘫痪。

第 II 阶段（痉挛期）：为发病后约 2 周，患肢肌张力增加，联合反应、痉挛和联带运动开始出现。

第 III 阶段（联带运动期）：痉挛进一步加重，患者可随意引起联带运动，联带运动达到高峰。第 II、III 阶段约持续 2 周。

第 IV 阶段（部分分离运动期）：痉挛程度开始减轻，开始脱离联带运动的控制，出现部分分离运动的组合。

第 V 阶段（分离运动期）：痉挛程度明显减轻，运动逐渐失去联带运动的控制，出现难度较大的分离运动的组合。第 IV、V 阶段相当于病后第 5 周到 3 个月。

第 VI 阶段（正常期）：痉挛基本消失，各关节均可完成随意运动，协调性与速度均接近正常。

2. 上田敏评定法　此法是在 Brunnstrom 评定法的基础上，将 6 个阶段细分为 12 个阶段。Brunnstrom I、II、III、IV、V、VI 期分别相当于上田敏的 0、（1，2）、（3，4，5，6）、（7，8）、（9，10，11）、12 级。所以，此法与 Brunnstrom 评定法在本质上是相同的。

3. Fugl-Meyer 评定法　此评定法由四部分组成：运动、感觉、平衡、关节活动度及疼痛，总分为 226 分，其中运动占 100 分（上肢 66 分，下肢 34 分），感觉占 24 分，平衡占 14 分，关节活动度及疼痛占 88 分。Fugl-Meyer 法是将上下肢、腕和手的运动、感觉、平衡、关节活动度、痛觉等与运动功能恢复密切相关的内容综合起来的一种定量评定方法。

4. 运动评估量表（the motor assessment scale，MAS）　用以评测身体综合运动能力（8 项）和肌张力，前者包括从仰卧位到健侧卧、从仰卧到床边坐、坐位平衡、从坐到站、步行、上肢功能、手的运动、手的精细活动。每项分为 6 个等级，从 1 ～ 6 级分别为 1 ～ 6 分，达不到 1 级为 0 分，8 项总分为 48 分，分值越高表示运动功能越好。肌张力项不列入总分。

5. 改良 Ashworth 分级法　此法是临床上评定痉挛的主要方法，是根据关节被动运动时所感受的阻力来分级评定的方法。

（三）平衡协调功能评定

包括三级平衡检测法、Berg 平衡量表、非平衡性协调试验和平衡性协调试验等。

（四）日常生活活动能力评定

包括 Barthel 指数评定、功能独立性评定和功能活动问卷。

（五）言语功能和吞咽功能评定

包括语言障碍评定、构音障碍评定和吞咽障碍评定。

（六）认知功能评定

1. 简易精神状态量表（MMSE） 是国内外最普及、最常用的痴呆筛查量表，主要用于痴呆的筛查，不能用于痴呆的鉴别诊断。

2. 蒙特利尔认知评估量表（MoCA） 此量表是由 Nasreddine 等根据临床经验并参考简明精神状态量表的认知项目和评分而制定的。

（七）中医证候评定

1. 中经络 包括风痰阻络证、痰热腑实证、肝阳上亢证、阴虚风动证、气虚血瘀证。
2. 中脏腑 包括痰热闭窍证、痰湿蒙蔽证、元气败脱证。

（八）其他功能评定

其他功能障碍的评定还有心理评定、环境评定、生存质量评定等。

三、康复治疗

（一）康复目标

运用一切有效的治疗措施，预防脑卒中后可能发生的残疾和并发症，改善受损功能，提高患者的日常生活能力，促使其回归家庭和社会。

（二）康复的基本原则

1. 选择合适的康复时机。脑卒中患者在生命体征平稳 48 小时后，原发神经功能损害程度无加重或有改善的情况下，可开始介入康复治疗。

2. 康复评定贯穿脑卒中治疗的全过程，包括急性期、恢复早期（亚急性期）、恢复中后期和后遗症期。

3. 康复治疗计划是建立在康复评定的基础上，由康复治疗小组共同制订，并在治疗方案实施过程中逐步加以修正和完善。

4. 康复治疗注意循序渐进，要有脑卒中患者的主动参与及其家属的配合，并与日常生活和健康教育相结合。

5. 采用综合康复方案，包括物理治疗、作业疗法、言语治疗、吞咽治疗、认知治疗、心理治疗、中医康复治疗和康复工程等。

6. 常规的药物治疗和必要的手术治疗。

（三）物理治疗

1. 运动疗法 ①上肢和手功能训练：在急性期，以保持患侧肢体正常的关节活动度、预防关节挛缩和僵硬、防止肌肉萎缩、促进肌张力的恢复（痉挛情况除外）、使主动运动功能及早出现为主要康复目标，采用被动活动肢体为主的治疗方法。在注重良肢位摆放的同时，活动顺序一般为从近端到远端，活动强度根据患者具体情况而定，一般每日 2～3 次，每次 5 分钟以上，动作应当轻柔缓慢。常用的方法包括 Bobath 技术、Rood 技术、翻身训练、长坐位训练等。在恢复期，运动功能的康复重点是抑制痉挛、原始反射和异常运动模式，增强肌力，促进协调性和精细运动。可运用牵伸技术降低患者的屈肌张力。常用手法为患者取仰卧位，使患侧肩关节稍外展，肘关节伸展，前臂旋后，腕背伸，拇指外展，其余四指伸开，持续牵伸。常用的训练方法还有 Bobath 技术、Brunnstrom 技术等。后遗症期则应综合采用运动再学习训练法、运动控制、Bobath 技术、PNF 技术、关节松动术、肌肉牵伸技术等。②下肢功能训练：急性期以被动活动肢体、维持下肢各关节的活动度、防止关节挛缩和肌肉萎缩为主要康复目标。常用的运动疗法有桥式运动、双下肢交替屈伸运动等。恢复期则主要采用站立平衡训练、患腿负重训练、运动控制训练、姿势稳定性训练、步行功能训练、跟腱牵伸训练、足小趾外展肌的外展牵伸和膝关节控制性训练等。后遗症期则以加强骨盆带和膝关节的运动控制为主，常采用的治疗方法包括 PNF 技术、牵伸技术、关节松动技术等以抑制痉挛、增强下肢协调性，同时增加步态训练的难度，进行实用性步行训练。

2. 物理因子治疗　急性期以预防肌肉萎缩、增加肌力、预防深静脉血栓形成等并发症为目标，常用的方法有神经肌肉电刺激、肌电生物反馈、空气压力波等治疗。恢复期和后遗症期则根据患肢功能和痉挛模式的出现，选择痉挛肌治疗仪、湿热敷、磁疗、微波等治疗。

（四）作业疗法

1. 良肢位摆放　为提高患侧的感觉刺激，多主张患侧卧位，患侧肩关节前屈 90°，将患肩拉出，避免受压和后缩，肩胛骨外旋外展，伸肘、伸腕、伸指、掌心向上，下肢伸髋、稍屈膝、踝中立位，健侧肢体置于舒适位置；仰卧位时，患侧肩胛骨、骨盆、膝关节和踝关节下应垫薄枕，以防肩胛骨后缩、髋关节外旋、膝过伸和足内翻、外翻等，患侧上肢肩关节稍外展，伸肘、伸腕、伸指，掌心向上，患侧下肢屈髋、屈膝、足踩在床面上或者伸髋、伸膝、踝中立位，健侧肢体置于舒适位置；健侧卧位时，患侧上肢抱垫枕，肩关节前屈 90°，伸肘、伸腕、伸指，掌心向下，患侧下肢下垫枕，屈髋、屈膝、踝中立位，患足不悬空，健侧肢体置于舒适位置。应避免半卧位，因该体位的躯干屈曲及下肢伸展姿势直接强化了痉挛模式。

2. 训练原则　急性期时以被动活动为主，要在关节正常活动范围内进行，活动顺序从近端到远端，各方向 2～3 次，动作轻柔、缓慢；活动范围由小到大，逐渐达到全范围活动。此期肩关节往往缺乏自主的随意运动，需要由健手或他人进行诱导，诱发患侧上肢尽早出现分离运动，常用的训练方法包括 Bobath 握手、磨砂板、滚筒等。恢复期是以抑制痉挛、促进分离运动的训练为主，包括上肢和手的运动控制训练，双手协调性训练，手指抓握及精细操作活动等。后遗症期则以强化运动控制和精细活动训练为主，包括上肢和手的提物、下棋、捡豆子、切菜等精细活动。

3. 日常生活能力训练　应根据康复评定结果，尽早进行日常生活能力训练，使患者尽可能实现生活自理，以提高患者生活质量。其训练内容主要有休位转移（床－轮椅转移和轮椅－床转移）、穿脱衣服训练、进食训练、行走、上下楼梯、如厕训练等。

（五）吞咽治疗

吞咽功能障碍包括间接训练、直接训练和物理因子治疗。
1. 间接训练（基础训练）　一般先于摄食训练进行，摄食训练开始后仍可并用基础训练。

①口腔期：常用训练方法包括口部运动治疗、构音训练等。②咽期：常用训练方法包括冰刺激、咳嗽训练、Shaker's 训练法等。③食管期：常用训练方法有球囊扩张术等。

2. 直接训练（摄食训练） 适应证为患者意识清楚、能产生吞咽反射、少量吸入或误咽能通过随意咳嗽咳出，训练包括饮食器具的选用、进食体位、食团入口位置、食团性质和进食环境及呛咳的处理等。

3. 物理因子治疗 可在面颊、颈部进行低频脉冲电疗法、调制中频电疗法、肌电生物反馈疗法等。

（六）言语治疗

失语症常用的治疗方法包括 Schuell 刺激法、交流效果促进法、听理解的训练、阅读理解的训练、口语表达的训练、文字表达的训练及代偿手段训练等。构音障碍常用治疗方法包括放松训练、呼吸训练、口部运动治疗、构音运动治疗、构音语音训练、语速训练及代偿手段训练等。

（七）认知治疗

1. 认知功能障碍 主要包括注意力、记忆、知觉和执行障碍的康复。其中，注意力障碍的康复方法包括改进觉醒、提高集中注意、改善分散注意、改善持续注意和改善加工速度缺陷。记忆障碍的康复方法包括恢复法、重新组织法和行为补偿法。知觉障碍的康复方法主要是纠正失认症、失用症。执行功能障碍的康复方法包括改善启动障碍、改善持续障碍和改善自我调节障碍。

2. 意识障碍 常用治疗包括药物、高压氧、经颅直流电刺激、经颅磁刺激（TMS）技术深部脑刺激（DBS）、脑机接口等。

（八）康复工程

采用生物工程学技术和原理矫正畸形，暂时或永久性地替代某些功能，或者为功能训练提供有利条件。包括踝足矫形器、肩托、助行器、分指板等。

（九）中医康复治疗

1. 针刺

（1）头皮针 根据功能障碍，分别选病灶侧运动区、感觉区、语言区、平衡区、足运感区等相应区域，同时可配合颞三针、智三针、脑三针等。

（2）体针

1）中经络 运动功能障碍者，选取患侧上肢肩髃、曲池、外关、手三里、阳溪、合谷等，患侧下肢风市、伏兔、足三里、丰隆、解溪、阳陵泉、三阴交、太冲、绝骨等。中枢性面瘫者，加地仓、颊车、迎香等；肩痛者，加肩贞、臂臑、外关等；肩手综合征致手肿甚者，可加尺泽、八邪，配合手指三棱针点刺放血等；足内翻或者足下垂，加申脉、丘墟等；言语功能障碍者，选取风池、廉泉透金津、玉液、舌尖点刺出血等；吞咽功能障碍者，选取风府、哑门、完骨、天柱等。痉挛明显时，应谨慎在痉挛肌群穴位针刺。

2）中脏腑 生命体征平稳后，采用醒脑开窍针法为主。主穴：内关、水沟、三阴交。辅穴：极泉、尺泽、委中。闭证者加十二井穴（点刺出血）、太冲、合谷等；脱证者加灸关元、气海、神阙等。

（3）电针 对于肌张力低的患肢，在针刺得气后接通电针仪，选用疏密波，电流刺激强度以患者肌肉微颤、能够耐受为度，每次 20 分钟。

（4）耳针　常选取肾、肝、心、皮质下、脑、脑干、枕、额等部位，以毫针刺入产生酸胀感，留针 40 分钟；也可以用王不留行籽耳穴贴压，贴好后每个部位进行按压，每日按压 3 ～ 4 次，以自觉耳部发热胀痛为度，每 3 天更换一次。

（5）梅花针　循经叩刺三阳经为主，轻中度刺激，以患者能够耐受为度，叩至局部皮肤微红为度。

（6）其他针法　包括磁圆梅针、眼针、脐针、腕踝针、腹针等针法。

2. 推拿　多采用一指禅、点法、擦法、揉法、提法等。

3. 艾灸　根据中医辨证，属气虚者可以艾炷或者艾条灸关元、气海、神阙等。尿便障碍者，可加灸中极、天枢、足三里等。

4. 中药

（1）中脏腑　属痰热闭窍型者，选用羚羊角汤配合安宫牛黄丸鼻饲或者灌服；属痰湿蒙蔽型者，选用涤痰汤合苏合香丸鼻饲或者灌服；属元气败脱型者，可用参附汤鼻饲或者灌服。

（2）中经络　风痰阻络型选用半夏白术天麻汤为主加减；痰热腑实型选用星蒌承气汤为主加减；肝阳上亢型选用天麻钩藤饮为主加减；阴虚风动型选用镇肝熄风汤为主加减；气虚血瘀型选用补阳还五汤为主加减。

（十）并发症的处理

1. 肩手综合征　又称反射性交感神经营养不良，归纳为复杂性区域疼痛综合征 I 型。研究表明，有 12.5% ～ 70% 的脑卒中患者在发病 1 ～ 3 个月后出现肩手综合征。表现为肩痛、关节活动受限、手肿胀和疼痛，严重者可出现手部肌肉萎缩和手指关节挛缩畸形。脑卒中患者应尽可能避免上肢的手部外伤、过度牵拉和长时间垂悬。早期治疗可取得较好疗效，治疗方法包括：

（1）现代康复治疗　上肢康复治疗、体位摆放、佩戴肩带、微波治疗、向心性加压缠绕、冷疗、主动及被动活动患肢、肌肉效贴、交感神经阻滞、类固醇制剂口服或局部注射及手术治疗等。

（2）传统康复治疗　常用针刺治疗取穴多为肩贞、天宗、肩髃、肩前、臂臑、曲池、手三里、外关、养老、后溪、合谷等。外敷治疗常用中药包括伸筋草、透骨草、桑枝、路路通、红花、桂枝、艾叶、川乌、草乌、乳香、没药、地龙等。推拿治疗常用手法有擦法、拿法、点法等。另外，还可选用刺络放血、拔罐、艾灸、穴位贴敷等。

2. 下肢深静脉血栓形成　多发生在脑卒中早期，由于脑卒中患者长期卧床、凝血紊乱、脱水致血液浓缩，加之卧床较久、主被动运动少，患侧下肢主动运动差或下肢下垂时间过长，致使血流速度减慢、血液高凝状态及血管内皮损伤，从而使血小板聚集，形成血栓。其主要临床表现为患侧下肢肿胀、疼痛，局部皮温稍高，肢体颜色异常，红晕、发绀、苍白均可发生。下肢深静脉血栓发生部位越靠上，血栓脱落的机会越大，肺栓塞风险越高。如果血栓脱落引起肺栓塞，则表现为突发气促、胸闷、咯血，高危肺栓塞可引起呼吸困难、急性心衰，甚则危及生命。常用预防方法有卧床时抬高下肢、尽早活动（如在床上移动、起坐、站立、行走）、气压治疗、被动活动下肢、肌肉功能性电刺激、抗凝治疗、口服中药等。

3. 肌肉痉挛、关节挛缩　大多数脑卒中患者在康复过程中都会出现不同程度的肌肉痉挛，其发病机制是由于上运动神经元受损后引起牵张反射亢进所致。而长时间骨骼肌张力增高，肌肉痉挛后使得关节周围软组织短缩、弹性降低出现关节挛缩。

（1）肌肉痉挛　主要表现为患侧上肢屈肌张力增高和下肢伸肌张力增高、肌肉僵硬、腱反射亢进、姿势异常。正确的体位摆放可有效地预防肌肉痉挛的发生。对于已发生肌肉痉挛的患者，康复治疗主要包括 PNF 技术、牵伸技术、关节松动技术、温热疗法、低温疗法、电刺激疗法、肌电生物反馈疗法、局部注射肉毒素、针刺、推拿、中药熏洗、艾灸、药物和手术治疗等。

（2）关节挛缩　以关节僵硬和受累关节不能活动为主要临床表现，常用的治疗方法包括抗痉挛体位和手法的应用、被动活动与主动参与（患肢负重）、矫形器的应用，以及针刺、推拿、艾灸、拔罐、手术治疗等。

4. 骨化性肌炎　一般在发病数月后产生，多好发于髋关节、膝关节、肩关节和肘关节，局部软组织可触及质地较硬的团块，表现为疼痛、关节活动受限，可伴有全身低热等症状。X 线检查可发现关节周围软组织出现界限不清的钙化影。降低局部压力和增加患肢活动是预防骨化性肌炎发生的基本方法。一旦怀疑骨化性肌炎发生，应停止被动活动，主动活动应限制在无痛范围内。骨化后急性期可用药物治疗以抑制其骨化，而对于瘫痪肢体关节挛缩不能再康复训练者可选择手术治疗。早期常用治疗方法包括药物治疗、湿热敷、手法治疗、中药外敷等。

5. 脑卒中后抑郁　30% ～ 60% 的脑卒中患者会出现不同程度的抑郁。临床表现为情绪低落、沉默寡言、失眠、多梦、思维迟钝、运动迟缓，常感疲乏、孤独、绝望、自卑，严重者可有自杀倾向。脑卒中后抑郁应尽早干预，临床常用治疗方法包括心理治疗、音乐疗法、药物治疗、电惊厥治疗、针刺、中药治疗等。

第二节　颅脑损伤的康复

一、概述

（一）定义

颅脑损伤（traumatic brain injury，TBI）是外力作用于头部后所出现的暂时性或永久性神经功能障碍，如感觉或运动功能障碍、认知功能障碍、精神行为障碍、言语及吞咽障碍、癫痫等。颅脑损伤又被称为"脑外伤""颅脑外伤""颅脑创伤"或"创伤性颅脑损伤"，主要见于交通事故、工伤、运动损伤、跌倒等，是中青年致死、致残的一大病因。本病属中医学"头部内伤"范畴。

（二）分型分期

按损伤类型分类，分为闭合性损伤和开放性损伤；按损伤病理分类，分为原发性损伤和继发性损伤。原发性颅脑损伤是指创伤暴力时造成的损伤，如头皮伤、颅骨骨折、脑震荡、脑挫裂伤等；继发性颅脑损伤是指致伤后一段时间逐步形成的脑损伤，如颅内血肿、脑水肿等。

（三）临床特征

患者可出现头晕头痛、恶心呕吐等，重者出现意识障碍。患者常见的功能障碍主要表现为运动功能障碍、感觉功能障碍、精神行为障碍、认知功能障碍、言语及吞咽障碍、日常生活活动能力障碍、生存质量下降、心理功能障碍等。

（四）康复治疗适应证及禁忌证

病情稳定之后，应尽早介入康复治疗，这对减轻残疾、改善预后、提高生活质量有重要的意义。康复治疗禁忌证包括神经学症状持续加重，脑水肿、颅内高压未缓解，出现新的需手术处理的病情变化，留置脑脊液外引流管，合并其他重要脏器严重损伤或功能障碍。

二、康复评定

颅脑损伤机制复杂、部位广泛，因而其功能障碍表现复杂、多样，常会出现临床表现与影像学的不一致，不同时期患者的主要障碍可能不同，明显区别于脑卒中，康复过程和预后也有一定差异，因而更强调根据康复评定结果，制订全面性、个体化的治疗方案。

（一）康复评定的主要范围

主要包括意识障碍评定、运动功能评定、认知功能评定、言语功能评定、吞咽功能评定、日常生活活动能力评定，其中颅脑损伤患者言语障碍与脑卒中后言语障碍有明显不同，其局灶性优势半球损伤很少见，因而很少出现典型的失语症。

（二）颅脑损伤严重程度评定

根据格拉斯哥昏迷量表（Glasgow coma scale，GCS）计分（表5-1）和昏迷时间长短进行TBI严重程度评定。GCS包括睁眼反应、言语反应和运动反应3项指标，总分为15分。按照轻重程度一般分为：轻型，GCS 13～15分，伤后昏迷时间20分钟以内；中型，GCS 9～12分，伤后昏迷时间20分钟至6小时；重型，GCS 3～8分，伤后昏迷时间6小时以上，或在伤后24小时内出现意识恶化并昏迷在6小时以上。

表5-1　格拉斯哥昏迷量表（GCS）

指令内容	反应情况	评分
睁眼	自发睁眼	4
	呼唤睁眼	3
	疼痛刺激下睁眼	2
	疼痛刺激下不睁眼	1
言语	能正确会话，并回答医生他在哪儿、他是谁及年和月	5
	言语错乱，定向障碍	4
	说话能被理解，但无意义	3
	能发出声音但不能被理解	2
	不发声	1
运动	能执行简单动作指令	6
	刺痛时能指出疼痛部位	5
	刺痛时肢体能正常回缩	4
	刺痛时患者身体呈去皮质强直（上肢屈曲，内收内旋；下肢伸直，内收内旋，踝屈曲）	3
	刺痛时患者身体呈去大脑强直（上肢伸直，内收内旋，腕指屈曲；下肢去皮质强直）	2
	刺痛时患者毫无反应	1

（三）运动功能评定

颅脑损伤所致的运动障碍多种多样。主要包括肌力、肌张力、关节活动范围、平衡与协调等基本要素评定，以及对运动功能和模式的综合评定。任一运动功能基本要素的异常都会引起运动模式的改变，典型的运动神经元损伤致中枢性瘫痪的患者可使用 Brunnstrom 量表进行分期。在Brunnstrom 量表基础上形成的简化 Fugl-Meyer 量表可对运动功能做出更为细致的评价。

（四）认知功能评定

认知功能障碍包括记忆障碍、空间辨别障碍、失用症、失认症等。相关功能评定方法详见第三章第三节。

（五）心理行为障碍评定

颅脑损伤患者常见的精神行为功能障碍包括否认、抑郁、倦怠嗜睡、易怒、攻击性及躁动不安，严重时可出现人格改变、类神经质反应、行为失控等。行为障碍主要依据症状判断。相关功能评定方法详见第三章第三节。

（六）言语功能评定

颅脑损伤患者常见言语功能障碍包括言语错乱、构音障碍、命名障碍等。常用的评定方法有波士顿诊断性失语症检查、汉语标准失语症检查等。相关功能评定方法详见第三章第二节。

（七）日常生活活动能力评定

常用改良 Barthel 指数（MBI）、功能独立性评定（FIM）。相关功能评定方法详见第三章第五节。

（八）颅脑损伤结局

多采用格拉斯哥结局量表（GOS）预测颅脑损伤的结局（表 5-2）。

表 5-2　格拉斯哥结局量表（GOS）

分级	简写	特征
Ⅰ死亡	D	死亡
Ⅱ持续性植物状态	PVS	无意识、无言语、无反应，有心跳呼吸，在睡眠觉醒周期的觉醒阶段偶睁眼，偶有呵欠、吸吮等无意识动作，从行为判断大脑皮层无功能。特点：无意识但仍存活
Ⅲ严重残疾	SD	有意识，但由于精神、躯体残疾或由于精神残疾而躯体尚好而不能自理生活。记忆、注意、思维、言语均有严重残疾，24 小时均需他人照顾。特点：有意识但不能独立
Ⅳ中度残疾	MD	有记忆、思维、言语障碍，极轻偏瘫、共济失调等，可勉强利用交通工具，在日常生活、家庭中尚能独立，可在庇护性工厂中参加一些工作。特点：残疾，但能独立
Ⅴ恢复良好	GR	能重新进入正常社交生活，并能恢复工作，但可遗留有各种轻的神经学和病理学的缺陷。特点：恢复良好，但仍有缺陷

（九）中医证候评定

需对患者所属的中医证候进行评定，包括瘀血证、痰湿证、湿热证、脾肾虚证等。

三、康复治疗

颅脑损伤的康复治疗通常分为急性期、恢复期和后遗症期。

（一）急性期康复治疗

颅脑损伤的急性期康复治疗，即早期康复治疗，是病情稳定后的住院期间康复治疗，患者处于恢复早期阶段。

1. 康复目标　稳定病情、促醒，预防并发症，促进功能恢复。

2. 康复治疗

（1）药物和手术治疗　目的是减少脑水肿、治疗脑积水、清除血肿及监测脑压和脑灌注。生命体征平稳后，尽早介入康复治疗。

（2）促醒治疗　是颅脑损伤康复的首要任务，决定了康复治疗的结局。目前多采用综合方法，包括环境刺激、声光刺激、被动运动、针刺治疗、高压氧治疗、药物治疗等。

促醒治疗的主要方法包括为昏迷的患者安排适宜的环境、有计划地让患者接受自然环境发出的刺激、让家庭成员参与并对其进行教育和指导、定期和患者语言交流，还可以让患者听喜爱和熟悉的歌曲、音乐等。利用一些不断变化的五彩灯光刺激视网膜、大脑皮质等，以及肢体按摩、被动运动均可增强对大脑的刺激作用。针刺刺激头部和躯干的相应腧穴，如感觉区、运动区、百会、四神聪、神庭、水沟、内关、三阴交、劳宫、涌泉、十宣等可达到醒神开窍的作用。

（3）保持良肢位　让患者处于感觉舒适的对抗痉挛模式的体位，头的位置不宜过低，以利于颅内静脉回流，患侧上肢保持肩胛骨向前，肩前伸，伸肘；下肢保持稍屈髋、屈膝，踝中立位。要定时翻身，变换体位，可使用气垫床，预防压疮。

（4）排痰引流，保持呼吸道通畅　每次翻身时用空掌从患者背部肺底部顺序向上拍打至肺尖部，帮助患者排痰；指导患者做体位排痰引流。

（5）被动运动　颅脑损伤早期以被动运动为主，应进行全关节活动范围的被动运动，以延缓肌肉萎缩、预防关节挛缩及畸形。对易于缩短的肌群和其他软组织进行伸展训练。被动活动肢体时，用力要缓和，以免暴力造成骨折损伤或加重痉挛。

（6）尽早活动　一旦生命体征稳定、神志清醒，应尽早帮助患者进行深呼吸、肢体主动运动、床上活动和坐位、站位训练。可应用起立床对患者进行训练，逐渐递增起立床的角度，使患者逐渐适应，预防直立性低血压。在直立训练中应注意观察患者的呼吸、心率和血压的变化。应让患者在其能耐受的情况下站立足够长的时间，以牵拉易于缩短的软组织，使身体负重，防止骨质疏松及尿路感染。

（7）物理因子治疗　对弛缓性瘫痪患者可利用神经肌肉电刺激疗法被动刺激肌肉及神经，预防肌肉萎缩，促进局部血供，兴奋支配肌肉的运动或感觉神经，以增强肢体运动功能。

（8）高压氧治疗　有利于改善脑循环、保持脑血流相对稳定、防止灌注不足、减轻继发性损害、促进脑功能恢复。高压氧治疗过程中，结合药物或其他治疗方法可以提高治疗效果。

（9）矫形器　使患侧关节处于功能位，预防肌腱短缩。

（二）恢复期康复治疗

恢复期通常指经过早期康复治疗后 1 年以内的康复治疗时期。患者可以在康复医学科、康复中心住院治疗，或在康复门诊、社区进行康复治疗。

1. 康复目标　以减少患者各项功能障碍为主要目标，提高其自理能力和生活质量。

2. 康复治疗

（1）运动功能的训练　恢复期运动功能训练的目的是抑制异常运动模式，重新恢复其机体的平衡、协调及运动控制功能。包括恢复与增强肌力训练、抗痉挛练习、改善关节活动度、功能活动训练等。

（2）认知障碍的治疗　认知治疗有助于提高记忆能力、注意力、思维理解能力和判断力，应贯穿治疗的全过程。

1）记忆训练　进行记忆训练时应注意进度要慢，训练从简单到复杂，将记忆作业化整为零，然后逐步串接。每次训练的时间要短，开始要求患者记住的信息量要少，信息呈现的时间要长，以后逐步增加信息量，如此反复刺激、反复训练。记忆训练可辅助使用药物，如尼莫地平（nimodipine）。

2）注意训练　颅脑损伤患者的注意力往往不能维持足够的时间去处理一项活动任务，容易受到外界环境因素的干扰而精力分散。可结合有助提高注意力的作业疗法项目展开训练。

3）思维训练　根据患者存在的思维障碍进行有针对性的训练，包括推理、分析、综合、比较、抽象、概括等方面。

（3）言语治疗　包括失语症、构音障碍、言语失用的康复训练。针对颅脑损伤患者存在的认知交流障碍，可使用录音的方法，结合听者的反馈，对其讲话的内容进行分析、指导，使患者逐渐形成具有逻辑性的会话方式。还可以通过让颅脑损伤患者模仿其他人讲话来提高自身的交流能力。

（4）吞咽治疗　针对颅脑损伤吞咽障碍还没有特殊的治疗方法，主要沿用脑卒中后吞咽障碍的康复治疗方法，但是可能需要将口腔期训练作为重点。另外，患者的认知障碍对吞咽功能亦有较大影响，强化一些与进食有关的认知方面的训练有助于患者吞咽功能的恢复。

（5）行为治疗　目的是设法消除患者不正常、不为社会所接受的行为。创造适于行为治疗的环境，对所有恰当的行为给予鼓励，拒绝目前仍在继续的不恰当行为。一些药物对患者的运动控制、运动速度、认知能力和情感都有一定效果，必要时可使用。建议选择对改善行为和抑制伤后癫痫发作有效而不良反应少的药物，如卡马西平、乙酰唑胺、氯巴占等。

（6）物理因子疗法　根据恢复期功能障碍的特征，选择合适的物理因子治疗。如神经肌肉电刺激可促进肌肉功能恢复，石蜡疗法、红外线疗法、温水浴等可缓解痉挛，经颅磁刺激疗法可促进脑功能恢复等。

（7）中医康复治疗

1）针刺　头皮针主要选取额中线、顶中线、顶颞前斜线、顶颞后斜线，头部有外伤者暂不选用该疗法或避开局部伤口进行；体针主要选取水沟、内关、三阴交、百会、厉兑等穴位，配合水沟、曲池、外关、环跳、阳陵泉、足三里、涌泉、解溪等穴位。

2）推拿　从大椎穴至手指方向，揉、搓、捏、拿上肢，重点刺激极泉、曲池、外关、合谷等穴位；拍打从腰部、下肢至足趾，按、点、揉冲门、血海、足三里等穴位；沿脊柱两侧，用掌根揉法、搓法由上至下，重点在厥阴俞、膏肓、心俞、肝俞、肾俞等穴位，其后用大鱼际揉法沿督脉从大椎揉至尾骨末端。

3）艾灸　温和灸或隔盐（姜）灸于百会、关元、气海、足三里、神阙、涌泉、曲池等穴位。

4）中药外治法　辨证选取药物外洗肢体、中药封包治疗病变部位。

（三）后遗症期康复治疗

颅脑损伤在恢复期之后，功能恢复到相对稳定的一个平台期。此期以社区和家庭训练为主。

1.康复目标　使患者维持和提高已获得的功能，学会应对功能不全的状况，学会用新的方法代偿功能不全，增强患者在各种环境中的独立和适应能力，回归社会。

2. 康复治疗

（1）日常生活活动能力训练　利用家庭或社区环境继续加强日常生活活动能力训练，强化患者自我照料生活的能力，逐步与外界社会直接接触。学习乘坐交通工具、购物、看电影等。

（2）职业训练　颅脑损伤患者中大部分是青壮年，其中不少在功能康复后尚需重返工作岗位，部分可能要变换工作。应尽可能对患者进行有关工作技能的训练，逐步增加工作操作难度，为重返工作岗位奠定基础。

（3）矫形器和辅助器具的应用　部分患者需要应用矫形器改善功能。对运动障碍患者可使用各种助行工具；自理生活困难时，可予以各种辅助器具等。

（4）心理治疗　鼓励和心理疏导，增加患者对康复治疗的信心，以保证整个康复治疗顺利进行。

（5）中医康复治疗　参照恢复期治疗，可配合中医传统功法训练。

（四）并发症的处理

1. 癫痫　外伤后癫痫发作通常分为三种类型：急性癫痫发作（immediate seizures）、早期癫痫发作（early seizures）和晚期癫痫发作（late seizures）。不同类型的癫痫发作其预后也不同，就复发率而言，急性癫痫发作率最低，晚期癫痫发作率最高，而早期癫痫发作是皮层损伤严重程度的一个重要标志。

外伤后癫痫有自愈的可能，经过有效的药物治疗可以提高愈合率。目前，临床上常预防性使用抗癫痫药物 3～6 个月，尤其是针对开放性颅脑创伤或开颅手术后患者。而一旦出现癫痫发作，则需要根据发作类型合理选择抗癫痫药物，用药剂量和时间则根据癫痫发作控制情况而定。

2. 脑积水　重型颅脑创伤患者并发脑积水十分常见，多见于外伤后蛛网膜下腔出血或出血破入脑室者。急性脑积水应及时处理，部分轻症患者可不行任何治疗；重者可采用脑脊液引流、血肿腔及脑室尿激酶液化冲洗、腰椎穿刺或置管恒压引流等治疗，如以上措施效果不好，可考虑行脑室 - 腹腔分流术治疗。慢性脑积水以外科治疗为主，包括内窥镜下穿刺引流、重力引流、脑室 - 腹腔分流、脑室 - 心房分流、短期脑脊液体外引流等。其中，脑室 - 腹腔分流术是最常用的治疗方法。

3. 脑脊液漏　判断脑外伤患者有无脑脊液漏非常重要，脑脊液漏可引起持续性低颅压性头痛，增加继发性脑膜炎的风险。目前，脑脊液鼻漏主要通过颅外内镜技术进行修复，除大面积损伤外不再需要开颅。脑脊液耳漏通常可在伤后 1 周内自愈，仅有少数病例会持续存在耳漏，手术治疗治愈率高。预防性使用抗生素仍有较大争议，而对于脑脊液鼻漏的患者比较倾向于预防性应用。

第三节　脊髓损伤的康复

一、概述

（一）定义

脊髓损伤（spinal cord injury，SCI）是指由于各种原因引起的脊髓结构、功能的损害，造成损伤水平以下的运动、感觉、自主神经功能障碍。

外伤性脊髓损伤的发病率因各国情况不同而有差别，发达国家发病率高。美国的发病率为

（20～45）/100 万，患病率为 900/100 万。我国北京地区的年发病率为 68/100 万左右。本病以青壮年为主，年龄在 40 岁以下者约占 80%，男性为女性的 4 倍左右。国外 SCI 的主要原因是交通事故、运动损伤等；我国则为高处坠落、砸伤、交通事故等。本病属中医学"痿证"范畴。

（二）分型

脊髓损伤按病因分为外伤性和非外伤性；按损伤程度分为完全性损伤和不完全性损伤；按照损伤层面和造成的功能障碍，分为四肢瘫、截瘫、骶丛病变和椎管外周围神经损伤。

（三）发病机制

发病 3 小时内以灰质出血为主，白质尚正常；6～10 小时，灰质中出血灶扩大，白质出现水肿；12 小时后白质中出现出血灶，神经轴突开始变性，灰质中神经细胞变性坏死；24 小时后灰质中心出现坏死，白质中多处轴突变性；根据损伤程度，24 或 48 小时后神经组织水肿逐渐消退。完全性脊髓损伤脊髓内的病变呈进行性加重，所以脊髓损伤的急救治疗是很重要的，通常脊髓损伤后 6 小时内是抢救的黄金时期。

（四）临床特征

脊髓损伤的主要临床特征包括脊髓休克、运动和感觉障碍、痉挛、排便功能障碍、性功能障碍、体温控制障碍等。

不完全性脊髓损伤按病位不同，常有以下特殊类型的表现：

1. 中央束综合征 多见于颈脊髓血管损伤。血管损伤时，脊髓中央先开始损害，再向外周扩散。上肢的运动神经偏于脊髓的中央，而下肢的运动神经偏于脊髓的外周，造成上肢神经受损重于下肢，因此上肢功能障碍比下肢明显。

2. 半切综合征 常见于刀伤或枪伤。只损伤脊髓半侧，由于温痛觉神经在脊髓发生交叉，因而造成损伤同侧肢体本体感觉和运动丧失，对侧痛温觉丧失。

3. 前束综合征 脊髓前部损伤，造成损伤平面以下的运动和痛温觉丧失，而本体感觉存在。

4. 后束综合征 脊髓后部损伤，造成损伤平面以下的本体感觉丧失，而运动和痛温觉存在。

5. 脊髓圆锥综合征 主要为脊髓骶段圆锥损伤，可引起膀胱、肠道和下肢反射消失，偶尔可以保留骶段反射。

6. 马尾综合征 椎管内腰骶神经根损伤，可引起膀胱、肠道及下肢反射消失。

7. 脊髓震荡 指暂时性和可逆性的脊髓或马尾神经生理功能丧失。脊髓并未受到机械性压迫，也没有解剖结构上的损害。

（五）康复治疗适应证及禁忌证

患者生命体征平稳，经外科或内科治疗后宜尽早进行康复治疗。禁忌证包括未经处理的开放性骨折、不稳定骨折、活动性出血，以及病情不稳定、肿瘤多发转移、合并多脏器功能不全等。

二、康复评定

（一）损伤平面评定

美国脊髓损伤协会（American Spinal Injury Association，ASIA）提出的"脊髓损伤神经学

分类国际标准"是目前使用较多也是最为科学的脊髓损伤评估方法，能够为脊髓损伤程度及损伤后神经功能分级提供准确的评价标准，为临床及科学研究得到一致性结果提供重要依据（图5-1）。脊髓损伤神经平面主要以运动损伤平面和感觉损伤平面来确定。若存在由非脊髓损伤所致的感觉和运动异常，应在备注栏中对非脊髓损伤的因素进行说明，并提供如何得出评分的相关信息。

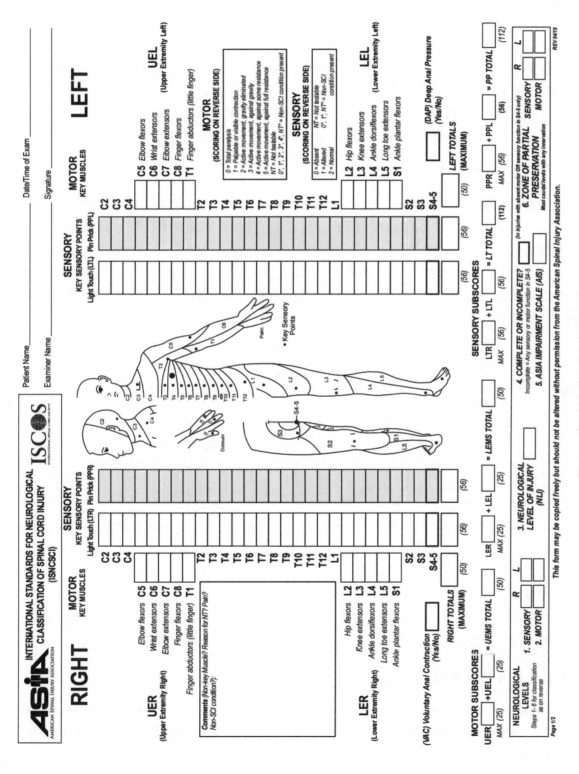

图 5-1　脊髓损伤神经学分类国际标准

1. 运动损伤平面评定 ①运动损伤平面通过徒手肌力评定关键肌的肌力来确定。美国脊髓损伤协会（ASIA）和国际脊髓学会（International Spinal Cord Society，ISCoS）根据神经支配的特点，选出一些关键肌，通过对这些肌肉的检查，可迅速地确定损伤平面。②确定损伤平面时，该平面关键肌的肌力必须 ≥ 3 级，该平面以上关键肌的肌力必须正常。③由于身体两侧的损伤水平可能不一致，评定时需同时检查身体两侧的运动损伤平面和感觉损伤平面，并分别记录。④运动平面的判断依赖于被查肌肉是否有完整的神经支配，但需注意有无妨碍肌力检查的因素，如疼痛、体位、肌张力过高或肌肉废用等。对于无法应用徒手肌力检查法确定的肌节，如 $C_{1\sim4}$、$T_2 \sim L_1$ 及 $S_{2\sim5}$，运动平面可参考感觉平面来确定。

2. 感觉损伤平面评定 ①感觉损伤平面通过检查 ASIA 和 ISCoS 确定的关键感觉点的痛觉（针刺）和轻触觉来确定。②感觉平面为针刺觉和轻触觉两者的最低正常皮节。检查时从 C_2 开始，向下至第一个轻触觉或针刺觉小于 2 分的节段。在轻触觉或针刺觉受损或缺失的第一个皮节平面之上的正常皮节，即为感觉平面。感觉平面应左右分开确定，所有平面中最高者为单个感觉平面。

（二）运动功能评定

1. 关键肌评定 关键肌是确定神经平面的标志性肌肉。肌力评定按照从上到下的顺序检查每块关键肌，使用标准的仰卧位及标准的肌肉固定方法。体位及固定方法不当会导致其他肌肉代偿，从而影响评定的准确性。

评定方法为徒手肌力评定，适宜这种评定方法的肌肉（双侧）见表 5-3，这些肌肉与相应节段的神经支配相一致，至少接受 2 个脊髓节段的神经支配，每块肌肉都有其功能上的重要性，并且便于仰卧位检查。

表 5-3　人体 10 组关键肌肉

平面	关键肌	平面	关键肌
C_5	屈肘肌（肱二头肌、肱肌）	L_2	屈髋肌（髂腰肌）
C_6	伸腕肌（桡侧伸腕长、短肌）	L_3	伸膝肌（股四头肌）
C_7	伸肘肌（肱三头肌）	L_4	踝背伸肌（胫前肌）
C_8	中指屈指肌（指深屈肌）	L_5	足踇长伸趾肌（踇长伸肌）
T_1	小指外展肌（小指外展肌）	S_1	踝跖屈肌（腓肠肌、比目鱼肌）

对脊柱不稳的患者进行徒手肌力评定时要小心，尤其是对 T_8 以下水平怀疑有急性创伤的患者，评定时髋主动或被动屈曲均不应超 90°，应保持等长收缩并单侧检查以稳定骨盆。所有由非脊髓损伤因素所造成的肌力异常或无法检查标注为 0*、1*、2*、3*、4* 和 NT*。

2. 其他非关键肌评定 脊髓损伤评定建议还包括其他肌肉，但并不用于确定运动分数、运动平面及损伤的完全性，包括膈肌、三角肌、指伸肌、髋内收肌及腘绳肌等，非关键肌检查结果可记录在检查表评注部分。

（三）感觉功能评定

采用 ASIA 和 ISCoS 的感觉评分（sensory scores，SS）来评定，感觉关键点包括身体左右侧从 C_2 至 S_4 或 S_5 的 28 个感觉关键点（表 5-4）。每个关键点要检查 2 种感觉，即轻触觉和针刺觉（锐／钝区分）。

表 5-4　28 个感觉关键点

关节	感觉关键点的部位	关节	感觉关键点的部位
C_2	枕骨粗隆外侧至少 1cm（或耳后 3 cm）	T_8	锁骨中线第 8 肋间（$T_{6～10}$ 的中点）
C_3	锁骨上窝（锁骨后方）且在锁骨中线上	T_9	锁骨中线第 9 肋间（$T_{8～10}$ 的中点）
C_4	肩锁关节的顶部	T_{10}	锁骨中线第 10 肋间（脐水平）
C_5	肘前窝的外侧（桡侧），肘横纹近端	T_{11}	锁骨中线第 11 肋间（$T_{10～12}$ 的中点）
C_6	拇指近节背侧皮肤	T_{12}	锁骨中线腹股沟韧带中点
C_7	中指近节背侧皮肤	L_1	T_{12} 与 L_2 连线中点
C_8	小指近节背侧皮肤	L_2	大腿前内侧，腹股沟韧带中点（T_{12}）和股骨内侧髁连线中点处
T_1	肘前窝的内侧（尺侧），肱骨内上髁近端	L_3	膝上股骨内髁处
T_2	腋窝的顶部	L_4	内踝
T_3	锁骨中线和第 3 肋间	L_5	足背第 3 跖趾关节
T_4	锁骨中线第 4 肋间（乳头水平）	S_1	足跟外侧
T_5	锁骨中线第 5 肋间（$T_{4～6}$ 的中点）	S_2	腘窝中点
T_6	锁骨中线第 6 肋间（剑突水平）	S_3	坐骨结节或臀皱襞
T_7	锁骨中线第 7 肋间（$T_{6～8}$ 的中点）	S_4 或 S_5	肛周 1 cm 范围内，皮肤黏膜交界处外侧（作为 1 个平面）

　　轻触觉检查需要在患者闭眼或视觉遮挡的情况下，使用棉棒末端的细丝触碰皮肤，接触范围不超过 1cm。针刺觉（锐 / 钝区分）常用打开的一次性安全大头针的两端进行检查：尖端检查锐觉，圆端检查钝觉。在检查针刺觉时，检查者应确定患者可以准确可靠地区分每个关键点的锐性和钝性感觉，不能区别钝性和锐性感觉应评为 0 分。

（四）损伤程度评定

　　1. ASIA 残损分级　根据鞍区功能的保留程度，损伤可分为完全性脊髓损伤和不完全性脊髓损伤。鞍区保留指查体发现最低段鞍区存在感觉或运动功能（即 S_4 或 S_5 存在轻触觉或针刺觉，或存在肛门深部压觉及肛门自主收缩）。完全性脊髓损伤指鞍区保留不存在，即最低骶段（$S_{4～5}$）感觉和运动功能完全丧失；不完全性脊髓损伤指鞍区保留存在，即最低骶段（$S_{4～5}$）感觉和（或）运动功能保留。ASIA 残损分级是用于对残损程度进行分级的评定方法（表 5-5）。

表 5-5　ASIA 残损分级表

分级	程度	临床表现
A	完全损伤	鞍区 S_4 或 S_5 无任何感觉和运动功能保留
B	不完全感觉损伤	神经平面以下包括鞍区 S_4 或 S_5 无运动，但有感觉功能保留，且身体任何一侧运动平面以下无 3 个节段以上的运动功能保留
C	不完全运动损伤	神经平面以下有运动功能保留，且单个神经损伤平面以下超过一半的关键肌肌力小于 3 级（0 ～ 2 级）
D	不完全运动损伤	神经平面以下有运动功能保留，且单个神经损伤平面以下至少有一半或更多的关键肌肌力大于或等于 3 级
E	正常	所有节段的感觉和运动功能均正常，且患者既往有神经功能障碍，则分级为 E。既往无 SCI 者不能评为 E 级

如患者需要评为 C 级或 D 级，即不完全运动损伤，则需要满足下列条件之一：①肛门括约肌自主收缩。②鞍区感觉保留，同时身体一侧运动平面以下有 3 个节段以上的运动功能保留。允许根据运动平面以下非关键肌是否保留运动功能来确定运动损伤完全与否。当根据平面以下运动功能保留的程度来区分为 B 级或 C 级的时候，需要使用的平面为身体一侧的运动平面；而区分 C 级和 D 级的时候，使用的平面为单个神经平面。

2. 部分保留带（zone of partial preservation，ZPP） ZPP 仅适用于最低的 $S_{4\sim5}$ 运动功能消失（无肛门括约肌自主收缩）或感觉功能消失（无直肠深压觉、无轻触觉和针刺觉）的患者，是指那些感觉和运动平面以下保留部分神经支配的皮节和肌节。

（五）脊髓休克评定

当脊髓与高位中枢离断时，脊髓暂时丧失反射活动能力而进入无反应状态的现象，称为脊髓休克。临床特征是躯体及内脏反射减退或消失，包括横断面以下节段脊髓支配的骨骼肌紧张性降低或消失，外周血管扩张，血压下降，发汗反射消失，膀胱充盈，直肠内粪积聚。脊髓休克为一种暂时现象，以后各种反射可逐渐恢复。

临床上常使用以下两种方法判断脊髓休克是否结束：①球海绵体反射。②损伤平面以下出现感觉、运动或肌肉张力升高或痉挛。

（六）ADL 能力评定

脊髓损伤截瘫患者可用改良的 Barthel 指数评定，四肢瘫患者可用四肢瘫功能指数（quadriplegic index of function，QIF）评定。

（七）功能恢复预测

对完全性脊髓损伤患者，可根据不同的损伤平面预测其功能恢复情况（表 5-6）。

表 5-6 损伤平面与功能恢复的关系

损伤平面	不能步行，需依赖轮椅的程度				在轮椅上的独立程度		有步行的可能性，用矫形器加拐杖行走或独立步行
	完全依赖	大部分依赖	中度依赖	小部分依赖	基本独立	完全独立	
$C_{1\sim3}$	√						
C_4		√					
C_5			√				
C_6				√			
$C_7\sim T_1$					√		
$T_{2\sim5}$						√	
$T_{6\sim12}$							√[1]
$L_{1\sim3}$							√[2]
$L_4\sim S_1$							√[3]

注：①可进行治疗性步行；②可进行家庭功能性步行；③可进行社区功能性步行。

（八）直肠功能评定

1. 肛门自主收缩（voluntary anal contraction，VAC） 由 $S_{2\sim4}$ 阴部神经的躯体运动部分支

配的肛门外括约肌是评估运动功能的一项特殊检查。给患者的指令应为"像阻止排便运动一样挤压我的手指"，检查者的手指应能重复感受到自主收缩。若 VAC 存在，则为运动不完全损伤。要注意鉴别 VAC 与反射性肛门收缩。

2. 肛门深部压觉（deep anal pressure，DAP）　此部位由阴部神经 S_4 或 S_5 的躯体感觉部分支配，检查方法是检查者用食指插入患者肛门后对肛门直肠壁轻轻施压，还可以使用拇指配合食指对肛门施加压力，如发现肛门处任何可以重复感知的压觉即为感觉不完全损伤。S_4 或 S_5 有轻触觉或针刺觉者，DAP 评估则不是必须检查的项目。

（九）其他评定

对脊髓损伤的患者还需进行神经源性膀胱评定、性功能障碍评定、心肺功能评定、心理障碍评定等。

（十）中医证候评定

需对患者所属中医证候进行评定，可分为瘀血证、湿热证、痰湿证、气虚证和阴虚证等。

三、康复治疗

脊髓损伤的康复治疗需要根据不同时期采用不同的针对性治疗方案，如急性期以床旁训练为主，如良肢位的摆放等；恢复期和慢性期需要进行离床训练，包括关节活动度训练、主动肌力训练、膀胱和直肠管理、呼吸和排痰训练等，为患者回归家庭和社会做好准备，并相应进行心理干预。

脊髓损伤患者为了应用轮椅、拐杖或助行器，在卧床、坐位时均要重视训练肩胛带肌力，包括肱三头肌和肱二头肌训练和握力训练。

完全性脊髓损伤患者肌力训练的重点是损伤平面以上肌肉力量的训练。不完全性脊髓损伤患者，应对肌力残留的肌肉一并训练。肌力达 3 级者，可以采用主动运动；肌力为 2 级者，可以采用助力运动、主动运动；肌力为 1 级者，只可采用功能性电刺激、被动运动的方式进行训练。

（一）物理治疗

1. 运动疗法

（1）被动运动　急性期主要采取床边训练的方法，主要目的是及时预防、处理并发症和废用综合征，为以后的康复治疗创造条件；对瘫痪肢体进行关节被动运动，可防止关节挛缩和畸形的发生。

（2）坐起训练　对脊髓损伤已行内固定手术、脊柱稳定性良好者应早期（伤后或术后 1～2 周）开始坐位训练。坐位可分为长坐位（膝关节伸直）和端坐位（膝关节屈曲 90°）。进行坐位训练前患者的躯干需有一定的控制能力，双侧下肢各关节需要一定的活动范围，特别是双侧髋关节活动范围需接近正常。

（3）轮椅训练　伤后 2～3 个月患者脊柱稳定性良好，坐位训练已完成，可独立坐 15 分钟以上时，开始进行轮椅训练。上肢力量及耐力训练是轮椅操控的前提。

（4）转移训练　转移是 SCI 患者必须掌握的技能，包括帮助转移和独立转移。在转移训练时可以借助辅助器具，如滑板等。

（5）站立训练　患者经过坐起训练后，如无直立性低血压等不良反应，即可考虑进行站立训练。

（6）步行训练　目标：①治疗性步行：佩戴截瘫步行器，借助双腋拐进行短暂步行，一般

适用于 $T_{6\sim12}$ 平面损伤的患者。②家庭功能性行走：可在室内行走，但行走距离不能超过 900m，一般见于 $L_{1\sim3}$ 平面损伤的患者。③社区功能性行走：L_4 以下平面损伤患者穿戴踝足矫形器，能上下楼，能独立进行日常生活活动，能连续行走 900m 以上。

完全性脊髓损伤患者步行的基本条件是上肢有足够的支撑力和控制力，不完全性脊髓损伤者则要根据残留肌力的情况确定步行能力。步行训练分为平行杠内步行训练和拐杖步行训练。先在平行杠内训练站立及行走，包括摆至步、摆过步和四点步，逐步过渡到平衡训练和持双拐行走训练。行走训练时要求上体正直、步态稳定、步速均匀。耐力增强之后可以训练跨越障碍、上下台阶、摔倒及摔倒后起立等。目前减重步行训练装置的应用，使脊髓损伤患者步行训练变得更加容易。

2. 物理因子治疗　SCI 后下肢易发生深静脉血栓，电刺激及空气压力波作用于下肢可降低其发生率。功能性电刺激可产生下肢功能性活动，如站立和行走。应用超短波、紫外线等物理因子治疗，可减轻损伤部位的炎症反应，改善神经功能。

（二）日常生活活动能力的训练

SCI 患者，特别是四肢瘫患者，训练日常生活活动能力尤为重要。自理活动，如吃饭、梳洗、穿衣等，在床上可进行时，就应过渡到轮椅上进行。洗澡可在床上或洗澡椅上给予帮助完成，借助一些自助器具有利于动作的完成。环境控制系统及护理机器人可极大地帮助四肢瘫患者生活自理。此外，ADL 训练应与手功能训练结合进行。

（三）呼吸及排痰训练

对颈髓损伤呼吸肌麻痹的患者应训练其腹式呼吸，咳嗽、咳痰能力及进行体位排痰训练，以预防及治疗呼吸系统并发症，并促进呼吸功能。

（四）排便训练

SCI 早期多采用留置导尿的方法。脊髓休克期内不进行导尿管夹管训练，休克期结束后根据患者的情况逐渐增加夹管时间，并保证每天进水量达到 2500～3000mL，记录 24 小时出入量。之后可采用间歇清洁导尿术，配合个体化饮水计划进行排尿训练。便秘的患者首先要改变饮食结构，改变大便性状，其次可用润滑剂、缓泻剂与灌肠等方法处理。

（五）心理治疗

脊髓损伤在精神上给患者带来了难以言表的痛苦，心理治疗的目的是帮助患者重新回到尽可能正常的生活中去。康复工作绝不仅限于功能训练，还要强调患者在心理、社会方面的适应情况，包括在悲伤的时候提供所需的社会支持和帮助，重塑自身形象，形成新的生活方式和对世界的认识，重新设计未来的计划，帮助患者在社会中找到自己的位置。

（六）矫形器的使用

配用适当的下肢步行矫形器为很多截瘫患者站立步行所必需。通常 L_3 平面以下损伤的患者建议选用踝足矫形器；$L_{1\sim3}$ 平面损伤的患者建议选用膝踝足矫形器；$T_{8\sim12}$ 平面损伤的患者建议选用截瘫步行器；T_4 平面以下损伤的患者均可选用往复式截瘫步行器（advanced reciprocating gait orthosis，ARGO）或向心的往复式截瘫步行器（isocentric reciprocating gait orthosis，IRGO）。辅具技术的快速发展已可使 C_5 以下 SCI 患者通过装配新型的站立架或 ARGO 站立或短距离行走，而电磁控制膝关节矫形器、截瘫行走架、行走机器人也将对 SCI 患者行走提供极大的帮助。

（七）中医康复治疗

1. 针刺　主穴：损伤平面上下夹脊穴。加减：上肢取肩髃、曲池、外关、合谷，下肢取环跳、委中、承山、绝骨、昆仑、太冲、次髎、三阴交、阳陵泉。

2. 推拿　按揉背部，沿督脉和足太阳膀胱经行推法、拿法；点揉督脉和足太阳膀胱经穴位，如大椎、命门、肺俞、肾俞等；背部擦法。四肢肌张力低时采用点按法，配合四肢关节摇法，肌张力高时采用提捏、点按、摇法等手法。

3. 艾灸　包括温和灸、麦粒灸。

4. 穴位注射疗法　药物：甲钴胺针、鼠神经生长因子针等。主穴：损伤平面上下的夹脊穴。

（八）并发症的处理

脊髓损伤后的并发症与运动、自主神经功能障碍相关，其中最严重的并发症为压疮并发败血症、尿路感染并发肾功能不全；最危急的情况是自主神经反射亢进。肺部感染、深静脉血栓形成、痉挛、关节挛缩、异位骨化等并发症对康复有不利影响，需及时处理。

1. 肺部感染　常见于发病早期卧床阶段或合并有呼吸肌麻痹的患者，可按照感染常规方法处理。颈髓损伤，尤其是上段损伤多伴有呼吸肌麻痹，在治疗感染的同时，需结合理疗、呼吸、咳嗽排痰功能训练。

2. 深静脉血栓　脊髓损伤患者中，深静脉血栓的发生率较高。如一侧肢体突然发生肿胀，伴有胀痛、体温升高、肢体局部温度升高，都应考虑下肢深静脉血栓形成，彩色多普勒超声检查有助于确诊。未发现和未处理的深静脉血栓可导致肺栓塞和突然死亡。预防和治疗措施包括早期肢体被动活动、抬高患肢、穿着医用弹力袜或缠弹力绷带、肢体气压治疗，以及应用抗凝、溶栓药物等，必要时手术取栓。

3. 自主神经反射亢进　又称自主神经过反射，是脊髓损伤特有的严重并发症，多见于 T_6 以上脊髓损伤的患者。主要表现是头痛、面部潮红、多汗、突发性高血压、脉搏缓慢或加快。治疗方法是尽快找出致病因素并尽快处理，最常见的致病因素是膀胱及肠道的过度膨胀，故当出现此症时，均应立即检查导尿管是否通畅、膀胱是否过度膨胀，并针对症状和体征立即进行相应的处理。

4. 异位骨化　在 SCI 后的发生率为 16% ～ 58%，发病机制不明，多发于髋关节，其次为膝、肩、肘关节及脊柱，一般发生于伤后 1 ～ 4 个月，通常发生在损伤水平以下。主要表现为局部炎症反应，伴全身低热。任何 SCI 患者如有不明原因的低热，均应考虑此病。治疗措施包括应用消炎止痛药和其他药物、冷敷，必要时手术摘除。

第四节　小儿脑性瘫痪的康复

一、概述

（一）定义

小儿脑性瘫痪（infantile cerebral palsy，ICP）是指各种原因导致的小儿从出生前至出生后 1

个月内的非进行性脑损伤综合征，临床表现为不同程度的语言、智力、听力、行为和感知障碍，以中枢性运动障碍和姿势异常为主。常见病因包括早产、胎儿宫内窘迫、窒息、高胆红素血症、颅内或颅外损伤等，其基本病理变化为大脑皮质神经变性、坏死、脑沟增宽、脑白质丧失，大脑发育畸形等。ICP 的发病率在国外大约为 2‰，国内为 1.5‰～ 5‰。本病属中医学"五迟""痴呆""五软"等范畴。

（二）临床分型

1. 运动障碍性质分型

（1）痉挛型　此型最常见，病变主要在锥体束系统。主要表现为肌张力增高，肢体活动受限，上肢肩关节内收，肘、腕关节屈曲，手紧握拳。双下肢内收肌肌张力增高，髋关节内旋、踝关节趾屈而呈剪刀式交叉，脚跟悬空，脚尖着地，步态不稳。腱反射亢进，病理反射阳性。

（2）手足徐动型　此型也较常见，病变主要在锥体外系统。主要表现为难以用意志控制的不自主运动、儿童期头颈常摇晃、头控能力差、手足徐动、舞蹈样动作，无腱反射亢进和病理反射。

（3）共济失调型　此型较少见，主要表现为平衡、协调性差，意向震颤，主要病变在小脑。

（4）混合型　以上任何两型或两型以上的症状混合出现，以痉挛型和舞蹈型的表现并存为多见。

（5）其他类型　较少见，例如弛缓型是以肢体肌张力低下为主；强直型表现为运动阻力明显升高，呈铅管样强直；震颤型是以肌肉出现静止性震颤为主。

2. 肢体障碍分型　按肢体障碍情况可分为单瘫、双瘫、截瘫、三肢瘫、四肢瘫，临床以四肢瘫和双瘫为多见。

3. 病情严重分型　按病情严重程度分为轻、中、重度（表 5-7）。

表 5-7　2 岁以下患儿瘫痪程度分度表

	粗大运动	精细运动	智力
轻度	会爬，能扶行，但姿势异常	不会拇 – 食指捏，会拇 – 他指捏	MDI>70
中度	会爬，姿势亦异常，不会爬，不会扶站	能大把抓，不会拇 – 他指捏	50<MDI<70
重度	不会坐，不会爬	无主动抓握动作	MDI<50

二、康复评定

（一）小儿发育水平测定

小儿发育水平测定主要评定脑瘫患儿发育水平较正常儿童落后的程度，常用量表见表 5-8。

表 5-8　小儿发育水平评定量表

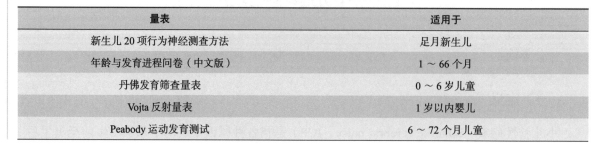

量表	适用于
新生儿 20 项行为神经测查方法	足月新生儿
年龄与发育进程问卷（中文版）	1 ～ 66 个月
丹佛发育筛查量表	0 ～ 6 岁儿童
Vojta 反射量表	1 岁以内婴儿
Peabody 运动发育测试	6 ～ 72 个月儿童

续表

量表	适用于
Gesell 婴儿发育量表	4 周～ 3 岁儿童
Gesell 发展量表	4 ～ 6 岁儿童

（二）原始反射与自动反应评定（表 5–9）

1. 原始反射　包括紧张性迷路反应、不对称性颈紧张反射、拥抱反射、呕吐反射、觅食反射、自动站立和行走反射、躯干侧弯反射、握持反射、咬合反射和交叉伸展反射。

2. 自动反应　包括调正反应（头部侧面调正、俯卧位头部调正、仰卧位头部调正、抬躯反应、躯干旋转调节反应）、平衡反应（俯卧位、坐位、垂直悬空位的平衡反应）、保护性伸展反应（头部朝下、向侧方、向后方的保护性伸展反应、放置反应）。

表 5–9　小儿原始反射、姿势性反射和自动反应

内容	时间
原始反射	
交叉性伸肌反射	出生时～ 2 个月
Galant 反射（躯干侧弯反射）	出生时～ 2 个月
Moro 反射（拥抱反射）	出生时～ 6 个月
抓握反射	出生时～ 6 个月
姿势性反射	
紧张性迷路反射	出生时～ 6 个月
非对称性紧张性颈反射	出生 2 ～ 4 个月
对称性紧张性颈反射	出生 4 ～ 10 个月
自动反应	
放置反应	出生时～ 2 个月
平衡反应	
倾斜反应	出生 6 个月～终生
坐位平衡反应	出生 6 个月～终生

（三）运动功能评定

运动功能评定包括肌力、肌张力、关节活动度、平衡能力、协调能力、步行能力、步态分析、粗大运动功能评定、精细动作功能评定等。

其中肌张力过高是脑性瘫痪患儿的主要表现，通常用修订的 Ashworth 痉挛评定量表进行评定。年龄小的患者可配合肌肉硬度、摆动度及关节伸展度的评定。

粗大运动功能测试量表（gross motor function measure，GMFM）是对粗大运动进行量化评定的一种方法，此量表主要评定脑性瘫痪儿童的粗大运动功能随时间的推移而发生变化的情况。

（四）智力评定

1. 智商测试　智力评定应用的智力量表分为筛查和诊断两种。最常用的筛查检测手段是丹佛发育筛选测试（Denvor developmental screening test，DDST），适用于 0 ～ 6 岁儿童；此外，还有

图片词汇测验（peabody picture vocabulary test，PPVT）、绘人测验（draw a man test）等。诊断性测验包括韦氏儿童智力量表和中国 – 韦氏幼儿智力量表（WISC）、格赛尔（Gesell）量表、斯坦福 – 比奈尔智力量表等。

2. 社会适应行为测试　我国一般采用湖南医科大学附属二院的适应行为量表和婴儿 – 初中学生社会生活能力测试表。

（五）言语功能评定

言语功能评定包括语言发育评定和构音能力评定两个方面。相关功能评定方法详见第三章第二节。

（六）日常生活活动能力评定

脑瘫患儿的运动功能障碍、心理认知功能障碍及视听言语障碍都会影响患儿的日常生活活动，很多患儿不能独立完成穿衣、进食、如厕等日常生活，因此需要进行日常生活活动能力评定，常用 Barthel 指数评定量表进行评定。

（七）感觉统合功能评定

脑瘫患儿往往伴随感觉统合功能障碍，需要进行相关功能评定，包括触觉、前庭觉、本体觉、视知觉、听知觉等功能的评定。

（八）认知功能评定

可选用儿童作业疗法认知功能动态评定量表（DOTCA–Ch）对患儿认知功能进行评定。

（九）中医证候评定

需对患者所属中医证候进行评定，可分为肝肾不足证、脾肾虚弱证、心脾两虚证、痰瘀阻滞证、脾虚肝亢证、阴虚风动证等。

三、康复治疗

（一）康复目标

小儿脑瘫康复应遵循早发现、早确诊、早治疗的原则。利用各种康复手段和教育方法，在现有的身体条件下，促进患儿正常运动、姿势发育和心理健康发育，控制畸形发育，最大限度地提高日常生活活动能力和社会适应能力。

（二）物理治疗

1. 运动治疗　是脑瘫康复治疗的主要手段。目前，在国际上有不同学派的脑性瘫痪运动疗法，如 Bobath 法、Vojta 法、Temple Fay 法、Doman Delacatop 法、运动再学习、引导式教育（Peto法）等。临床上可根据患者的情况选用不同的方法，主要训练内容包括头部控制训练、翻身训练、坐位训练、爬行训练、跪立训练、站立训练、行走训练。

脑瘫患儿运动训练可同时结合感觉统合训练。感觉统合训练，是通过对患儿听觉、触觉、嗅觉、视觉的刺激，以强有力的感觉信息灌输为导向，加快机体感知觉的协调性，增强其认知能力、言语能力。同时，该种训练模式，还可借助对中枢神经系统协调能力、注意力的强化，提高患儿协调能力和自控能力、运动速度及稳定性。感觉统合训练为脑瘫患儿提供了一种科学与游戏相结合的训练环境，常利用大龙球、平衡木、吊床、蹦床等进行训练。

各型脑瘫患儿的训练原则：

（1）痉挛型　以降低肌张力，提高拮抗肌肌力为主，维持并扩大关节活动度；利用反射抑制性模式（reflex inhibiting pattern，RIP）抑制异常姿势反射，鼓励、促进患者自发性活动、主动运动并提高平衡能力，逐步分离出随意性运动。

（2）手足徐动型　温和接触，减少刺激，避免紧张性条件反射；利用 RIP 来抑制非对称性姿势和异常肌紧张；通过抗压、抗重提高肌肉的同时性收缩能力。持续中立位姿势控制，并给予适当刺激强化感觉输入，有助于提高平衡能力。

（3）共济失调型　进行持续的姿势控制、提高肌张力和肌肉同时性收缩能力、反复进行共济性活动训练和再教育可提高协调能力。

（4）混合型　针对主要症状，突出重点；利用 RIP 抑制痉挛和非对称性姿势，加强中间位的姿势控制及主动活动能力的训练可提高平衡能力。另外，还应注意关节活动度的训练。

2. 物理因子治疗　包括低频脉冲电刺激、脑电仿生物电刺激仪、温热疗法、水疗法、生物反馈疗法等可根据患儿病情具体情况选择应用。

（三）作业治疗

针对脑瘫患儿的日常生活能力、认知、行为障碍等问题，有选择地进行一些作业治疗。原则上，促通和抑制训练相结合，保持正确性和对称性；加强平衡和调节能力训练；家庭训练配合治疗师的辅助训练；训练要生动、有趣，提高患儿主动性。脑瘫患儿作业治疗以上肢功能训练和提高智力为主，在使患儿获得主动运动能力和独立生活的能力的同时，最大限度地健全其身心发育。主要训练内容包括进食训练、穿脱衣训练、大小便训练、卫生清洁训练、对不良姿势改善的训练。作业治疗可与发展感知觉及认知功能的训练相结合。

（四）言语治疗

脑瘫患儿常见的语言障碍类型为构音障碍和言语发育迟缓。构音障碍由发音器官运动失调引起，需进行呼吸训练，改善下颌、上唇及舌肌、软腭等运动控制，以训练构音。言语发育迟缓的患儿要根据患儿年龄等具体情况，通过使用语言符号、练习发音，使其理解语言的概念和含义，逐步训练其语言交往能力。全身肌张力的控制有助于改善发音器官的痉挛，因此，语言治疗时患儿应采取抗痉挛体位，使全身放松。对构音器官的训练也有利于患儿吞咽功能的提高。

（五）康复工程

在物理治疗和作业治疗中常配合使用支具或矫形器，以达到限制关节异常活动、提高稳定性、协助控制肌痉挛、保持肌肉长度、预防畸形、辅助改善运动功能等目的。矫形器的应用关键在于根据患儿的个体情况选择最佳佩戴时期和类型，因此，应由康复医师、治疗师和矫形师等治疗小组成员协商决定。

（六）药物治疗

常用的药物有脑神经营养药、肌肉松弛剂等。药物治疗只有在必要时才使用，它不能替代功能性训练。全身多处痉挛的患儿可采用口服抗痉挛药。近年来，巴氯芬通过植入泵进行鞘内给药被证明对肌张力广泛升高影响功能的患者非常有效，且不良反应小，比口服巴氯芬更加安全高效。局部痉挛肌内注射肉毒素可以有效缓解痉挛，防止畸形。

（七）手术治疗

主要用于痉挛型脑瘫患儿，目的是改善肌张力和矫正畸形。对于下肢肌肉广泛痉挛且肌力低下不显著、无挛缩、肌张力降低后功能可以改善的患儿，可采用选择性脊神经后根切断术。如果已出现固定畸形，且上述方法无效，则可采用肌肉或骨关节矫形手术。下肢矫形术应在步态成熟后进行，在手术实施的前后，应有规范的康复治疗方案与之相配，严格遵守手术适应证，术后尽量缩短固定时间、尽早活动，必要时佩戴支具，维持疗效。

（八）心理治疗

针对脑瘫患儿不同的心理特点和心理情况先进行心理评定，再由专科心理治疗师进行个体心理疗法、集体心理疗法、行为疗法、文体音乐放松疗法等，多给予患儿鼓励，循序渐进地建立患儿正常心理环境。同时，在训练场地方面，应兼顾智力低下患儿的特殊装备、设备需求，制定不同的课程和特殊的教学方法进行教育。

（九）教育康复

有 50% 以上的脑瘫患儿合并智力低下，提供有系统、有计划、有评估的教育系统，可使患儿获得学习机会，为成长后达到生活或工作独立创造条件，因此教育康复是必不可少的。对脑瘫患儿的教育要个体化与生活化相结合，学习活动要有趣味和变化，根据不同年龄段的特点，制订相应的学习计划。学习环境也要多样化，可变化不同的场景进行学习。学习内容要适中，不要太难，以免儿童对学习失去信心和兴趣，学习内容也不要一成不变，过于单调和简单。学习中要不断地复习和重复，以加深记忆，并多采用正性鼓励。

（十）中医康复治疗

1. 针刺　头皮针以针刺运动区、平衡区、感觉区、舞蹈震颤区、足运感区、晕听区等为主，可配合针刺言语区，以及应用四神针、颞三针、脑三针、智三针等。体针可根据辨证选取穴位。

2. 推拿　推督脉（长强至大椎），按揉足太阳膀胱经背部第一侧线和第二侧线，擦肾俞、命门和八髎穴等；背部捏脊。智力低下者，点按四神聪、百会、风池；语言障碍者，点按通里、廉泉；颈软者，点按大椎、天柱、身柱等，以患儿被点穴位有酸、麻、胀感为宜。

四、康复预防

1. 一级预防　在母亲孕期积极进行产前检查，力保生产出健康的宝宝；新生儿期和婴儿期认真做好儿童保健，尤其对早产儿、低体重儿、新生儿高胆红素血症等有高危因素的儿童要特别注意异常反射、异常肌张力、生长发育、视觉、听觉等方面的专科检查和跟踪观察。

2. 二级预防　对高危因素的高危儿有异常表现者，应尽早发现、早期干预。

3. 三级预防　对已经有明显表现的脑瘫患儿，应全面、积极、规范地进行有效干预，争取减轻残疾程度和范围，提高患儿生活质量。

第五节　周围神经损伤的康复

一、概述

（一）定义

周围神经是指神经系统中除了脑和脊髓以外的部分，包括了后 10 对脑神经（除嗅、视神经之外）、脊神经、自主神经及相关神经节，是传导中枢和躯体各组织间信号的装置。造成周围神经损伤的原因很多，不同的原因造成神经损伤的严重程度和波及范围是不同的。狭义的周围神经损伤是指周围神经丛、干或其分支受外力作用引起的损伤，如切割伤、挫裂伤、牵拉伤、挤压伤及医源性损伤等，Wallerian 变性是其主要的病理变化；广义的周围神经损伤是指除外伤外，由于营养代谢障碍、炎症、中毒、遗传等引起的神经病 (neuropathy)，轴突变性是其最主要的病理改变。本病属于中医学"伤筋""痿证""皮痹""肌痹"等范畴。

（二）损伤程度分型

目前最常采用 Seddon 的方法对周围神经损伤的严重程度进行分型，其要点如下：

1. 神经失用　神经轴突和鞘膜完整，传导功能短暂性、生理性失常，多于数日或数周自行恢复。

2. 轴突断裂　神经鞘膜和施万细胞完整，仅轴突部分或完全断裂，断裂的轴突可从断端向远端以 1 ～ 2 mm/d 的速度再生，神经损伤恢复需时较长。

3. 神经断裂　神经结构完全断裂，间隙由瘢痕组织填充，需手术缝接神经，缝接后神经功能可部分或完全恢复。

（三）临床特征

1. 症状体征　由于周围神经干是由运动、感觉和自主神经纤维组成的，因此损伤后会导致该神经支配区域不同程度的肌肉力量、感觉和自主神经系统的功能障碍，患者常会出现弛缓性瘫痪，如肌力下降或消失、肌张力降低、肌肉萎缩等，还会出现感觉缺损或过敏、腱反射减弱或消失、皮温及出汗异常、指（趾）甲粗糙变薄等。神经干叩击试验（Tinel 征）在神经损伤和再生判断方面具有较大的临床价值。

2. 辅助检查　临床根据症状体征多可做出较明确的诊断。针对一些闭合损伤及恢复期患者，电诊断检查最具有诊断和功能评定的价值，常用方法包括肌电图检查、神经传导速度（NCV）测定及体感诱发电位检查。四肢周围神经的传导速度正常为 40 ～ 70 m/s，神经损伤后其传导速度减慢，神经传导速度测定可协助判断损伤的部位、程度以及进行动态功能评定，最具有临床实际意义。另外，尚可采用针对自主神经的发汗试验如 Minor 淀粉 – 碘试验协助诊断。肌骨超声及磁共振扩散张量成像对周围神经损伤有一定的诊断价值。

二、康复评定

（一）运动评定

周围神经损伤后的运动障碍常表现为肌力和肌张力的下降或消失、肌肉萎缩、关节 ROM 增加或减退、反射减弱或消失等，需分别予以评定。

1. 肌力 可采用徒手肌力评定法（MMT）。

2. 肌张力 周围神经损伤后，关节做被动活动时肌肉对牵张反射的反应下降，检查者可体会抵抗感减弱或消失。

3. 肌肉周径 可用卷尺测量受累肢体，并与健侧对应部位比较，一般来说损伤后一段时间患肢周径会小于健侧，如果大于健侧则应排除深静脉血栓等并发症。

4. 反射检查 周围神经损伤后腱反射多会减弱或消失，应进行肱二头肌反射、膝腱反射等的检查。

5. 运动功能评定 可参考英国医学研究会提出的运动功能恢复六等级评定法。

（二）感觉功能评定

多采用英国医学研究会提出的评定标准。感觉检查包括浅感觉（痛、温、触）、深感觉（关节位置、震动、压痛）和复合觉（数字识别、二点辨别、实体）；另外，还要根据受损特点询问有无感觉异常（感觉下降、消失或过敏、疼痛等）。

（三）神经电生理评定

针刺肌电图、神经传导速度、体感诱发电位检查可对神经损伤的部位、程度和神经损伤后恢复情况提供更加准确的评定依据。

（四）中医证候评定

需对患者所属中医证候进行评定，可分为瘀痹经脉证、邪痹经脉证、气血两虚证、脾肾两虚证。

三、康复治疗

周围神经损伤后应尽早去除病因，并积极进行药物如糖皮质激素、神经营养剂等的治疗，以减轻局部炎症及水肿，保护神经。同时，还应积极进行早期康复干预，以促进运动、感觉功能的恢复，预防肢体挛缩畸形的发生。

（一）物理治疗

1. 运动疗法

（1）保持肢体的功能位 急性期多选用石膏、外固定架或牵引固定，将麻痹的肢体固定于需要的位置。急性期过后，应尽早转换肢体功能位，选择适宜的夹板或支具固定。

（2）主被动运动 麻痹产生后应尽早开始活动。如肿胀、疼痛及外伤急性症状和炎症反应明显者，在不影响外科治疗效果的基础上，应尽早从轻运动量开始被动运动，加强关节、肌肉的牵张训练，防止挛缩的发生；麻痹不完全者应适当进行主动运动。

（3）增强肌力训练 以提升肌力的瞬间爆发力和持久力为主。应在麻痹急性期肌力为 0 ～ 2 级时进行肌肉功能的再训练，加强肌肉运动的感觉训练。肌力恢复到 3 级水平时，则应开始做克服重力的主动运动。肌力达到 4 级或 5 级时，可增加额外阻力训练，可通过徒手、滑车、重锤、弹簧、重物、流体阻力等方式实现。

2. 物理因子治疗 包括针对损伤局部和支配区域肌肉的物理因子治疗。损伤早期可于局部行微波、红外线、超短波等治疗以改善循环、促进水肿和炎症吸收。对于支配区域，可采用低频治疗，如神经肌肉电刺激，以促进肌肉收缩、延缓肌肉萎缩、防止肌肉纤维化。也可配合冷热水交替刺激、红外线等治疗促进感觉功能恢复。

（二）作业治疗

在运动恢复的过程中，适当的作业性活动不仅能维持和改善肌肉的功能，而且还能改善患肢的血运、扩大关节的活动范围。应尽量选用需两侧肢体参加的作业内容，并且根据恢复程度逐渐增加患侧肢体的活动。训练的原则为先做被动运动，再做主动运动。感觉障碍患者可行毛刷刷擦等。作业训练内容应根据损伤神经功能进行个性化制定。

（三）中医康复治疗

1. 针刺　多取损伤神经干两端、邻近部位及手足阳明经穴位，但应注意避开术口及损伤局部。

（1）臂丛神经损伤　主穴取缺盆、极泉、曲池、合谷和后溪，配穴取肩髃、肩贞、天宗、阳谷等。

（2）桡、尺神经损伤　主穴取大椎、肩贞、天宗。桡神经损伤加合谷、阳池、列缺、手三里、曲池；尺神经损伤加后溪、阳谷、支正、小海；正中神经损伤加外关透内关、三阳络、四渎等。

（3）坐骨神经损伤　取患侧 $L_{3\sim5}$ 夹脊，足太阳膀胱经承扶、殷门、承筋、承山、阿是穴，足阳明胃经足三里、上巨虚、条口、阿是穴。

（4）腓总神经损伤　取足三里、解溪、太冲，配以阳陵泉透阴陵泉、悬钟透三阴交。

2. 推拿　应在明确损伤情况下制订推拿方案，注意手法不要影响内固定物或神经吻合端，整体手法宜轻柔，可根据神经分布区域进行点、揉、按、摩等。

3. 中药　瘀痹经脉证，宜活血化瘀、祛瘀通络，选用身痛逐瘀汤加减；邪痹经脉证，宜散寒除湿、活血祛风、疏经通络，选用独活寄生汤加减；气血两虚证，宜益气养血、疏经通络，选用黄芪桂枝五物汤加减；脾肾两虚证，宜温补脾肾、通经活络，选用四君子汤合右归丸加减。

第六节　帕金森病的康复

一、概述

（一）定义

帕金森病（Parkinson disease，PD）又称震颤麻痹（paralysis agitans），是一种常见于中老年的神经系统变性疾病，临床上以静止性震颤、运动迟缓、肌强直和姿势步态异常为主要特征。我国 65 岁以上人群患病率为 1700/10 万，男性稍高于女性。帕金森病属于中医学"颤证"范畴，又称"振掉""颤振"。

（二）病因及发病机制

本病主要病理改变为黑质多巴胺（DA）能神经元变性死亡。但病因及发病机制至今仍未完全明确，可能与下列因素有关：

1. 年龄因素　主要发生于 50 岁以上的中老年人；65 岁以上发病率明显增高，且随年龄增加而升高。

2. 环境因素 20 世纪 80 年代发现一种嗜神经毒 1- 甲基 4- 苯基 1, 2, 3, 6- 四氢吡啶（MPTP）在人和灵长类动物中可诱发与帕金森病相似的临床特点。研究发现，环境中与 MPTP 结构类似的一些工业或农业毒素可能是帕金森病的病因之一。

3. 遗传因素 帕金森病患者中有 10% 具有阳性家族史。

多巴胺和乙酰胆碱是纹状体内两种重要的神经递质，功能相互拮抗。纹状体多巴胺含量显著降低可造成乙酰胆碱系统功能相对亢进。这种递质失衡与肌张力增高、运动减少等症状的产生密切相关。多巴胺浓度的显著降低可能导致智能减退、情感障碍等。

（三）临床特征

帕金森病的临床特征是隐匿起病、缓慢发展、进行性加重。症状常自一侧上肢开始，逐渐扩展至同侧下肢、对侧上肢及下肢。

1. 症状与体征

（1）静止性震颤 常为首发症状，多自一侧上肢远端开始，典型表现为拇指与屈曲的示指间呈搓丸样动作。震颤于静止时明显，精神紧张时加剧，随意运动时减轻或停止，睡眠时消失。

（2）肌强直 被动运动关节阻力增高，呈均匀一致的类似弯曲软铅管的感觉，称为铅管样强直；如患者合并震颤，则可在均匀阻力上出现断续的停顿，如同齿轮转动一样，称为齿轮样强直。

（3）运动迟缓 表现为随意运动减少，以动作开始时明显。早期患者手指精细动作困难，可逐渐发展为全身随意运动减少；晚期翻身、起床均困难，书写困难，写字越写越小，呈现写字过小症。面部表情肌少动、眨眼少，称为面具脸。口、舌、咽和腭肌运动障碍可使讲话缓慢、语调变低、吞咽困难。

（4）姿势步态异常 典型的患者站立时会出现特殊的"猿人"站姿。早期行走时，患侧上肢自动摆臂动作减少，患侧下肢拖曳。病情加重时，双上肢伴随动作消失，双足擦地行走，步幅变小，步速变慢，启动及转弯时困难。有时行走时双脚突然不能抬起，全身僵硬，称为冻结现象。还可出现慌张步态，表现为迈步后以极小的步伐越走越快，不能立刻停下脚步。

（5）其他症状 自主神经症状常见，如便秘、多汗、性功能减退、直立性低血压和皮脂腺分泌亢进。吞咽活动减少导致口水过多、流涎。精神方面有抑郁、焦虑、幻觉、睡眠障碍等情况出现。15%～30% 的患者晚期可出现认知障碍，甚至痴呆。

2. 辅助检查

（1）血、脑脊液 常规化验均无异常，可检测到脑脊液中高香草酸（HVA）含量降低。

（2）影像学检查 CT、MRI 无特征性改变。PET 或 SPECT 检查可显示脑内多巴胺转运体（DAT）功能显著降低，多巴胺递质合成减少等。

（3）其他检查 部分患者早期出现嗅觉减退，可行嗅棒检查；多数帕金森病患者会出现黑质回声异常增强，可通过耳前听骨窗经颅超声探测；部分患者可在外周组织如胃窦部黏膜、下颌下腺病理检测到 α- 突触核蛋白异常聚集。

3. 诊断及鉴别诊断 临床表现为本病的主要诊断依据，可参考我国 2016 年制订的中国帕金森病临床诊断标准。本病需与继发于外伤、血管疾病、中毒等的帕金森综合征，伴发于其他神经变性疾病的帕金森叠加综合征及特发性震颤相鉴别。

二、康复评定

(一) 韦氏帕金森病评定量表

从帕金森病患者的手运动障碍、肌强直、姿势、上肢伴随运动、步态、震颤、面部表情、坐位起立、言语、生活自理能力等十项表现进行评分 (表 5-10)。总分评估范围为 0 ~ 30 分；0 ~ 10 分为轻度；11 ~ 20 分为中度；21 ~ 30 分为重度。

表 5-10　韦氏帕金森病评定量表

临床表现	生活能力	评分	临床表现	生活能力	评分
1. 手动作	无影响	0	6. 震颤	未见	0
	精细动作减慢，取物、系纽扣、书写不灵活	1		静止或行走时在肢体或头部可见轻度震颤现象	1
	动作中度减慢，单侧或双侧各动作中度障碍，书写明显受影响，出现写字过小症	2		手、头或其他肢体出现较严重但不持续的震颤	2
	动作严重减慢，不能书写，系扣、取物显著困难	3		出现严重且持续存在的震颤，无法自己写字及进食	3
2. 强直	未出现	0	7. 面容	正常	0
	颈、肩出现强直，活动后强直仍存在，但在用药后可逆转	1		表情有些刻板，口常闭合，开始出现焦虑或抑郁面容	1
	颈、肩中度强直，不服药时出现静止性震颤	2		表情呆板，口唇有时分开，流涎，焦虑、抑郁表情明显	2
	颈、肩严重强直，服药后仍出现静止性震颤	3		面具脸，平时口张开，出现严重流涎	3
3. 姿势	正常	0	8. 坐、起立运动	正常	0
	开始出现强直姿势，头轻度前屈	1		坐、起立运动能单独完成，但比正常人差，需用一只手支撑	1
	头轻度前屈，站立时臂部肘关节屈曲，但双手的部位仍处于腰以下	2		坐、起立运动需要两手支撑才能完成	2
	头严重前屈，站立时臂部肘关节屈曲明显，膝关节亦屈曲，单手或双手处于腰以上位置，指间关节伸直	3		坐、起立运动在双手的支撑下也不能完成，或仅能勉强完成	3
4. 行走时上肢摆动	双侧摆动自如	0	9. 言语	清晰、易懂、响亮	0
	手臂摆动幅度有肯定的减小	1		讲话开始出现音量降低，音调平，但能听懂	1
	一侧手臂无摆动	2		讲话声音明显降低，高低音不分，音节不变，开始出现构音障碍，呐吃不易听懂	2
	双侧手臂无摆动	3		讲话声音极低，呐吃、口吃严重，很难听懂	3
5. 步态	跨步距离正常，可自然转身	0	10. 生活自理能力	能完全自理	0
	跨步距离轻度缩短，走路时会一足拖地，转身缓慢	1		能自我照料及独立生活，各种活动速度减慢，但尚能胜任工作	1
	跨步距离中等缩短，走路时两足底出现明显的拖地现象	2		活动明显减慢，有些动作要帮忙，如床上翻身、起坐等	2
	步幅极小，拖曳步态，用脚趾尖走路，转身极慢	3		不能照料自己，生活不能自理，完全依赖他人照顾	3

（二）日常生活能力评定

Hoehn-Yahr 分级是目前国际上较通用的帕金森病病情程度分级评定法（表 5-11）。

表 5-11　Hoehn-Yahr 分级与生活功能程度

分期	日常生活能力	分级	临床表现
一期	正常生活不需要帮助	Ⅰ级	仅一侧障碍，一般功能障碍很轻或不明显，相当于韦氏量表总评 0 分
		Ⅱ级	两侧肢体或躯干障碍，但无平衡障碍，相当于韦氏量表总评 1～9 分
二期	日常生活需部分帮助	Ⅲ级	出现姿势反射障碍的早期症状，身体功能稍受限，仍能从事某种程度工作，日常生活有轻中度障碍，相当于韦氏量表总评 10～19 分
		Ⅳ级	病情全面发展，功能障碍严重，虽能勉强站立、行走，但日常生活有严重障碍，相当于韦氏量表总评 20～28 分
三期	需全面帮助	Ⅴ级	障碍严重，不能穿衣、进食、站立、行走，无人帮助则卧床或在轮椅上生活，相当于韦氏量表总评 29～30 分

（三）其他评定

包括关节活动范围、肌力、肌张力、平衡能力、步行能力、吞咽功能、认知功能、心理功能和生存质量等评定。其中尤需注意患者的肌张力、平衡能力、步态、吞咽功能，密切关注吸入性肺炎、跌倒等并发症的评定。

（四）中医证候评定

需对患者所属中医证候进行评定，可分为气血两虚证、风阳内动证、阳气虚衰证、痰热风动证、阴虚风动证等。

三、康复治疗

（一）治疗原则

应采取综合治疗，包括药物治疗、物理治疗、作业治疗、构音训练、吞咽治疗、心理治疗等，其中药物治疗是首选，但均只能改善症状。治疗的目标是提高患者的活动能力及延长生活自理的时间，提高生命质量。

（二）物理治疗

1. 运动疗法　主要是针对震颤、肌强直、运动迟缓和姿势步态异常的训练。

（1）松弛训练　缓慢、有节奏的活动可使全身肌肉松弛。应用本体感觉神经肌肉促进（PNF）技术有节奏地进行运动具有松弛肌强直的作用。仰卧位时可做头、下肢反向运动，腰部旋转运动，双肩部反向运动及头、颈、肩、腰部组合转动运动；侧卧位时做肩、胸部前伸、后退运动。注意事项：①宜缓慢，转动时要有节奏。②从被动转动到主动转动。③从小范围转动到全范围转动。④转动时使患者有松弛的感觉。

（2）维持和改善关节活动度训练　主要关节部位是颈、肩、肘、腕、指、髋、膝关节，重点是牵拉缩短的、绷紧的屈肌，防止挛缩的发生，维持正常的关节活动度。注意事项：①避免过度牵拉及出现疼痛。②注意骨质疏松的可能，防止造成骨折。③避免活动过度造成软组织损伤。

（3）姿势训练　躯干、四肢和颈部肌肉强直，常呈现头部前倾、躯干俯屈、肩内收、肘关节屈曲、腕关节伸直、前臂内收、髋关节和膝关节弯曲的特殊姿势。可利用姿势镜让患者通过视觉自我矫正。通过 PNF 法促进躯干伸展，纠正脊柱后凸及髋、膝关节屈曲姿势。训练期间，鼓励患者呼吸运动与此配合，以增加胸部扩张。

（4）平衡训练　在坐位、跪立位及站立位下做前、后、左、右重心转移训练。帕金森病患者的腹肌力弱，在坐下时常不能控制躯干而突然向后跌倒，故需行腹肌训练。

（5）协调训练　先做双上肢或双下肢的交互运动，然后再做上肢、下肢之间的交互运动及上肢、下肢反向运动。

（6）步态训练　按音乐的节奏、击掌节拍或治疗师口令"1、2、1"加快启动速度和步行速度。可通过在地板上加设标记来进行行走时步幅及宽度控制。在前面设置 5 ～ 7.5 cm 高的障碍物，让患者行走时跨步，避免小碎步。训练行走中上肢、下肢协同运动，按指令停止、改变运动方向、转弯等。

（7）其他训练　包括面肌训练、呼吸功能训练等。

2. 物理因子治疗　采用水疗、热疗、神经肌肉电刺激治疗、肌电生物反馈等治疗以降低肌肉张力。

（三）作业治疗

1. 手功能训练　采用双手旋前旋后训练、抓放训练、精细运动训练以改善双手的灵活性。

2. 日常生活活动能力训练

（1）早期训练　疾病的早期，尽可能通过调整维持患者粗大和精细协调活动、肌力、身体姿势和心理状态实现日常活动自理，保持患者自己的习惯、兴趣和爱好，与家人、社会正常交往。

（2）中晚期训练　随着病情的发展，患者的活动能力逐渐受限，应最大程度上维持其原有的功能和活动能力，加强日常活动的监督和安全性防护，提供简单、容易操作、省力的方法完成各种活动。

（四）构音训练

主要方法有呼吸训练、放松训练、构音训练、克服鼻音化的训练及韵律训练等。

（五）吞咽治疗

治疗方法包括口部运动治疗、进食体位调整等。

（六）心理治疗

采取认知疗法，向患者讲解疾病的相关知识，使其积极配合治疗，尽量做到生活自理。同时充分发挥家庭和社会的力量，帮助患者康复，必要时辅以药物干预。

（七）认知治疗

根据认知功能评定的情况，可采用针对性提高记忆力的训练及智力障碍康复训练方法。

（八）康复工程和环境改造

为预防畸形，可让患者穿戴必要的矫形支具。为防止患者跌倒，给患者配备合适的助行、稳定用具，注意调整助行器的高度。鼓励患者坐位时尽量保持腰部挺直，不要长时间团坐在软沙发内，避免躯干俯屈加重。写字、打字桌面高度要正好适合患者在直腰和保持头颈部稍屈曲（10°）体位时工作。尽量去掉房间内的地毯和垫子，防止患者被绊倒。卫生间尽量无障碍，墙壁上安装把手等。

（九）中医康复治疗

1. 中药 气血两虚证用人参养荣汤治疗；风阳内动证用天麻钩藤饮合镇肝熄风汤治疗；阳气虚衰证用地黄饮子治疗；痰热风动证用导痰汤合羚角钩藤汤治疗；阴虚风动证用大定风珠治疗。

2. 针刺

（1）体针 主穴：百会、风府、风池、曲池、阳陵泉、外关、太冲、三阴交。以震颤为主可加大椎、少海、后溪；颈项强直加夹脊；吞咽困难加廉泉；构音障碍加哑门；流涎加颊车、地仓。

（2）头针 取穴：主选患肢对侧的运动区及舞蹈震颤控制区。

3. 推拿 主要应用于肢体和躯干的强直、震颤症状，面部推拿有助于改善表情肌功能。

4. 传统功法训练 八段锦、太极拳等可以促进气血运行，疏通经脉筋骨，有益于预防、延缓帕金森病的发生，改善发病后患者的生活质量。

第七节　阿尔茨海默病的康复

一、概述

（一）定义

阿尔茨海默病（Alzheimer's disease，AD），是发生于老年和老年前期，以进行性认知功能障碍和行为损害为特征的中枢神经系统退行性病变。临床上表现为记忆障碍、失语、失用、失认、视空间能力损害、抽象思维和计算力损害、人格和行为改变等。阿尔茨海默病是老年期最常见的痴呆类型，占老年期痴呆的 50% ～ 70%。我国 65 岁老年人患病率为 3% ～ 7%。本病属中医学"痴呆"范畴。

（二）病因和发病机制

AD 的病因及发病机制目前尚不完全清楚，危险因素主要包括高血压、高血糖、高同型半胱氨酸、吸烟等。该病在某些家族中有遗传倾向，为常染色体（主要是 21 号和 14 号染色体）显性遗传。发病机制目前 β-淀粉样蛋白瀑布假说和 tau 蛋白学说两种假说影响较为广泛，此外还有细胞周期调节蛋白障碍、氧化应激、炎性机制、线粒体功能障碍等多种假说。

（三）临床表现

AD 起病隐匿，持续进行性发展，主要包括认知功能损害症状、非认知性神经精神症状。分痴呆前阶段和痴呆阶段。

1. 痴呆前阶段　主要有记忆轻度障碍，学习和保存新知识的能力下降。语言、执行功能和注意力出现轻度障碍，不影响日常生活能力。

2. 痴呆阶段　患者认知功能障碍影响了日常生活能力，分轻、中、重三期。轻度主要表现为记忆障碍，首先是近期记忆受损。随着病情的发展，可出现远期记忆减退；视觉空间感知障碍常导致外出找不到回家的路；人格方面可能出现障碍如不爱清洁、自私多疑等；易出现焦虑和抑郁情绪。中度记忆障碍继续加重，工作和学习能力下降，组织、计划和管理能力等执行功能明显障碍，还会出现失语、失认、失用等症状，有明显行为和精神异常，人格改变。重度表现为上述症状逐渐加重，可出现哭笑无常、情感淡漠、言语能力丧失，失去吃饭、穿衣等简单的生活能力，瘫痪卧床，尿便失控，日常生活无法自理。

3. 辅助检查

（1）脑脊液检查　可发现 Aβ42 水平降低，总 tau 蛋白和磷酸化 tau 蛋白增高。

（2）脑电图　早期主要是波幅降低和 α 节律减慢，病情进展可出现广泛的 θ 活动，额、顶叶明显，晚期为弥漫性慢波。

（3）影像学　CT 见脑萎缩、脑室扩大；MRI 检查显示双颞叶、海马萎缩；SPECT 灌注成像可见顶叶、颞叶和额叶及海马区血流和代谢下降。

4. 康复的适应证和禁忌证

（1）适应证　痴呆前阶段及痴呆阶段的轻、中度痴呆患者。

（2）禁忌证　重度痴呆患者，以及伴有严重脑血管病，严重肝脏、肾脏、心脏等疾病和极度虚弱、严重骨质疏松等痴呆患者禁用。

二、康复评定

（一）痴呆筛选量表

1. 简易精神状态量表（MMSE）　共有 19 项检查，其中包括时间定向、地点定向、语言即刻记忆、注意力和计算能力、短程记忆、物体命名、语言复述、阅读理解、语言理解、言语表达和图形描画等内容，总分范围为 0 ～ 30 分。我国学者依据国内的实际情况，将评分按文化程度进行了标准化。

2. 画钟表试验　是一个简单、敏感、易行的认知筛查量表，对 AD 筛查确诊率约为 75%。①方法：要求患者画一个表盘面，并将表示时间的数字标在正确的位置上，然后再让患者画上分针、时针，将时间指到 9 点 35 分。②记分：画一个封闭的圆 1 分；数字位置标记正确 1 分；12 个数字无遗漏 1 分；分针、时针位置正确 1 分。4 分为认知功能正常；3、2、1、0 分为轻、中和重度的认知功能障碍。

3. 长谷川痴呆量表　是一种简易实用的量表，其评分简单，敏感性和特异性较高。我国学者依据国内的实际情况，将其评分按文化程度进行了标准化。总分文盲 < 16 分、小学文化程度 < 20 分、中学以上文化程度 < 24 分则评为痴呆。

（二）记忆功能评定

现应用较为广泛的为韦氏记忆量表，是一套测量记忆的标准化量表，共有 10 项分测验。A ～ C 测长时记忆，D ～ I 测短时记忆，J 测瞬时记忆，记忆商数（MQ）表示记忆的总水平。

（三）注意力评定

常用的有听认字母测试、声辨音、视跟踪、划消测验、连线测验等以评定听觉注意和视觉注意。

（四）认知障碍评定

1. 失认症评定　包括视觉失认、触觉失认、疾病失认、躯体失认等评定。

2. 失用症评定　包括结构性失用、运动性失用、意念性失用、意念运动性失用、穿衣失用、步行失用等评定。

（五）躯体功能评定

针对患者可能存在的躯体功能障碍，如关节活动度、肌力、肌张力、平衡、步态、言语、吞咽等问题，应选择相应的量表进行评定。

（六）日常生活能力评定

常采用 Barthel 指数（BI）或改良 Barthel 指数（MBI）和功能独立性评定（FIM）量表评定。

（七）社会功能评定

可采用社会生活能力量表评定社会生活能力状况。国外已开发出阿尔茨海默病生活质量量表（QOL-AD）。

（八）中医证候评定

需对患者所属中医证候进行评定，可分为髓海不足证、肝肾阴虚证、脾肾两虚证、心肝火盛证、痰浊蒙窍证、瘀血内阻证等。

三、康复治疗

（一）药物治疗

包括改善认知功能和控制精神症状药物。

1. 改善认知功能　目前用于改善轻、中度 AD 患者认知功能的主要的药物是胆碱酯酶抑制剂（ChEI），如多奈哌齐、加兰他敏等。

2. 控制精神症状　根据患者在疾病的某一阶段出现的精神症状给予相应药物控制，如抗抑郁药物和抗精神病药物。

（二）认知训练

根据认知功能评定的情况，制定针对性的训练，包括记忆训练、注意力训练、智力训练、失用症训练、失认症训练等。

1. 记忆训练　针对评估中记忆损害的类型与程度，采取不同的训练方式，循序渐进增加难度，训练中应多给予鼓励。常用的方法有瞬间记忆训练、短时记忆训练、长时间训练、无错性学习、提示法、PQRST 法等。PQRST 法是给患者一篇短文，按照预习 P（preview）、提问 Q （question）、阅读 R（read）、陈述 S（state）和回答问题检验 T（test）的程序进行训练促进记忆。也可以根据现有的资源，采用计算机软件、笔记本、录音机、日程表及定时提醒器、闹钟、手机等进行记忆训练。

2. 注意力训练　可采用猜测游戏、删除作业、时间感训练、数目顺序等训练方法。

3. 智力训练　智力包括常识、社会适应能力、计算力、分析和综合能力、逻辑联想能力、思维的灵活性等。训练内容难度选择应适当，坚持反复训练。可使用逻辑联想训练、思维灵活性训练、分析和综合能力训练、理解和表达能力训练、社会适应能力训练、常识训练、数字概念和计算力训练等。

4. 失用症训练　根据评定的结果，可针对性地采取意念性失用、结构性失用、运动性失用、穿衣失用、步行失用等训练。

5. 失认症训练　主要采用功能适应性的康复方法进行视觉失认、触觉失认及听觉失认的训练。

6. 推理及解决问题能力的训练　可采用指出报纸中的消息、排列数字、问题状况的处理、从一般到特殊的推理、分类训练、实际定向方法进行训练。

（三）物理治疗

1. 运动疗法　主要针对患者存在的躯体运动功能障碍进行相应的肌力训练、关节活动度训练、平衡功能训练、步态训练等运动疗法治疗。不断纠正患者可能出现的异常姿势，训练其坐位平衡、站位平衡，以及由卧位到坐位，坐位到站位及行走的动态平衡。保证步态协调、稳定，防止跌倒。

2. 物理因子治疗　可应用光疗法、磁疗法、高压氧治疗等物理因子治疗以改善患者功能。

（四）作业治疗

根据患者的功能障碍情况，选择患者感兴趣并能帮助其恢复功能和技能的作业活动进行治疗。加强手的精细、协调、控制能力，最大限度地改善手的功能与提高患者生活自理能力、工作及休闲娱乐能力，提高其生活质量。

（五）言语治疗

根据评定的结果，不同的失语类型可采取相应的言语训练方法。

（六）吞咽治疗

根据评定的结果，可采取相应的吞咽功能康复训练方法。

（七）行为与心理治疗

1. 行为治疗常用的方法是改变激发患者异常行为的刺激因素，从而减少异常行为带来的后果。

2. 心理治疗常用的方法有支持性心理治疗、缅怀治疗、确认治疗、扮演治疗、音乐治疗等。

（八）康复工程及环境

居住环境要舒适，室内明亮，光线要柔和，避免噪声刺激，远离危险物品和障碍物，如应用自动开关的水龙头、加盖的电器插座。浴室要简单易用、地面防滑，安装具有自动冲洗装置的便盆。物品分类固定位置放置，容器上提供标签便于记忆。在房间醒目的地方放置提醒语标志、日程表或时钟，帮助患者保持定向力。应用电子辅助装置，如发音的电子表、定时提醒器帮助患者记忆。

（九）中医康复治疗

1. 中药　髓海不足证用七福饮治疗；肝肾阴虚证用知柏地黄丸治疗；脾肾两虚证用还少丹、归脾汤、肾气丸治疗；心肝火盛证用黄连解毒汤治疗；痰浊蒙窍证用转呆丹、洗心汤治疗；瘀血内阻证用通窍活血汤、桃红四物汤治疗。

2. 针刺　①体针：常选用百会、风府、风池、神门、太溪、大钟、肾俞、内关、三阴交、足三里、丰隆、大椎、水沟等穴。②耳针：取心、脑、皮质下及内分泌穴。

3. 传统功法　太极拳有利于健脑益智。

四、康复教育

AD 是一种进行性病变，隐匿性起病，病情呈持续性发展，为不可逆的病变。病程一般为5～12年，多死于肺部感染、尿路感染、压疮等并发症。有效的护理能延长患者的生命及改善其生活质量，防止压疮、肺部感染等并发症，避免患者跌倒、摔伤、外出迷路等意外的发生。保持患者家居环境卫生，给予患者合理的饮食结构，做好心理护理，鼓励患者多参加户外活动及感兴趣的文娱活动。给予患者家属或照顾者必要的心理支持和理解，使其树立信心，帮助患者生活自理或提供必要的照护。

【复习思考题】

1. 脑卒中后如何选择康复治疗的时机？
2. 简述脑卒中后常见并发症。
3. 颅脑损伤康复治疗的禁忌证有哪些？
4. 何为颅脑损伤康复的首要任务，具体有哪些方法？
5. 简述不完全脊髓损伤的特殊类型。
6. 如何确定运动损伤的平面？
7. 简述 ASIA 残损分级。
8. 各型脑瘫患儿的康复训练原则是什么？
9. 帕金森病的康复治疗原则是什么？
10. 失认症和失用症的评定包括哪些内容？

扫一扫，查阅本章数字资源，含PPT、音视频、图片等

第一节　骨折的康复

一、概述

（一）定义

骨折是指骨或软骨的完整性和连续性中断，多见于交通事故、运动损伤及其他生活中发生的意外事故。骨折属中医学"骨折病"范畴，多因肝肾不足、气血亏虚、瘀血阻滞于关节、肌肉而引发。

骨折治疗的基本原则是复位、固定和功能锻炼。良好的复位和固定是治疗骨折的基础，功能锻炼是治疗骨折的重要手段，只有将固定与功能锻炼相结合才能达到最佳临床疗效，减少并发症。骨折康复应遵循骨折愈合过程，循序渐进地开展康复治疗，同时严格制定康复方案，正确指导患者并监督训练，避免骨折畸形愈合等并发症。

（二）分型分期

1. 骨折原因　按损伤原因可分为创伤性骨折、病理性骨折和疲劳性骨折。

（1）创伤性骨折　多由直接暴力或间接暴力引起。直接暴力即骨折发生在暴力直接作用的部位，常伴有不同程度的软组织损伤，如交通事故中车辆撞击小腿造成的胫腓骨骨折。间接暴力即暴力通过牵拉、成角或旋转等作用使远处发生骨折，如跌倒时腕关节着地引起桡骨远端骨折，足内翻时腓骨短肌肌腱牵拉引起的第5跖骨基底部骨折。

（2）病理性骨折　是指由骨肿瘤、骨关节结核等疾病致骨质破坏而引发的骨折，如骨巨细胞瘤，多侵犯股骨下端及胫骨上端，造成骨质破坏而引发骨折。

（3）疲劳性骨折　是由应力重复作用于同一部位，使骨反复承受负荷而发生微损伤，这种损伤不断积累，超过机体修复能力，最终产生了骨折，如新兵在长途行军训练中发生第2、第3跖骨骨折。

2. 骨折愈合分期　骨折愈合是指骨折断端间的组织修复反应，并最终恢复骨的正常结构与功能的过程，大体分为4期：

（1）肉芽修复期　骨折局部出现创伤性反应，形成血肿，来自骨外膜、髓腔和周围软组织的新生血管长入血肿，血肿逐渐演变成肉芽组织。这一过程在2～3周完成。临床特点是骨折部位疼痛、肿胀、断端不稳。

（2）原始骨痂期　骨折端的外骨膜和髓腔内的内骨膜开始膜内骨化的过程，同时骨折部位血肿演变成的肉芽组织再形成软骨，并且开始骨化。这一过程6～10周完成。临床特点是骨折部位疼痛、肿胀逐步减轻，断端逐步稳定。

（3）成熟骨板期　新生骨小梁逐渐增多，排列逐渐规则。断端死骨完成清除坏死骨和爬行替代过程，原始骨小梁被最终改造成有力的板状骨。这一过程为8～12周。临床上无疼痛、肿胀，无纵向叩击痛。

（4）塑型期　骨结构按力学原则重新改造，多余骨痂被吸收。这一过程需要2～4年才能完成。

3. 骨折康复分期　根据骨折愈合过程，将骨折后康复分为早期康复和恢复期康复两个阶段。

（1）早期康复　骨折愈合的前两期处于骨折愈合初期阶段，骨折断端尚不稳定，主要表现为疼痛和肿胀，此阶段康复治疗的主要目的是促进血肿和渗出物的吸收，促进骨痂形成，预防软组织粘连、肌萎缩、因制动所导致的心肺功能下降、骨质疏松、焦虑等一系列并发症，是骨折康复的关键环节，可为后期功能康复打下良好的基础。

（2）恢复期康复　骨折愈合的后两期处于骨折愈合恢复阶段，骨折断端已经稳定，主要表现为肌力不足和关节活动度下降，此阶段康复治疗主要目的是进一步增加肌力和关节活动范围；改善机体协调性和柔韧性，为患者更好地回归家庭和社会做准备。

（三）临床特征

1. 症状　全身症状主要是休克和发热。

（1）休克　多见于骨盆、脊柱骨折，还有严重的开放性骨折，因软组织损伤、大量出血、剧烈疼痛或并发内脏损伤而引起休克。

（2）发热　骨折处有大量内出血，血肿吸收时引起发热，但一般不超过38℃。

2. 体征

（1）局部疼痛、压痛　骨折部位常伴有局部疼痛和压痛，这是由于骨膜破裂，骨的断端刺激局部软组织和局部肌肉痉挛所致。如腕舟骨骨折在临床上易漏诊，骨折时局部可无畸形、肿胀，腕关节活动尚可，但在"鼻烟窝"处有局限性压痛，对诊断很重要。

（2）肿胀、瘀斑　骨折部附近软组织损伤和血管破裂导致的局部肿胀。若血液通过破裂组织达到皮下后则出现皮下瘀斑。如股骨转子间骨折，瘀斑出现在大腿中部。

（3）畸形　由外力或肌肉痉挛使断端发生重叠或旋转，可导致骨折移位，形成畸形。

（4）功能丧失　骨折后，断骨失去了杠杆和支持的作用，若再伴有神经损伤，则肢体往往可丧失正常功能。

（5）异常活动和骨擦音　骨折后，局部可出现类似关节的活动，称假关节活动，移动时可产生骨擦音。这是骨折特有的征象。

3. 辅助检查

（1）X线检查　是诊断骨折的可靠方法，可明确诊断并确定骨折部位、程度及类型。通过X线还可以判断手术疗效及骨折愈合情况，如骨折对线、对位情况。

（2）CT扫描或放射性核素检查　适用于隐性骨损伤及易漏诊部位的骨折。

（四）康复治疗适应证及禁忌证

1. 适应证　各种类型的骨折，包括开放性和闭合性骨折、关节内和关节外骨折、稳定性和不稳定性骨折，经过复位和固定处理后都可以开展康复治疗。对于骨折畸形愈合、骨不连及骨延迟愈合，应在骨科处理的同时加强康复训练。

2. 禁忌证　局部炎症，体温高于38℃和病理性骨折者禁用。

二、康复评定

（一）骨折复位标准

1. 解剖复位　骨折端可通过复位恢复正常的解剖关系，对位和对线完全良好时，称解剖复位。复位越好位置越稳定、骨折愈合越快。骨折对线是指骨折后骨的中轴线（力线）是否有成角，对线良好，中轴线应为直线，断端成角称为对线不良。骨折对位是指以骨折近端为准来判断骨折远端的移位方向和程度，只有对位正确，才可以保证后期骨愈合。骨折断端的移位称为对位不良。

2. 功能复位　复位后，两骨折端虽未恢复至正常的解剖关系，但在骨折愈合后对肢体功能无明显影响者，称功能复位。由于种种原因不能达到解剖复位的可尽量达到功能复位。

3. 可接受骨折畸形愈合范围　骨折后，由于手术等因素常有一定的肢体畸形，但对整体运动功能影响不大，超出此范围，往往需要手术矫正。可接受畸形愈合范围：①缩短移位：成人下肢骨折移位一般在 1～2 cm 范围，大于 2.5 cm 会出现跛行，上肢缩短 2 cm，对功能影响不大。②成角畸形：具有生理弧度的骨干，可接受与其弧度相一致的 10° 以内的成角畸形，如成人股骨成角畸形超过 15°，胫骨成角畸形超过 12°，则可为其上下关节带来影响。③侧方移位：成人 1/2 侧方移位，不伴有其他畸形，对功能无影响，如胫骨、尺桡骨 1/2 的横移位，对功能无影响。④旋转畸形：上肢各骨干可允许 10°～15° 旋转移位而不影响功能；前臂旋前、旋后减少 15° 亦无明显影响；股骨干骨折 10°～15° 旋转移位可以部分或完全代偿；胫骨骨折，其上下关节均无代偿能力，10° 的旋转畸形即可造成功能影响。

（二）骨折愈合标准

1. 临床愈合标准　①局部无压痛，无纵向叩击痛。②局部无异常活动。③ X 线照片显示骨折线模糊，有连续性骨痂通过骨折线。④功能测定，在解除外固定情况下，上肢能平举 1 kg 重物达 1 分钟，下肢能连续步行 3 分钟，并不少于 30 步。⑤连续观察 2 周骨折处不变形，则观察的第 1 天即为临床愈合日期。②、④两项的测定必须慎重，以不发生变形或再骨折为原则。

2. 骨性愈合标准　①具备临床愈合标准的条件。② X 线显示骨小梁通过骨折线。

（三）肢体周径测量

可了解肢体肿胀及肌肉萎缩情况，应双侧对比测量。

1. 肌肉情况　上臂通常测量肱二头肌最大膨隆部，前臂测量前臂近侧最大膨隆部；大腿一般测量臀横纹以下周径及大腿中部髌骨上缘 10 cm 处周径；小腿可测量最粗部位及内外踝上方最细部位周径。

2. 肿胀情况　除上述关键部位外，可根据患者情况，测量最肿胀部位周径，与对侧相同位置周径做比较，可更全面地反映肿胀情况。

（四）其他评定

包括疼痛、肌力、关节活动度、平衡、协调、步态分析、生存质量等功能评定。

（五）中医证候评定

需对患者所属中医证候进行评定，可分为气滞血瘀证、瘀血凝滞证、肝肾亏虚证、气血亏虚证。

三、康复治疗

（一）物理治疗

1. 运动疗法

（1）术前康复指导　骨折手术对普通人群来说无疑是巨大的躯体和心理创伤，而术后数小时即要求活动，之后还需半年至数年不等的康复过程，这就要求康复治疗一定要提早到术前阶段，术后因麻醉反应和剧烈疼痛等因素，患者对运动训练在理解和执行上存在一定困难。骨折患者术前一定要掌握骨折部位等长收缩训练、邻近关节的抗阻训练、踝泵训练等运动方法，同时要指导患者进行床上翻身、坐起、下床训练，以及心理疏导为术后康复做好准备。

（2）被动运动　骨折后在指导患者主动运动前，可对损伤肢体远端进行按摩等被动运动，消除水肿。对于伴有昏迷的患者可进行未损伤关节的被动运动，预防关节僵硬。如髌骨骨折术后可使用持续被动运动器械（CPM）进行被动活动，维持关节活动度。

（3）主动运动　分为早期运动和恢复期运动。

骨折早期局部损伤、肢体肿胀、疼痛反应明显。主动运动可促进局部血液循环、减轻水肿、预防肌萎缩，防止关节粘连，促进骨折愈合等。①针对骨折固定部位进行有节律的等长收缩训练，既可预防废用性肌萎缩，又可对断端产生应力刺激，促进骨折愈合。等长收缩训练每次维持5秒，充分放松后重复，每次训练10～20次，每天2～5次，注意训练时不要引起疼痛，循序渐进。②骨折断端远端关节，包括健侧肢体需要全范围关节运动，适度抗阻训练可以保持肌肉运动功能。如踝泵运动既可促进下肢肿胀消退，又能预防下肢深静脉血栓。

骨折恢复期骨折断端已经稳定，主动运动可以进一步增加肌力，改善关节活动范围，恢复机体协调性和柔韧性。①进行全面的抗阻肌力、肌耐力训练，对于活动能力障碍的肌肉进行针对性训练，直到达到正常肌力。②虽然肌力已达到正常，但是因为运动中关节稳定需要精密的控制和肌肉协同工作，骨折后制动会导致神经肌肉控制能力降低，故后期训练应注重核心肌群稳定性训练。借助悬吊、康复球等训练装置，通过不断变化的不稳定支持面可以强化核心肌群，建立正常的运动模式，使患者早日回归社会。

（4）关节松动训练　骨折恢复期对存在关节挛缩、粘连的关节采用关节松动训练。松动治疗前需进行牵伸、热敷等以增加组织延展性；治疗后应给予冰敷。主动、被动运动宜相结合。被动运动时切忌使用暴力，因为骨折患者往往存在骨质疏松等并发症。对僵硬、挛缩的关节可行关节功能牵引、间歇性固定治疗。关节功能牵引，牵引重量一般以克服组织黏滞阻力但不超过组织弹性限度为宜，牵引中不产生疼痛，牵引时间为10～20分钟。治疗后可用间歇性固定装置固定僵硬关节，以免纤维组织回缩、维持治疗效果。关节松动训练过程中应严格监测患者的疼痛情况，避免创伤性关节炎。

2. 物理因子治疗　物理因子主要以消肿止痛、促进骨痂形成、松解粘连及软化瘢痕为目的，在骨折初期应用冷冻仪、高频电疗（局部无金属内固定者）、超声波、干扰电、磁疗、泥疗、空气压力波等；恢复期可应用电刺激疗法镇痛，应用空气压力波、低频及中频电疗预防肌萎缩，应用超声波松解粘连、软化瘢痕。

（二）作业治疗

恢复期患者肌力和关节活动度逐步改善，应逐渐增加肢体动作的复杂性和精准性练习，恢复日常生活能力。上肢注重肩肘及掌指关节的精细动作训练，下肢注重站立和步行能力训练。

（三）康复工程

合理使用康复辅具可提高骨折患者运动功能、减少并发症、提高生活自理能力。如下肢骨折患者合理选择助行器、拐杖或手杖进行步行训练；踝、足等矫形器的应用可预防足下垂等。

（四）中医康复治疗

1. 针刺　骨折早期较少使用针灸，但后期疼痛、肿胀可选用针灸止痛消肿。一般取骨折附近穴位，结合循经取穴原则，如下肢取三阴交、太溪、阳陵泉等，上肢取合谷、外关、臂臑等穴位。

2. 推拿　骨折固定早期主要用轻柔手法如㨰法、擦法、揉法作用于肿胀肢体，消肿止痛，预防粘连，后期推拿配合功能训练，可提高临床疗效。

3. 中药外治疗法　骨折早期针对肢体肿胀、疼痛，中药外敷可以消肿止痛，常用乳香、没药、川芎、红花、续断等；恢复期因关节僵硬，可用中药熏洗关节，松解粘连，配合关节松动疗效更佳。

4. 传统功法训练　骨折恢复期患者可选用练功十八法、八段锦、易筋经等传统功法训练，以提升肌力、肌耐力及身体平衡性和协调性，使身体得到全面锻炼。

（五）并发症的处理

1. 早期并发症　主要是外伤性休克、感染、内脏损伤、重要血管损伤、脂肪栓塞等，由院前急救和骨科医生进行处理。康复早期阶段主要是缺血性肌挛缩，多见于肱骨髁上骨折，由于肱动脉在骨折时受到损伤或机械压迫，动脉或侧支循环发生痉挛，血液循环障碍，肌肉长时间缺血发生坏死，坏死组织被纤维组织取代而挛缩，可表现为疼痛，桡动脉搏动消失，手指发凉、发木，不能主动伸指，被动伸指剧痛等症状。若出现以上症状，应及时处理，早期发现可通过解除外固定、扩张血管等，晚期则需手术，但效果不理想。

2. 恢复期并发症　骨折患者因行动不便，长期卧床后常出现心肺功能下降引起全身并发症，如褥疮等，对于有这类倾向的患者要定时翻身、注意营养状况，加强监测身体骨性突起部位皮肤情况，注意石膏等外固定的松紧度。年老体弱者易出现坠积性肺炎，应加强翻身和深呼吸训练，必要时予雾化吸入等措施。后期针对骨折局部并发症应高度重视，主要包括：

（1）**骨化性肌炎**　是一种非肿瘤性病变，病理组织以纤维组织增生为特征，常发生在骨折等外伤后。骨折后局部形成血肿，血肿未被吸收而机化形成纤维组织及软骨组织，导致关节挛缩、僵硬、活动受限，在肘部最多见，如肱骨髁上骨折或肘关节脱位。其主要是由于暴力所致，康复训练中反复被动屈伸关节，过早被动活动关节亦可引发。主要表现为关节肿胀、疼痛，局部皮温高，活动范围逐步变小。骨化性肌炎以预防为主，严重关节功能障碍者需行手术治疗。

（2）**创伤性关节炎**　关节内骨折整复不良、错位愈合或骨干骨折成角畸形愈合，以致关节面不平整或关节面受力不平衡，长期的关节活动磨损可使关节软骨面损伤、退变而发生创伤性关节炎。下肢髋、膝、踝关节均可发生，伴有步行时疼痛。

（3）关节僵硬 多见于关节内骨折且长期固定所引起，造成肢体功能永久性丧失。注重固定与运动相结合，同时注意保持各关节最基本的功能位以求达到最基本的关节活动范围。

（4）缺血性骨坏死 多发生在骨折段的血供障碍区域。如腕舟骨骨折合并舟状骨坏死、股骨颈骨折并发股骨头坏死等。处理方法是早复位、增加固定时间，在死骨现象消失前不负重，必要时手术治疗。

（5）畸形愈合 多见于骨折对位不良，有重叠、成角畸形，最终导致畸形愈合。影响日常功能者需手术矫正。

（6）骨折延迟愈合、骨折不愈合 骨折治疗后一般3个月左右可愈合，超过3个月为延迟愈合，超过6个月为不愈合。常见于股骨颈、胫骨下1/3、舟骨、距骨、肱骨干等骨折。对于上述部位骨折应高度关注，若出现愈合延迟情况应积极与手术医生沟通，明确原因，同时可结合冲击波等疗法促进骨折愈合。

（7）创伤性骨质疏松 骨折后骨质疏松通常由于关节制动所引起，为可逆的，但往往会延缓骨折愈合时间，并对行关节被动手法的强度有一定影响，应予以重视。

第二节　骨关节炎的康复

一、概述

（一）定义

骨关节炎（osteoarthritis，OA）又称退行性关节炎、增生性关节炎，以关节软骨变性、破坏及骨质增生为主要病理特征。WHO专家组1992年对骨关节炎的定义：骨关节炎是发生在滑液关节的一种发展缓慢，以局部关节软骨破坏并伴有相邻软骨下骨板骨质增生或骨唇形成为特征的骨关节病，可伴有不同程度的特有的滑膜炎症反应。该病以关节疼痛、肿胀、活动受限为主要临床特征。骨关节炎属中医学"痹证"范畴，主要由肝肾亏虚、筋骨失养、风寒湿邪所引起。

骨关节炎多发于中老年人群，患病率随年龄增长而升高，且女性多于男性，65岁以上老人发病率达68%，最易受累关节为膝关节。年龄、创伤、肥胖、激素水平、遗传因素等是重要的危险因素。骨关节炎病因、发病机制较为复杂，目前研究认为关节软骨的改变是其主要病理变化，如过度负荷、过度使用造成软骨磨损、破坏，关节创伤及关节内骨折后关节制动也会引起关节软骨损伤。有研究显示，关节制动4周，软骨将发生退变。另有观点认为，骨关节炎的细胞因子代谢异常，正常情况下关节软骨的凋亡和增生及细胞外基质降解和合成是处于动态平衡的状态，这种平衡由多种细胞因子参与完成，如果某些细胞因子代谢异常，可导致软骨代谢失衡，最终引起软骨降解。骨关节炎的发生往往在遗传和体质的基础上，累积性劳损和组织变性，引发关节软骨磨损和透明质酸合成减少。

（二）分型分期

1. 原发性 原发性骨关节炎多见于老年人和肥胖者，其确切病因尚不明确。各种因素导致结缔组织发生退变，蛋白多糖逐渐丢失，关节软骨抗磨损作用下降，应力承受不均，关节软骨退变，进而形成退变性骨性关节炎。

2.继发性　继发性骨关节炎是继发于创伤、感染、过度使用或局部原有病变基础的骨关节炎，如关节骨折可导致创伤性关节炎，过度负荷导致膝关节骨性关节炎，肥胖导致踝关节骨性关节炎等。

（三）临床特征

1.症状　骨性关节炎最显著的症状是疼痛。早期关节轻度僵硬，多为间歇性酸痛，改变体位或适度运动或休息后可缓解；晚期时疼痛和肌肉痉挛加重，出现持续性疼痛，甚至出现关节内刺痛，休息后不能缓解。疼痛的程度与天气变化或潮湿受凉因素密切相关。

2.体征

（1）局部压痛、肿胀　关节周围局部肿胀、膨大，关节线及关节周围有明显压痛点。

（2）僵硬　是骨性关节炎的明显体征，表现为晨起僵硬，时间较短，一般不超过30分钟，与类风湿关节炎有明显区别，轻微活动后晨僵可缓解，但活动过度时也可引起关节疼痛。

（3）关节变形　症状严重且病程较长者，由于长时间活动受限、关节挛缩、关节周围肌肉萎缩，导致关节变形。

（4）关节摩擦音或弹响声　关节软骨被破坏，关节面粗糙或破裂，增生的骨赘在关节内形成游离体，关节周围肌力下降、韧带松弛时，关节活动时可闻及摩擦音或弹响声。

（5）活动受限　早期关节活动无明显受限，随疼痛加剧或因关节受损严重，继而出现关节活动功能不同程度受限，甚至残疾。

（6）关节内游离体　关节活动时发生交锁现象，尤以膝关节为甚。

3.辅助检查

（1）X线检查　为诊断骨关节炎的主要手段。X线平片早期可无变化；中后期典型表现为受累关节间隙狭窄或不对称、软骨下骨骨质硬化、边缘唇样变及骨赘形成、关节变形等，严重者关节面萎缩、变形或半脱位。根据Kellgren分级法将关节炎分为4级（表6-1）。

表6-1　Kellgren分级

级别	标准
0级	正常
1级	可疑有关节间隙狭窄，似有骨赘
2级	有骨赘，关节间隙可疑狭窄或无
3级	有中等骨赘形成，关节间隙狭窄、关节面硬化及关节似有变形
4级	有大量骨赘形成，明显关节间隙狭窄，关节面严重硬化及关节变形

（2）CT、MRI检查　可清晰显示关节软骨、滑膜、半月板及关节周围韧带、软组织的变化。

4.实验室检查　常规项目一般无异常，关节内滑液镜检偶见软骨碎片或纤维。

（四）康复治疗适应证及禁忌证

1.适应证　发生于四肢和颈椎、腰椎等脊椎部位的骨关节炎。

2.禁忌证　急性炎症、体温高于38℃，身体虚弱难以承受康复训练强度，静脉血栓患者运动中有血栓脱落风险及剧烈疼痛运动后加重且休息不能缓解者禁用。

二、康复评定

（一）常用评定量表

髋关节常用 Harris 评分表，内容包括疼痛、功能、关节活动度和畸形 4 项内容。90 ～ 100 分为优；80 ～ 89 分为良；70 ～ 79 分为尚可；70 分以下为功能差。膝关节常选用 AKSS 评分表、HSS 评分表，主要用于慢性关节疾病的功能评价，大部分内容很相似，各个评分系统有各自的权重，临床可根据实际需要选择应用。

（二）15 m 步行时间评定

15 m 步行时间评定适用于髋和膝关节炎患者的评定。

（三）其他评定

其他评定主要包括疼痛、肌力、ROM、肢体周径、步态分析、平衡功能、协调功能、ADL、心理功能、生存质量等方面的评定。

（四）中医证候评定

中医证候评定主要分为肝肾亏虚证、寒湿痹阻证、湿热阻络证、痰瘀互结证、气血两虚证。

三、康复治疗

康复治疗的目的是缓解疼痛、保护关节、恢复功能、增强肌力、改善步态和步行能力、延缓和阻止病情发展、提高生活质量。

（一）物理治疗

1. 运动疗法　骨性关节炎患者一般无须卧床休息。合理的运动可增强关节周围肌肉力量和肌耐力，有利于关节的稳定、保持关节活动范围、增强肢体协调性。

肌力训练主要有等长、等张和等速运动。等长收缩训练主要应用在急性炎症期，可增强肌力，防止废用性肌萎缩。例如，膝骨关节炎患者行股四头肌、腘绳肌等长收缩。炎症逐步消退，疼痛减轻后，可行等张训练以增强全关节活动范围的肌力，常用渐进抗阻训练方法。等速训练提供一种顺应性阻力，可保证肌力训练的高效性和安全性，常用于膝关节炎患者。适度的关节运动可改善血液循环、促进炎症吸收、改善软骨代谢。一般以 Maitland 关节松动术Ⅰ、Ⅱ级手法缓解疼痛，改善关节活动度用 Maitland 关节松动术Ⅲ、Ⅳ级手法。关节牵伸技术可预防肌腱挛缩，对骨关节炎康复尤为重要。

有氧运动可增强心血管功能，同时可减轻体重，降低骨关节炎发病危险因素，如散步、游泳、脚踏车等。有研究表明，持续 12 周有氧运动后，骨关节炎患者运动耐力、灵活性等均有改善。但有些运动会增加关节扭力或使关节面负荷过大，如跑、跳、蹲、上下楼梯、蹲下起立等，骨关节炎患者应尽量避免。

2. 物理因子治疗　具有促进关节周围血液循环和营养代谢、缓解肌紧张、消肿止痛等作用。温热疗法促进血液循环及止痛，如蜡疗、红外线、高频电疗等，但有急性炎症渗出皮温升高时禁用，伴发热者禁用；水疗可有效止痛；穴位敷贴、耳穴治疗可祛湿散寒、疏经通络；低中频电疗可促进血液循环，缓解肌紧张，如 TENS、干扰电疗法；磁疗可促进血液循环、抗感染、镇痛。

（二）作业治疗

治疗师应对患者进行适宜的作业训练指导，强调保护关节，训练中不加重关节疼痛。若训练中患者出现关节红肿、疼痛、血压及心率变化，表明作业强度偏大，应停止作业训练并调整方案。

1. 保持正确坐、站姿势　姿势不良往往导致关节受力不均匀，易导致某一关节损伤，故应注意正确的姿势，同时避免在同一姿势下持续负重。

2. 避免关节扭转负重动作　如上下台阶、深蹲起立等动作会增加膝关节内压力，易引发疼痛和关节损伤。

（三）康复工程

康复辅具的使用可减轻关节负重，防止关节进一步磨损，并保持关节功能位，对后期康复尤为重要。常用的辅具有拐杖、护膝、矫形器等。治疗师应根据需要，指导患者正确选择和使用辅具。

（四）心理治疗

骨关节炎患者长期受疼痛、活动受限等困扰，很多人有不同程度的焦虑和抑郁。焦虑和抑郁会使患者痛阈降低、疼痛敏感性增强，形成恶性循环，影响患者的治疗效果。

（五）中医康复治疗

1. 针刺　针刺疗法可有效改善症状、缓解疼痛。根据发病部位的不同，可选取以下穴位：颈部选取风池、肩中俞、肩井等穴；腰部选取肾俞、气海、大肠俞、关元俞、委中等穴；髋关节选取环跳、居髎、阳陵泉、绝骨等穴；膝关节选取膝眼、足三里、阳陵泉、血海等穴。根据辨证，如风邪盛，配膈俞、血海等穴；寒邪盛，配命门、肾俞等穴；湿邪盛，配脾俞、阴陵泉等穴。

2. 推拿　推拿手法可舒筋通络、行气活血、理气止痛、滑利关节。常用㨰法、推法、擦法、点法、按法、揉法、弹拨法、一指禅推法、拔伸法、摇法等手法进行施术。通常以㨰、揉、弹拨等手法作用于关节局部，松解该部位软组织，以舒筋通络；再以推、擦等手法提高局部皮肤温度，以行气活血；再以点、按、揉等手法作用于局部特定穴或阿是穴，如膝关节可点、按、揉内外膝眼、鹤顶、阳陵泉、梁丘等穴，以理气止痛；最后在患者耐受范围内行拔伸或摇法，并配合关节的屈伸、内外旋等被动活动，缓解关节功能障碍，以滑利关节。

3. 艾灸　具有温热效应，常用于寒性骨关节炎患者，临床表现为肌肉、关节、皮肤发凉，痛有定处，得热痛减，遇寒增剧，脉弦紧或沉紧，舌质淡，苔白滑。病情严重者，在艾灸病变局部可配合灸足三里、神阙等穴。

4. 中药外治法　可选用防风、牛膝、五灵脂、红花、刘寄奴等中药进行热敷、熏洗、离子导入。中药热敷可使药力直达病灶、效力集中，能活血散寒止痛、松解粘连、改善局部血液循环、促进炎症吸收。中药离子导入可使药物有效成分渗透到关节组织内，加速血液循环、降低骨内压、消肿止痛、改善关节功能。

5. 传统功法训练　非炎症急性期患者可练习八段锦、易筋经等传统功法，通过静力收缩训练达到改善肌力、稳定关节、改善机体协调性等目的。

（六）药物及手术治疗

药物治疗可缓解疼痛，降低致残率。需注意的是部分消炎止痛类药物，如对乙酰氨基酚，有胃肠道副作用，老年患者应慎用。软骨保护剂如硫酸氨基葡萄糖等，能改善疼痛、修复关节早期病变。

病程长，疼痛剧烈或关节畸形的患者可采用手术治疗，如关节镜灌洗术和关节清理术等。对于部分晚期患者可行关节置换术、关节截骨矫形术，在术后依然需要康复治疗介入。

（七）并发症的处理

骨关节炎患者早期可无明显并发症；后期往往因肌肉萎缩，关节不稳等因素导致关节变形，可考虑手术治疗。

第三节　手外伤的康复

一、概述

（一）定义

手外伤康复是指骨折、肌腱损伤、周围神经损伤、瘢痕、粘连等各种因素所致的手功能障碍，通过物理治疗、作业治疗及康复辅具等康复治疗手段，最大限度地恢复其功能，以适应日常活动需要。

（二）分类

手外伤的康复常可分为手部肌腱损伤康复、手部骨折康复、手部神经损伤康复和手部多发伤康复等。

（三）病理生理

1. 炎症期　组织充血、水肿，白细胞浸润。

2. 细胞反应期（破坏期或清创期）　白细胞、巨噬细胞浸润，坏死组织脱落，水肿加剧。

3. 增生期（纤维化期）　伤后 3～5 天开始，2～3 周达到高峰，表现为纤维细胞增生、毛细血管增生、上皮细胞增生（皮肤损伤）、伤口收缩、胶原纤维增多。

4. 重塑成熟期　伤后 3～6 周开始，细胞减少，胶原合成，密度增加，可持续至伤后 1 年。组织张力逐渐恢复，6 周时达 50%。损伤的组织结构不同，病理生理不完全一致，上述更多是皮肤切口的病理生理过程。韧带、肌腱和骨骼肌的与之相类似。

（四）临床特征

1. 症状　一般有明确外伤史，可出现局部疼痛、肿胀、畸形等临床表现。

2. 体征　可出现局部压痛、叩击痛、异常活动、骨擦音、运动障碍、感觉障碍等异常体征。

3. 辅助检查　可选用手部 X 线、CT、MRI 和肌电图等检查。

（五）手的姿势

手的功能位，为手将握茶杯的姿势，即腕关节背伸 20°～25°，伴约 10° 的尺偏，拇指呈外展对掌位，其他手指略微分开，掌指关节和近侧指间关节半屈，远侧指间关节微屈。处于功能位时，既有利于骨折的对位，又有利于手功能的恢复。故手外伤后手骨折，一般需将手固定在功能位置。

二、康复评定

（一）手的一般情况评定

评估皮肤完整性、温度、弹性等情况，观察伤口是否存在红、肿、热和渗出情况，可使用视觉模拟评分（VAS）或数字疼痛模拟评分（NPRS）评估手部疼痛。

（二）肌力评定

使用徒手肌力测试、握力计和捏力计等评估手部的肌力，包括手的握力，拇指分别与其余四指组合时的捏力，拇指、示指和中指三指同时用力时的捏力，拇指与示指桡侧的侧捏力。每种方式需要测量 3 次，然后将读数记录下来。每次测试时，肘关节应屈曲 90°，上臂紧贴胸廓，腕部处于中立位。

（三）关节活动度评定

使用量角器分别测量掌指关节（MP）、近端指间关节（PIP）和远端指间关节（DIP）的主动及被动关节活动度。在此基础上可以通过上述测量值计算测量关节的总主动活动度（total Active movement，TAM），其可较全面地反映手指肌腱功能情况。总主动活动度的具体计算方法为：TAM= 总指关节屈曲角度（MP+PIP+DIP）– 总指关节伸直受限角度（MP+PIP+DIP）。

（四）感觉功能评定

1. 手部一般感觉评定　手部一般感觉常以手指的痛觉、温度觉、触觉和两点辨别觉进行评定，也可采用英国医学研究委员会（British Medical Research Council）的 6 级分法对周围神经损伤后的感觉功能恢复情况进行评定。

2. Moberg 拾物试验（实体觉）　将 10 种常用物品放于患者面前，令其闭眼，然后将它们逐一放入另一器皿中，并且辨别其种类及名称。该测试的原理是手的感觉是功能性的，只有当手能够辨别不同质地、形状、大小的物体，并且中枢神经亦能正确地理解这些触觉信息时，此感觉才是功能性的。该测试需要计时。

（五）手的整体功能评定

最常用的是由美国巴尔的摩大学康复医学部 Carroll D 博士制定的上肢功能测试（upper extremity function test，UEFT），该量表将与日常生活活动有关的上肢动作分成抓握、握、侧捏、捏、放置、旋前和旋后 6 大部分，共 33 项，每项分 0～3 四个等级，总分为 0～99 分（利手），最后按总分划分为 6 个等级。其他评定方法有 Jebsen 手功能测试和 Sollerman 手 ADL 能力测试。

三、康复治疗

（一）手部肌腱损伤的康复

1. 屈肌腱修复术后康复 屈肌腱修复术后康复训练的主要目标是通过早期活动给修复的肌腱施加正常作用力，促进肌腱内在机制愈合。屈肌腱修复术后康复在传统上可分为四个治疗阶段：第一阶段为手术后当天至 21 天；第二阶段为术后第 4～第 5 周；第三阶段为术后第 6～第 7 周；第四阶段从术后第 8 周开始。康复方案的选择取决于修复的时限（延迟的一期修复或二期修复）、损伤部位（Ⅰ区至Ⅴ区，图 6-1），以及患者的依从性（依从性佳的患者可早期活动、依从性欠佳的患者应推迟活动）。常用的康复方案有如下三种：制动；早期受控制的被动活动；早期有控制的主动活动。受控制的被动活动方法包括通过远端指间关节的被动活动来滑动指深屈肌腱，和通过近端指间关节的被动活动来滑动指浅屈肌腱。早期有控制的主动活动主要包括主动抓握或维持抓握状态训练。对于屈肌腱修复术后，康复尚需遵循如下原则：早期在控制下的活动是最佳康复方案；早期主动活动仅适用于有丰富临床经验的手康复治疗师操作；没有控制的活动可能拉断修复的肌腱；活动肯定优于制动。

2. 伸肌腱修复术后康复 伸指肌腱损伤常按 Kleine 和 Verdan 的方法分为 8 个解剖区域（Ⅰ～Ⅷ），伸拇肌腱分为 6 个解剖区域（T-Ⅰ～T-Ⅵ）（图 6-2）。因手伸肌腱的解剖结构特殊、走行位置表浅，故出现损伤的概率高，且易出现与骨之间的粘连。传统上，伸肌腱修复术后需支具固定至少 3 周，但近 20 年的研究表明，术后制动的患者恢复较差，而早期主动活动的患者有良好的预后。故目前认为，不同损伤区域的肌腱需采用不同的康复治疗方案。因Ⅰ、Ⅱ和 T-Ⅰ区域的肌腱较扁平和薄弱，且位置表浅，不能耐受主动活动的力量，故对这些区域进行制动是有利的。而Ⅲ～Ⅷ区和 T-Ⅱ～T-Ⅵ区域的肌腱可从早期活动中受益，早期活动可先从腕关节被动训练开始，接着进行主动保持伸直和保护下的主动背伸。

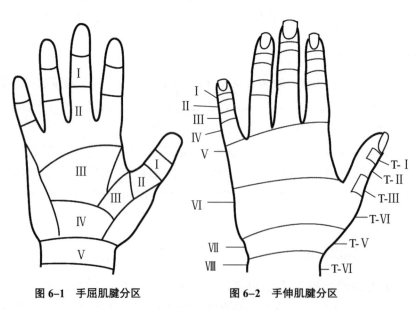

图 6-1　手屈肌腱分区　　　　　　　图 6-2　手伸肌腱分区

（二）手部骨折的康复

手部骨折的康复治疗原则基本与其他部位的骨折相同，包括复位、固定和功能锻炼三个方面。骨折固定期（早期）的康复治疗首先是控制水肿和疼痛，抬高患肢至高于心脏平面处和未受累关节的主动运动都是消除水肿的有效方法，超短波、紫外线和不同阶段的冷热敷等物理因子治疗也都被用来减轻水肿和疼痛。骨折愈合期（后期）的康复治疗主要是恢复有效关节活动度、肌力、耐力和手的灵活性，同时消除残存的水肿和疼痛，软化和松解纤维瘢痕组织。

1. 指骨和掌骨骨折　指骨和掌骨骨折是上肢骨折中最常见的，其主要康复目标是恢复手部的运动、力量和功能应用。康复医师、治疗师应就患者的骨折愈合情况、关节稳定与骨科医师进行及时有效的沟通，并重点关注近中节指骨体、掌骨颈、掌骨体和第 1 掌骨基底部骨折的术后处理。术后康复治疗一般可分为三个阶段：

（1）术后第一阶段（第 1 周，炎症 / 保护期）　此期的目标主要是控制水肿、促进伤口愈合，对手术部位和邻近骨折部位关节进行保护性制动，保持上肢其余关节（除骨折部位和邻近骨折部位关节）的完全活动度。需要注意的是当水肿消退后需重塑固定夹板。

（2）术后第二阶段（第 2～6 周，稳定期）　主要目标是在延续第一阶段的控制水肿和保护性制动的前提下，防止伤口瘢痕的粘连，防止屈伸肌腱与骨折骨痂相粘连，保持邻近骨折各关节的功能性活动。

（3）术后第三阶段（第 7～10 周，骨折愈合期）　主要目标是增加肌肉的肌力和耐力，达到最大范围的关节活动度，提高患者的日常生活活动能力至自理水平。

2. 舟骨骨折　舟骨在所有的 8 块腕骨中骨折发生率最高。舟骨骨折的固定方式有多种，如针对无移位骨折的管型石膏制动，针对轻度移位的经皮穿针闭合复位，针对移位骨折的切开复位内固定。康复医师、治疗师应就患者的骨折愈合情况、关节稳定与骨科医师进行及时有效的沟通。术后康复治疗一般可分为三个阶段：

（1）术后第一阶段（0～4 周，保护期）　此阶段的主要康复目标是通过各种手段控制水肿和疼痛，维持未受累关节的正常关节活动度。

（2）术后第二阶段（第 4～16 周，稳定期）　主要康复目标是恢复受累上肢的轻度功能活动，使前臂、腕和手达到无痛范围内的最大活动度。

（3）术后第三阶段（第 8～21 周，骨折愈合期）　主要康复目标是恢复肌肉的肌力和耐力，使患者能重返家庭和社会。

（三）周围神经损伤的康复

手部周围神经损伤可由多种因素引起，在神经损伤后前 3 个月内，若有手术条件者应尽早通过手术修复。离断的神经纤维再生速度一般为每天 1 mm。手部周围神经损伤包括正中神经、尺神经、桡神经损伤，康复目标是患者学习对患肢进行自我保护，同时根据神经再生情况进行训练，恢复肌力和关节活动度。常用的康复治疗方法包括：

1. 物理因子治疗　主要是以低频脉冲电、干扰电和高频电等治疗，可减轻水肿、促进局部炎症吸收，为神经纤维生长提供适宜的环境。

2. 运动疗法　主要通过被动运动、助力运动、主动运动和抗阻运动增加肌肉肌力和耐力，促进功能恢复。在训练过程中可借助肌电生物反馈，促进神经肌肉功能恢复。

3. 康复工程　通过各种矫形器保护受累部位及其邻近部位的关节、肌腱等，保持手的功能位，固定特定部位至特殊位置，便于恢复抓握等功能。

4. 日常生活活动能力训练　指导患者进行穿衣、进食等日常生活活动能力的训练，提高患者的日常生活自理能力，为其早日重返家庭和社会提供条件。

（四）手外伤的中医康复疗法

1. 针灸　周围神经损伤时，可以选择神经支配区域相应穴位进行针灸或电针仪治疗，以改善患者的手功能，提高日常生活自理能力。

2. 推拿　在术后的中后期加强手腕关节、腕骨间关节、腕掌关节、掌指关节、拇指、指间关节的松动，可采用推、捻、拔伸等手法。目的是使纤维结缔组织获得伸展，改善关节的主动活动范围，提高手的精细活动功能等。

第四节　人工关节置换术后的康复

人工关节置换术是指采用各种人工材料制作的关节假体置换病损自体关节的手术治疗方法。人工关节置换术前后的康复介入，能有效地改善患者术后的功能恢复，减少发生术后并发症的机会，使患者早日重返家庭和社会。目前，人工全髋、全膝置换术被认为是治疗严重关节炎最有效的关节重建手术。

一、人工全髋关节置换术后康复

人工全髋关节置换（total hip arthroplasty，THA）是指应用人工材料制作的全髋关节结构植入人体以替代病损的自体关节，从而恢复髋关节功能。

（一）概述

1. 手术适应证　全髋关节置换术最初用于 65 岁以上的经非手术治疗不能有效缓解髋关节疼痛，只能行髋关节切除术的患者。该手术在类风湿关节炎、退行性关节炎、股骨头缺血性坏死及股骨颈骨折不愈合等患者中取得成功后，手术适应证被放宽至化脓性关节炎、关节结核、手术失败等髋关节疾病。

2. 手术禁忌证　全髋关节置换术的绝对禁忌证包括髋关节或其他任何部位的活动性感染，以及任何可能显著增加并发症发生率或病死率的不稳定疾病。

3. 手术入路　全髋关节置换有多种手术入路，视具体情况而定。初次置换和翻修手术最常用的是髋关节后外侧入路，该入路可避开外展肌群，大大降低术后跛行的发生率，但术后关节脱位率要高于髋关节前外侧入路和髋关节直接外侧入路。

4. 人工全髋关节固定方式　根据是否使用骨水泥固定关节假体分为骨水泥固定和非骨水泥固定。

5. 术后主要问题　术后易发生的问题主要包括疼痛、关节活动障碍、假体松动、关节脱位、深静脉血栓形成、异位骨化、神经损伤等。

（二）康复评定

1. 一般体格检查　检查术后伤口有无红、肿、热和渗出等情况，特别是在换药时观察渗出液的量、颜色和气味。评估伤口疼痛情况，可采用视觉模拟评分（VAS）或数字疼痛评分法（NPRS），对有认知障碍的患者，可使用面部表情疼痛量表（FPS-R）。注意观察患侧下肢肿胀的程度及是否存在腓肠肌压痛，持续的过度肿胀及腓肠肌压痛可能是深静脉血栓形成的征象。

2. 髋关节功能评定　测量髋关节主、被动活动范围。至于评定量表，最常用的有 Harris 评分法和 Charnley 评分法。

3. 肌力评定　重点评估髋关节周围肌群肌力及相邻关节周围肌群肌力。若有下肢远端肌力异常，应考虑神经损伤，完善感觉功能检查。

4. X 线检查　术后应定期复查髋关节 X 线片，以检查是否存在髋关节脱位、双下肢不等长、异位骨化等情况。

（三）康复治疗

1. 术前阶段　主要是对患者及家属进行培训，培训的基本内容包括：

（1）手术基本方式和过程介绍。

（2）告知其术后疼痛管理的常用方法，消除患者的恐惧心理。

（3）后外侧入路者，术后至少 8 周应当避免患髋屈曲超过 90°、患肢内收超过身体中线和患髋屈曲内旋三种危险体位。前侧入路者，则应当避免患髋过度后伸、越过中立位的髋关节外旋。

（4）教会患者基本的下肢训练程序，包括踝泵运动、股四头肌和臀肌的等长收缩训练，仰卧位髋关节屈曲至 45°，髋关节内旋至中立位等。

（5）针对高龄的全髋关节置换患者，应增加包括呼吸控制、胸廓扩张运动、用力呼气技术等肺康复内容。

2. 术后阶段　术后康复开始于麻醉苏醒后，可逐渐从骨科过渡到康复科，最终将康复持续至回归家庭和社会。具体的康复治疗方法包括：

（1）疼痛和水肿的处理　可使用经皮神经电刺激等物理治疗控制疼痛，可使用抬高患肢、淋巴引流手法、踝泵训练和肢体气压治疗等控制水肿。若是存在放射痛伴下肢感觉障碍，可以循经毫针针刺治疗，可配合电针治疗。

（2）肌力训练　从患髋周围肌群的等长收缩和主动运动过渡至抗阻运动。同时需加强其他肌群的肌力训练，为负重和步行训练做准备。

（3）关节活动度训练　主要是患髋在无痛范围内的被动运动、主动运动和牵伸运动，训练过程中应避免上述提及的危险体位，以及关注切口瘢痕情况，需要时行瘢痕松解手法等。

（4）日常生活活动能力训练　重点包括床上翻身训练、卧－坐训练、坐－站训练、如厕训练、步行能力训练和上下楼梯训练。在训练坐－站、步行等过程中教会患者正确使用助行器和拐杖等辅助工具。

3. 常见的并发症及处理　重点关注下肢深静脉血栓和人工关节脱位等常见的并发症。术后一般常规使用抗凝药物、肢体气压治疗和早期活动等预防深静脉血栓，一旦出现深静脉血栓的可疑症状，应立即行下肢深静脉超声，并及时处理。术后人工关节脱位一般与患者本身的肌肉条件、术式、手术者的技巧和术后体位等情况相关，一旦出现患髋疼痛加重、活动受限和局部触诊异常，应立即行髋关节 X 线片，并请骨科会诊。

二、人工全膝关节置换术后康复

人工全膝关节置换（Total Knee Arthroplasty，TKA）是指应用人工材料制作的全膝关节结构植入人体以替代病损的自体关节，从而恢复膝关节功能。

（一）概述

1. 手术适应证　首要目的是解除严重关节炎引起的疼痛。须重视术前 X 线片上的表现必须与膝关节炎的典型临床表现吻合。因膝关节置换术后人工假体的使用寿命有限，且与患者活动水平呈负相关，所以膝关节置换通常适用于年龄较大、活动较少的患者。同时，该手术也适用于因全身关节炎出现多关节受累所致功能障碍的年轻患者；对于伴不同程度的中度关节炎患者，矫正中度畸形或进展中的畸形也可作为手术适应证之一。

2. 手术禁忌证　全膝关节置换术的绝对禁忌证包括急性及慢性化脓性膝关节感染，伸膝装置不完整或严重功能不全，神经肌肉疾患引起的膝关节病，以及无痛、功能良好的融合膝。

3. 手术入路　初次全膝置换术通常使用皮肤前正中切口入路，该切口可能会损伤变异的隐神经髌下支，出现膝外侧麻木感。从皮下进入关节囊的入路有多种方式，如髌旁内侧入路、股四头肌内侧头下入路（Southern 入路）或经股四头肌内侧头入路。

4. 术后主要问题　静脉血栓栓塞症、关节感染、髌股关节并发症、血管并发症、神经损伤和假体周围骨折等。

（二）康复评定

1. 一般体格检查　检查术后伤口有无红、肿、热和渗出等情况，特别是在换药时观察渗出液的量、颜色和气味。评估伤口疼痛情况，可采用视觉模拟评分（VAS）或数字疼痛评分法（NPRS），对有认知障碍的患者，可使用面部表情疼痛量表（FPS-R）。对既往功能良好的全膝关节置换术而言，任何持续性的疼痛或急性疼痛都应高度怀疑感染。

2. 膝关节功能评定　测量膝关节主、被动活动范围，以及检查髌骨活动轨迹。目前国内最常用的评定量表为美国特种外科医院（Hospital for Special Surgery，HSS）膝关节评分系统。

3. 肌力评定　重点评估膝关节周围肌群肌力及相邻关节周围肌群肌力。若存在术侧足下垂，应考虑腓总神经损伤，完善感觉功能检查。

4. X 线检查　术后复查站立膝关节前后位和侧位 X 线片，以观察是否存在假体周围骨折、髌骨假体松动、髌骨轨迹等情况。

（三）康复治疗

1. 术前阶段　主要是对患者及家属进行培训，培训的基本内容包括：

（1）手术基本方式和过程介绍。

（2）告知其术后疼痛管理的常用方法，消除患者的恐惧心理。

（3）针对高龄的全膝关节置换患者，应增加包括呼吸控制、胸廓扩张运动、用力呼气技术等肺康复内容。

（4）教会患者踝泵运动、股四头肌的等长收缩和臀肌的等长收缩等基本训练方式。向患者介绍持续被动活动机（CPM）的使用方法及作用。

2. 术后阶段　术后康复开始于麻醉苏醒后，可逐渐从骨科过渡到康复科，最终将康复持续至回归家庭和社会。具体的康复治疗方法包括：

（1）管理水肿和疼痛　全膝关节置换术因常使用骨水泥固定关节，在使用抬高患肢、穿弹力袜等方式控制水肿的同时可加用冰敷，以降低骨水泥释放热量所致的局部软组织温度升高和控制疼痛。中频、中药熏蒸等物理因子治疗也常被用来控制疼痛。

（2）肌力训练　重点加强股四头肌等下肢肌群肌力的训练，常用的有踝泵、直腿抬高、仰卧位髋外展等方法。注意循序渐进，先从等长收缩训练，逐渐过渡到主动抗阻训练。

（3）关节活动度训练　术侧膝关节活动度障碍是术后康复的一大难题，可因水肿、疼痛、肌力减弱等多种原因所致。常规可进行足跟滑动等主被动关节活动度训练。在术后早期可应用CPM训练关节活动度，由于其增加 ROM 的有效性尚无定论，CPM 可设定在 –5° ～ 60° 的范围，根据患者耐受情况增加 5° ～ 10°，当患者能连续两天主动屈膝至 90° 时可停用。

（4）本体感觉和平衡训练　因手术对患者的本体感觉和平衡有较大影响，故可使用阻力带或手法阻力进行本体感觉训练，使用斜板等进行平衡能力训练。故在合适条件下，逐渐从双腿训练过渡到单侧腿训练，并循序渐进，行不稳定平面训练。

（5）日常生活活动能力训练　重点包括床上翻身训练、卧 – 坐训练、坐 – 站训练、如厕训练、步行能力训练和上下楼梯训练。在训练坐 – 站、步行等过程中应教会患者正确使用助行器和拐杖等辅助用具。

3. 常见的并发症及处理　重点关注下肢深静脉血栓、关节不稳和假体松动等常见的并发症。术后一般常规使用抗凝药物和早期活动等预防深静脉血栓，一旦出现深静脉血栓的可疑症状，应立即行下肢深静脉超声并及时处理。术后应加强膝周肌群肌力训练，防止出现关节不稳和假体松动。

第五节　截肢后的康复

一、概述

（一）定义

截肢是指切除没有功能或生命的肢体，或者因肢体局部疾病严重危及生命，为了考虑患者全身的健康状况，由医务人员施行截去病变肢体的手术。截肢多由于严重创伤、血管疾病、恶性肿瘤等原因所致。

截肢后的康复应以假肢的安装和使用为中心，防止或减轻截肢对患者肢体和心理造成的不良影响，通过残肢训练和装配假肢，可最大限度地重建肢体功能，使得患者早日回归家庭和社会。截肢手术、假肢装配和康复治疗应是紧密结合的统一过程，截肢后的康复应由手术医师、康复医师、假肢装配师、康复治疗师、患者及其家属共同合作完成，对患者的功能恢复起着至关重要的作用。

（二）临床特征

1. 症状　残端疼痛、肿胀、幻肢觉、幻肢痛。

2. 体征　肢体缺如，残端局部压痛、肿胀、瘢痕、溃疡、坏死，截肢部位相邻肢体肌力下降、关节活动受限，部分患者相邻关节畸形。

3. X 线检查　是常规检查，有助于了解肢体骨残端情况、确定截肢平面。

二、康复评定

（一）残肢的评定

1. 皮肤情况　检查肢体残端有无瘢痕、溃疡、感染等情况，若残端皮肤条件不好，应治愈后再装配假肢。

2. 肢体残端形状　进行截肢手术时应尽可能避免形成圆锥形残端，残端以圆柱形为好。

3. 残肢畸形　若残端畸形明显则不适宜装配假肢。假肢接受腔不合适或负重力线不良，会造成患者异常步态，不能正常行走。

4. 残肢长度　残肢的长度对于假肢的装配有很大的影响。

（二）安装假肢后的功能评定

装配假肢后对其功能要进行全面的评定，以利于对假肢进行改进和指导患者训练。

1. 假肢的悬吊能力　检查假肢的松紧度和悬吊位置，假肢有无窜动及其悬吊能力。

2. 接受腔的适合程度　检查残端与接受腔是否松紧适宜、全面接触、负重，残端有无压痛等情况。

3. 上肢假肢的日常生活能力评定　评估由假肢辅助的上肢功能。

4. 下肢假肢的步态评定　应对患者装配下肢假肢后的步态进行分析，可通过步态分析系统或肉眼观察进行评估。

5. 行走能力的评定　患者的截肢水平越高，行走能力越差，需评定行走的距离、速度、跨越障碍物及上下阶梯等内容。

（三）运动功能评定

1. 关节活动度评定　检查髋、膝、肩、肘等关节有无挛缩等畸形及其活动范围。

2. 肌力评定　评定全身及患肢的肌力。若相应肌群的肌力小于 3 级，无法抗重力时，则不宜安装假肢。

（四）平衡功能评定

应对截肢患者装配假肢后的协调性、运动控制能力、平衡功能进行评估，可通过肉眼观察、平衡量表评分或平衡评估系统来进行评估。

（五）感觉功能评定

主要是对残端疼痛、幻肢痛及幻肢感觉进行评定。感觉评定采用针刺、棉签、压力、温度及振动对患肢残端进行刺激，检查患肢残端的触、痛、压、温度、震动、位置等感觉的感知状况。评估残端感觉是否正常可描述为正常、减弱或消失、轻度敏感或显著敏感。

三、康复治疗

（一）物理治疗

1. 截肢术后的早期康复　患者截肢术后病情平稳，残端疼痛缓解或减轻后，应保持合理的残肢体位、预防残肢畸形、尽早开始床上被动运动和助力运动。截肢术后早期康复应强调关节活动度和肌力训练，防止关节挛缩畸形、肌肉萎缩，促进残肢成熟定型，防止全身性合并症的出现。

出现关节挛缩时可进行被动关节牵伸以矫正畸形。床上运动包括残肢的运动、健肢的运动和呼吸训练；肌力训练包括躯干和健肢的肌力训练、残肢肌肉渐进抗阻训练、操控假肢的主动肌群、近端关节的固定肌，以及扶拐行走所必需的肩带肌群和伸肘肌的肌力训练。在优势侧肢体截肢时，尽早开始训练非优势侧肢体以代替其功能。上肢截肢时应强调早期起床活动，需卧床的下肢截肢患者也应尽早进行床上训练。

2.假肢训练　截肢术后的患者应尽早使用临时假肢，减轻残肢肿胀，促进残肢成熟定型。尽早下床训练站立，减少因长期卧床产生的并发症，预防关节挛缩畸形、肌肉萎缩，为下一步装配正式假肢打下良好的基础。

（1）安装临时假肢后的训练　佩戴临时假肢后，患者每日应坚持各种训练，尽早使用临时假肢可减轻残肢肿胀，早期下地训练站立可加速残肢成熟定型、预防关节挛缩畸形、减少因长期卧床产生的并发症。

1）训练临时假肢的穿戴方法。

2）可在双杠内进行站立平衡训练，包括双下肢站立、健肢单腿站立、假肢单腿站立平衡训练，并逐渐增加站立时间。

3）双杠内进行迈步训练，先训练假肢迈步，过渡到假肢侧站立、健侧迈步，逐渐增大步幅；由双手扶双杠，过渡到单手扶杠；再逐步过渡到双杠外训练，持拐支撑和徒手迈步训练。

4）在迈步训练的基础上进行步行训练，开始用双拐辅助步行，过渡到单拐、手杖和徒手步行训练。训练时要注意分析和纠正异常步态。最后独立步行训练，进行转弯、上下阶梯和越过障碍物训练、倒地后站起及搬运重物训练。

（2）安装正式假肢后的训练

1）初期的训练　站立平衡训练、迈步训练、后退及横跨步训练、上下楼梯训练、越过障碍物训练、倒地后站起训练。

2）步行训练　经过临时假肢训练，患者已经有了一定基础，训练方法同前。

3）特殊训练　各种不同地面的步行训练、灵活性训练，以及突然发生意外情况时的快速反应能力训练。

（二）作业治疗

主要是进行患者截肢术后的日常生活能力训练。术后即可进行床上训练，如翻身、坐起、上下床、轮椅操作、使用助行器、如厕、洗漱、穿衣等日常生活能力训练。训练时应遵循循序渐进、动作由简到繁的原则。装配上肢假肢的患者在假肢基本操作的基础上训练日常生活动作，患者必须持之以恒反复训练，使动作趋于熟练，从而提高效率，达到实用的水平。下肢安装假肢的患者侧重于站立、平衡、步行训练、上下楼、倒地后站起训练。

此外截肢患者还应训练假肢的装卸，要求能独立完成。基本功能恢复良好时，有条件的截肢患者还可进行特殊体育运动，改善身体素质，提高生活质量。

（三）心理治疗

截肢的患者在肢体和心理上都受到很大创伤，肢体功能的丧失给日常生活、学习、工作带来很多不便。对于截肢的患者，应根据患者的年龄、性别、文化水平、职业状况、家庭状况等情况而给予积极的心理疏导，帮助患者缓解压力面对现实，克服心理障碍，树立信心积极配合康复训练，使患者能够最大限度地恢复功能，重返家庭和社会。

（四）中医康复治疗

1.针刺　据患者的不同情况辨证施术，以局部取穴为主，可配合电针刺激，以患者耐受为度，可起到舒筋通络、消肿止痛的作用。

2. 推拿 以残肢为主要施术部位，以疏经通络为原则，施以按法、擦法、揉法等手法。

3. 艾灸 残端疼痛的患者，可在疼痛部位的腧穴或阿是穴施以艾灸。

（五）并发症的处理

1. 幻肢觉和幻肢痛 多数的截肢者都有一些幻肢感，即被截去的肢体似乎仍然存在，有时会有幻肢逐渐扭转、短缩等异样感觉。一部分病人截肢后有肢体烧灼样、钳夹样或刺割样疼痛感觉，称为幻肢痛，其原因尚不清楚，多在数周内自行消退，但幻肢痛持续存在或逐渐加重者必须加以处理。首先，必须将幻肢痛与疼痛性神经瘤、骨端骨刺形成、瘢痕粘连、炎症和局部缺血等原因引起的局部疼痛区别开来，并给予患者心理疏导，消除其焦虑、紧张情绪，情况严重的可适当给予镇静剂；其次，用各种物理疗法（如音频电疗、低频电疗、磁疗等）、封闭治疗，于疼痛发作时治疗可获得良好的效果。另外，残端的功能训练也是必要的治疗方法。此外，不安装假肢的截肢患者幻肢痛常较严重，及时安装假肢也是有效防治幻肢痛的方法之一。

2. 残端痛 因炎症、瘢痕粘连、神经瘤、神经粘连、骨端骨刺形成及局部缺血引起，可行抗感染、瘢痕松解、神经瘤切除、神经松解术、骨端重新修整等方法治疗。残端痛不仅影响假肢的安装和使用，而且给病人带来很大痛苦，手术前后应积极进行预防，如已发生应尽早针对不同原因给予治疗。

3. 关节挛缩 残肢关节挛缩畸形多是由于截肢患者术后患肢长期放置在不正确的体位、肌力不平衡、护理不当和没有进行早期康复功能锻炼，一旦发生，会影响装配假肢。如治疗无效可考虑手术松解软组织或截骨术。

另外，残端肿胀、瘢痕形成、粘连、坏死和感染等在截肢术后也常有发生，应积极预防，如已发生应给予合理的治疗。

第六节 脊柱侧凸的康复

一、概述

（一）定义

脊柱侧凸（scoliosis）是指脊柱在三维空间上发生的结构和形态畸形、脊柱侧向弯曲畸形，向左或向右偏离中轴线，Cobb角超过10°，即称为脊柱侧凸。严重脊柱侧凸常合并较严重的后凸畸形、脊柱旋转、胸廓畸形和心肺功能损害。

脊柱侧凸可分为功能性侧凸和结构性侧凸两种，没有明确发病原因的结构性脊柱侧凸称原发性脊柱侧凸（或称特发性脊柱侧凸），好发于青少年，又称为青少年脊柱侧凸，尤以女性多见。原发性脊柱侧凸最常见，约占总数的80%，发病原因不明，可能与遗传因素、姿势不良和大脑皮质运动控制等方面的因素有关。本章节主要讨论最常见的原发性脊柱侧凸的康复，其他原因引起脊柱侧凸的康复方法也可参照此内容。

（二）早期筛查

脊柱侧凸是危害儿童和青少年的常见病，因其在形成和发展过程中很少有疼痛或其他不适症状而常被忽略，早期多为功能性脊柱侧凸，发育晚期则形成结构性脊柱侧凸。早期患儿脊柱轻度变形时躯体外观及姿势无明显改变，患儿及其父母不易察觉，到成年才发现，已形成结构性脊柱侧凸，再进行治疗已经比较困难了。儿童生长发育时期是脊柱侧凸进展最快的时期。因此，对儿童要进行定期筛查，了解孩子的脊柱发育状况，如不及时发现、及时治疗，可发展成非常严重的畸形。脊柱侧凸畸形早期比较柔软，容易矫治，较少发生严重的结构性改变和并发症，对于患有脊柱侧凸的孩子尽早进行康复训练，能更有效地矫正畸形，防止并发症发生。

（三）临床特征

脊柱侧凸早期畸形不明显，常不被注意。生长发育期，侧凸畸形迅速进展可造成身体外观异常，可出现身高不及同龄人、双肩不等高、胸廓畸形、侧凸畸形，严重者可出现剃刀背畸形。严重的脊柱侧凸可使椎管、椎间孔变形、椎间盘突出，压迫神经和脊髓，出现神经系统牵拉或压迫的相应症状，如肢体麻木、无力、感觉异常，严重者甚至可致瘫痪。脊柱侧凸可以造成患者身体外观的变化，心肺功能下降，异常姿势和不正确的负重久而久之易引起背部疼痛等并发症状，工作能力和生活质量下降。严重脊柱侧凸可明显影响患者身心健康，因形体畸形造成心理障碍。

（四）临床诊断

脊柱侧凸应在详细询问患者病史、体格检查、影像学检查、实验室检查和心肺功能检查，排除其他原因所致的脊柱侧凸后做出诊断。完整的病史应包括脊柱侧凸畸形所涉及的内容，包括一般史、手术史、畸形出现时间、背部疼痛史、心肺功能和家族史等。诊断应包括脊柱侧凸的类型、部位和角度等。

二、康复评定

（一）姿势评估

应进行躯体形态学评估，从患者的前方、后方及侧方仔细观察，注意乳房发育情况，胸廓是否对称，有无肋骨隆起等。原发性脊柱侧凸患者常可观察到脊柱外观畸形，棘突偏离中线，两侧肩膀高低不一，胸廓畸形不对称及"剃刀背"，一侧腰部皮肤皱褶，由于脊柱旋转所致的肋骨或椎旁肌的异常隆起，双侧髂前上棘高度差异，两侧季肋角与髂骨间的距离差异。由侧方观察常可见双侧肩胛骨高低不一致，脊柱前屈位时更明显。

（二）影像学评估

X线片可诊断脊柱畸形类型和严重程度，了解病因，帮助选择治疗方法和判断疗效预后。X线片诊断应包括畸形的部位、大小、柔软度及患者的骨成熟度。

1. 脊柱侧凸角度的测量　常用Cobb方法测量。摄直立位脊柱X线正位片，方法是沿着端椎的上缘或下缘作延长线，这两条延长线各自垂线的交角即Cobb角（图6-3）。上、下端椎是指在脊柱侧凸中的凹侧倾斜度最大的椎体，凸侧的椎体间隙较宽，凹侧的椎体间隙较窄，在凹侧椎体间隙开始变宽的第一个椎体应不属于该弯曲的部分，其相邻的一个椎体是该脊柱侧凸的端椎。

2. 脊柱侧凸伴旋转的测量　正位X线片上通过观察两侧椎弓根的位置，可粗略地观察脊柱的旋转程度。根据严重程度，旋转可分为：双侧椎弓根位置正常无旋转移位为0度；椎弓根离开椎体缘向中线移位为1度；一侧椎弓根移至椎体中线上为3度；1度和3度之间为2度，越过中线则为 4 度（图 6-4）。近年来，CT 三维重建开始被用于脊柱侧凸的测量和术前评价，可精确测量脊柱的旋转，明确脊髓受压情况。

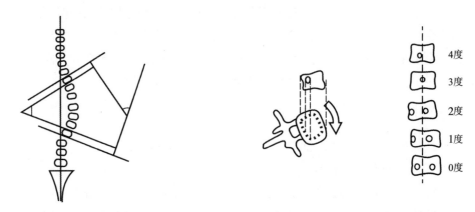

图 6-3 Cobb 角的测量   图 6-4 脊柱侧凸伴旋转的测量

3. 柔软度　侧向屈曲位摄片可了解畸形的柔软度，估计可矫正的程度。为手术或支具矫正脊柱侧凸提供依据。

4. 骨成熟度（Risser 征）　保守疗法需持续到骨成熟为止。常用的骨成熟度评价方法是观察髂嵴骨骺。髂嵴骨化呈阶段性，其骨骺自髂前上棘至髂后上棘循序出现。Risser 将髂嵴等分成四部分来分阶段描述骨成熟度，即 Risser 指数，可反映骨发育程度。髂嵴骨骺未出现为 0 度；骨骺出现至髂嵴外侧 25% 处为 1 度；出现至 50% 为 2 度；出现至 75% 为 3 度；出现 75% 以上的骨骺但未与髂嵴融合为 4 度；骨骺与髂嵴全部融合为 5 度。Risser 指数为 5 度时，表示身体停止生长，脊柱生长发育结束。

（三）其他评定

其他评定包括感觉、肌力、肌张力、日常生活能力等的评定。

三、康复治疗

脊柱侧凸的治疗方法包括手术治疗和非手术治疗，一般根据患者的年龄、脊柱侧凸的程度及其进展情况、有无并发症等因素选择治疗方案。早发现、早矫治是获得好的疗效、避免手术治疗的关键。

常用的非手术矫治方法包括矫形支具、矫正体操、运动疗法、物理因子治疗、牵引疗法等。脊柱侧凸主要依据 Cobb 角的大小选择治疗方法：① Cobb 角小于 25º，配合矫正体操，注意日常姿势，一般不需要特殊治疗，但要定期复查。若每年 Cobb 角进展大于 5º，且 Cobb 角大于 25º，应行支具矫治。② Cobb 角在 25º ～ 40º 行支具治疗，还应配合运动疗法、牵引、矫正体操等。③ Cobb 角大于 40º，可能需行手术治疗。

（一）物理治疗

1. 运动疗法　是脊柱侧凸常用的康复治疗方法，疗效主要取决于脊柱侧凸的柔韧性和患者的依从性。通过运动疗法可增强躯干核心肌群力量，增加脊椎稳定性，纠正肌力不平衡，改善异常姿势、呼吸运动及协调性。建立正确的姿势模式，从而达到改善脊柱侧凸畸形、减缓侧凸进展、避免或延迟手术治疗的目的。

（1）姿势训练　改变错误的姿势习惯，教导正确的动作姿势。①对称性训练：改善关节活动度，强化背部及腹部肌肉。患者通过意识控制，保持坐、立位躯干姿势对称和伸展，伸长脊柱。在直立位做上肢前屈、上举及外展、腰背部前屈及后伸，在仰卧位锻炼腹肌及下肢肌。②非对称性训练：脊柱在特定的方向上做特定的运动以减轻脊柱侧凸及旋转。加强训练凸侧肌肉，使得凹侧挛缩的组织受到牵拉而得以延展，以矫正脊柱两旁肌力的不平衡。如患者腰段左侧凸，则让患者右侧卧位左下肢在踝部负荷沙袋，做侧方直腿抬高运动。卧位可以消除脊柱的纵向重力负荷、放松脊柱各关节、增加脊柱活动度。要求动作准确平稳缓慢，用力充分，并至少保持10秒，每次训练重复10次，每日坚持训练2～3组。

（2）呼吸训练　脊柱侧凸对呼吸功能的损害主要是限制胸廓运动，影响气体交换，致通气功能障碍。因此，调整患者的呼吸非常重要。此法可增加肺活量，改善胸廓活动度和柔软度，呼吸训练应贯穿所有治疗当中。①指导患者有意识地限制胸廓活动，将呼吸导向胸廓凹位，松动受限的肋骨，增加胸廓凹位的呼吸运动。②胸腹式呼吸相结合，腹式吸气后腹部隆起，胸廓完全扩张。随着呼气过程，腹部回缩，胸廓回复，增加脊柱的稳定性。

（3）牵引治疗　逐步牵伸脊柱旁挛缩组织，可减轻变形椎体对神经的压迫，缓解椎旁局部疼痛和肌痉挛。常用的牵引方法有头颅 – 股骨牵引和头颅 – 骨盆牵引。

2. 物理因子治疗　目前常用的低频电刺激多为双通道体表电刺激器，两组电极分别放置在侧弯凸侧的体表特定位置，两通道交替输出的矩形电刺激波使两组椎旁肌轮替收缩与舒张，而使侧弯的脊柱获得持续的矫正力，以防侧凸加重。电刺激治疗的关键是选择正确的刺激部位、适当的刺激强度和长期坚持治疗。

（二）康复工程

适用于生长发育期的特发性脊柱侧凸患者，主要通过支具对脊柱侧凸畸形提供被动或主动的矫形力，使侧凸畸形得到一定程度的矫正。

1. 适应证　① Cobb 角为 25º～40º，且骨骼发育未成熟的特发性脊柱侧凸患者。② Cobb 角 > 40º，需手术矫治的脊柱侧凸患者，在术前穿戴矫形支具可防止畸形的进一步发展，为下一步手术治疗创造条件。

2. 穿戴要求　①初始穿戴时，患者从第一天穿1～2小时逐渐增加穿戴支具时间，1周左右穿戴适应并调整到位后，则每天至少穿戴23小时，需持之以恒。②初始穿戴1个月后复查，及时进行调整；以后每3～6个月复查1次，密切观察，随时调整，一直穿戴至骨发育成熟。③支具停用的时机十分重要，可逐渐减少穿戴时间，X 线片检查观察 Cobb 角无变化，方可脱下支具，但还要坚持康复训练。一般女孩穿到18岁，男孩穿到20岁，骨生长发育完全成熟方可停用支具。

第七节　颈椎病的康复

一、概述

（一）定义

颈椎病（cervical spondylosis）是由于颈椎间盘退变、膨出、突出、颈椎骨质增生、韧带增厚、变性、钙化等原因，刺激或压迫周围的神经、血管、脊髓、肌肉等组织所引起的一系列的临床症状。颈椎病是一种常见病、多发病，患病率随年龄的增加而上升，男女患病率无显著差别。随着智能手机、电脑的普及使用及生活方式的改变，颈椎病的发病年龄越来越低，患病率逐渐上升。本病属中医学"项痹"范畴。

（二）分型

颈椎病分为颈型、神经根型、脊髓型、交感神经型、椎动脉型，如果两种及两种以上类型同时存在称为混合型。临床上常见各型之间症状、体征相互掺杂，混合型多见。

（三）临床特征

1. 症状及体征

（1）颈型颈椎病

1）症状：颈项僵硬强直、疼痛，可有肩背疼痛、发紧感，常有颈部活动受限或强迫体位；少数患者可出现上肢短暂的感觉异常。

2）体征：急性期颈椎活动受限，颈椎椎旁肌、T_{1-7}椎旁肌或斜方肌、胸锁乳突肌有压痛，冈上肌、冈下肌也可有压痛。

（2）神经根型颈椎病

1）症状：颈痛、颈部僵硬强直常最早出现，可有肩部及肩胛骨内侧缘疼痛；上肢放射性疼痛或麻木，沿受累神经根的走行和支配区放射，称为根性疼痛；颈部活动、咳嗽、用力等可造成症状加重；患侧上肢沉重、握力减退，有时出现持物坠落，晚期可以出现肌肉萎缩。

2）体征：颈部僵直、活动受限；患侧颈部肌肉紧张，棘突、棘突旁、肩胛骨内侧缘及受累神经根所支配的肌肉有压痛；椎间孔部位出现压痛并伴上肢放射性疼痛或麻木、原有症状加重均具有定位意义；椎间孔挤压试验及臂丛神经牵拉试验阳性。

（3）脊髓型颈椎病

1）症状：以慢性进行性四肢瘫痪为特征。多数患者首先出现一侧或双侧下肢麻木、有沉重感，随后逐渐出现行走及上下楼梯困难；严重者步态不稳、双脚有踩棉感；一侧或双侧上肢麻木、疼痛，双手无力、不灵活，持物易落；躯干部感觉异常，呈束带感；下肢可有烧灼感、冰凉感；部分患者出现膀胱和直肠功能障碍，造成大小便功能障碍；病情进一步发展，可出现双下肢痉挛性瘫痪，生活不能自理。

2）体征：上肢或躯干部节段性分布的浅感觉障碍区，深感觉多正常，肌力下降，双手握力下降；四肢肌张力增高；腱反射活跃或亢进；髌阵挛和踝阵挛阳性；病理反射如霍夫曼征、巴宾斯基征等阳性；浅反射如腹壁反射、提睾反射减弱或消失。

（4）交感神经型颈椎病

1）症状：以临床表现多为特征。头部症状包括眩晕、头痛、记忆力减退等，偶有因头晕而跌倒者；眼耳鼻喉部症状包括眼胀、干涩或多泪、视力变化、视物模糊等；耳鸣、听力下降；鼻塞、咽部异物感、口干、味觉改变等；胃肠道症状包括恶心、呕吐、腹胀、腹泻、消化不良等；心血管症状包括心悸、胸闷、心率及心律改变、血压变化等。其他症状还包括面部或某一肢体多汗、无汗、畏寒或发热，不按神经节段分布的疼痛、麻木。以上症状与颈部活动明显相关，坐位或站立时加重，卧位时减轻或消失。

2）体征：颈部活动多正常，前中斜角肌、颈椎棘突间或椎旁小关节周围的软组织有压痛，可伴有心率、心律、血压等的变化。

（5）椎动脉型颈椎病

1）症状：发作性眩晕，复视伴有眼震，症状与颈部位置改变有关；下肢突然无力猝倒，但意识清醒，多在头颈处于某一位置时发生。

2）体征：偶有肢体麻木、感觉异常，可出现发作性眩晕。常与交感神经型颈椎病的症状同时出现。

2. 辅助检查

（1）颈椎 X 线　正侧位、双斜位片显示与临床表现相应的颈椎退行性变：颈椎生理曲度异常、椎间隙变窄、椎体前后缘骨赘形成、钩椎关节变尖、椎间孔变窄、项韧带钙化等。颈椎伸屈动态位可有节段性不稳表现。

（2）颈椎 CT　可显示相应的椎间盘膨出或突出，椎体增生、椎间关节退变、椎管及横突孔状态异常等。

（3）颈椎 MRI　显示椎管内、脊髓内部的改变及脊髓受压部位及形态改变。椎间隙不同程度狭窄，椎间盘向椎管内突出。如 T_2WI 显示病变相应平面脊髓局限性信号增高，提示脊髓变性。

（4）肌电图　可了解神经损伤的部位、范围、程度和再生情况。

二、康复评定

（一）颈椎功能障碍指数（neck disability index，NDI）

是对颈椎病患者功能水平的评测，内容包含 10 个项目，其中 4 项是主观症状，6 项是日常生活活动。具体评测项目为疼痛程度、自理情况、提重物、阅读、头痛、注意力、工作、驾车、睡眠和娱乐，每个项目评分为 0～5 分六个等级，总分 50 分，分数越高，功能越差。颈椎功能障碍指数（%）＝［（总分）/（受试对象完成的项目数 ×5）］×100%。结果判断：0～20% 表示轻度功能障碍；21%～40% 表示中度功能障碍；41%～60% 表示重度功能障碍；61%～80% 表示极重度功能障碍；81%～100% 表示完全功能障碍。

（二）其他评定

包括疼痛、颈部及上肢肌力、颈椎活动范围、感觉功能评定等。

（三）中医证候评定

需对患者所属中医证候进行评定，可分为风寒痹阻证、气滞血瘀证、痰湿阻络证、肝肾不足证和气血亏虚证。

三、康复治疗

（一）物理治疗

1. 物理因子治疗　主要通过电、光、声、磁、热、力等物理因子的作用，改善颈部组织的血液循环，解除肌肉和血管的痉挛，消除炎症、水肿，镇痛，减轻粘连，调节自主神经功能，促进神经肌肉功能恢复。常用治疗方法如高频电疗、低频和 / 或中频电疗、超声波疗法、直流电离子导入、穴位贴敷、磁疗、光疗、牵引等。

2. 运动疗法

（1）急性期　卧床休息可减轻颈椎负荷，减少由于头部重量和肌肉痉挛对颈椎间盘的压力，有利于减轻和消除症状。

（2）缓解期及术后恢复期　可采用合适的颈椎运动方式对颈部及相关部位乃至全身进行锻炼。①牵伸运动：通过颈部各方向最大范围活动度训练，牵伸肌肉，增加颈椎柔韧性，恢复关节活动范围。②颈肩肌强化训练：重点针对颈伸肌群、肩与上肢肌群的肌力训练。③协调性训练：针对颈部本体感觉的协调性训练，增强颈椎的稳定性。④关节松动术、麦肯基疗法、脊椎矫正术等，以颈椎局部解剖及生物力学的原理为治疗基础，针对个体化病理改变特点，对脊椎及椎小关节应用手法改善局部血液循环、缓解痉挛、改善症状。

3. 颈椎牵引　有助于调整和恢复椎管内外的平衡，解除神经根刺激和压迫症状，恢复颈椎正常功能。①牵引方式：连续牵引和间断牵引。②牵引角度：一般 $C_{1\sim4}$ 节段宜采用中立位，$C_{5\sim6}$ 节段颈椎前屈 15°，$C_{6\sim7}$ 节段颈椎前屈 20°，$C_7\sim T_1$ 节段颈椎前屈 25°。③牵引重量：一般初始重量为 4～6 kg，逐渐可增加至 10～15 kg，最大重量为自身体重的 10%～20% 为宜。④牵引时间：持续牵引一般为 20 分钟；间断牵引一般为 20～30 分钟。⑤禁忌证：脊髓受压明显、节段不稳严重者，椎骨关节退行性变严重者，椎管明显狭窄、韧带及关节囊钙化严重者禁用。

（二）药物治疗

1. 口服药物　急性期疼痛明显可选用非甾体消炎药止痛消炎，如布洛芬、双氯芬酸钠、塞来昔布胶囊等；还可选用肌松剂缓解肌肉紧张，如盐酸乙哌立松片。营养神经及调节自主神经功能药物可对症使用。

2. 外用药物　可选用各种局部止痛的擦剂或膏药。

3. 药物注射疗法　常用糖皮质激素或活血化瘀中药等药物，行痛点封闭注射、穴位注射及神经阻滞疗法。

（三）中医康复治疗

1. 针刺　多以活血通络、祛风止痛为原则，选取手足太阳经、手足少阳经及督脉为主，常选用风池、完骨、天柱、颈胸夹脊穴等，配以电针。

2. 艾灸　选取病变节段颈夹脊穴、大椎、风池、肩井、外关等，可配合间接灸法灸至局部皮肤红晕为度。

3. 推拿　可促进颈椎局部血液循环，促进无菌性炎症吸收，并且可放松颈部肌肉、改善疼痛 – 肌紧张 – 疼痛的恶性循环链、改善颈椎应力状态、降低椎间盘负荷、调整颈椎关节的异常微小位移、调整颈椎动态应力平衡。手法可应用颈项部操作和循经手法配合，以颈项部手法操作为主。常用手法有提拿、揉捏、旋转复位等。

4. 中药外治法

（1）中药外敷　可选用活血通络止痛类膏药外用，或选择活血通络药物研磨水调后外敷，可以配合红外线促进药物吸收。

（2）中药熏蒸及中药熏洗　根据不同的辨证分型配伍不同的中药汤剂，以热气熏蒸或浸洗患处。

5. 中药内治法　根据中医辨证分型分证论治：①风寒痹阻证：治以祛风散寒、祛湿通络，宜选用羌活胜湿汤加减。②气滞血瘀证：治以行气活血、通络止痛，宜选用桃红四物汤加减。③痰湿阻络证：治以祛湿化痰、通络止痛，宜选用半夏白术天麻汤加减。④肝肾亏虚证：治以补益肝肾、通络止痛，宜选用肾气丸加减。⑤气血亏虚证：治以益气温经、和血通痹，可以黄芪桂枝五物汤加减。

6. 其他疗法

（1）针刀疗法 在治疗颈椎病方面具有松解减压、减张作用，能缓解椎体周围肌肉的痉挛、粘连，使局部组织供氧、供血增加，促进组织炎症消退，纠正颈椎的动态与静态力学平衡失调。

（2）浮针疗法 在治疗颈椎病方面具有解除肌肉痉挛、疏通局部肌肉气血，增加患肌组织局部血流等作用。

（3）传统运动疗法 如五禽戏、八段锦、太极拳等，通过躯体活动，促进气血运行 、舒筋通络、调畅气机。

（四）康复工程

主要作用是固定和保护颈椎，矫正颈椎异常生物力线，减轻疼痛，防止颈椎过伸、过屈、过度转动，避免脊髓、神经的进一步损伤。最常用的有颈围、颈托，但应注意避免不合理长期使用。

第八节 肩关节周围炎的康复

一、概述

（一）定义

肩关节周围炎（periarthritis of shoulder）又称"冻结肩""五十肩""漏肩风""粘连性关节囊炎"等，是指肩关节及其周围的肌腱、韧带、腱鞘、滑囊等软组织的急、慢性损伤，或退行性变，致局部产生无菌性炎症，从而引起肩部疼痛和功能障碍为主的一种疾病。本病的好发年龄在50岁左右，女性发病率略高于男性，多见于体力劳动者。有自愈的倾向，预后良好，少数患者可自然缓解。本病属中医学"肩痹"范畴。

（二）临床特征

1. 症状

（1）肩部疼痛 初期为阵发性疼痛，以后疼痛逐渐加剧，呈持续性，气候变化或劳累常使疼痛加重，疼痛一般位于肩部前外侧，也可扩大到枕部、腕部或手指，有的放射至后背、三角肌、肱三头肌、肱二头肌及前臂前面。当肩部偶然受到碰撞或牵拉时，常可引起撕裂样剧痛。疼痛常呈昼轻夜重，多数患者常诉夜间痛醒，无法入睡，尤其不能向患侧侧卧。

（2）局部怕冷 患肩怕冷，不少患者终年用棉垫包肩，即使在暑天，肩部也不敢外露。

2. 体征

（1）肩关节活动受限 肩关节向各方向活动均受限，以外展、前屈、内旋、外旋更为明显。当肩关节外展时出现典型的"扛肩"现象，特别是梳头、穿衣、洗脸、叉腰等动作均难以完成，屈肘时手不能摸到同侧肩部。

（2）肩关节周围压痛　多数患者在肩关节周围可触到明显的压痛点。压痛点多在结节间沟、肩峰下滑囊、喙突、冈上肌附着点等处。

（3）肌肉痉挛与萎缩　三角肌、冈上肌等肩周围肌肉早期可出现痉挛，晚期可发生废用性肌萎缩，出现肩峰突起，上举不便，后伸不能等典型症状，此时，肩关节功能受限加重，疼痛症状反而减轻。

3. 影像学检查

（1）X 线检查　可表现正常，亦可出现冈上肌腱钙化、肱骨大结节处密度增高影、关节间隙变窄、骨质疏松等现象。

（2）关节造影　可显示肩关节腔减小。

（3）MRI 检查　可发现病变部位软组织的特异性改变。

（三）临床分期

1. 早期（凝结期）　此期以疼痛为主，主要以肱二头肌长头肌腱、冈上肌腱、肩峰下滑囊、关节腔等处表现突出。肱二头肌肌腱伸展时，有不适及束缚感，肩前外侧疼痛，可扩展至三角肌止点。

2. 中期（冻结期）　以肩关节活动受限为主要表现。随着病变的加剧进入冻结期，关节周围肌肉、肌腱、滑囊、关节囊广泛粘连，关节间隙狭窄。

3. 恢复期（解冻期）　炎症消退、疼痛缓解、粘连松解，肩关节功能逐渐恢复正常，少数患者遗留一定程度的功能障碍。

二、康复评定

（一）肩关节功能评定

Constant–Murley 评分法是一种将疼痛、功能、有效率三种评定相结合的综合评定方法，近年来广泛应用于肩周炎的肩关节功能评定，也可用于治疗后疗效的评价（表 6–2）。

表 6–2　Constant–Murley 肩关节功能评定法

评分项目	分值（分）	评分项目	分值（分）
A 疼痛（15 分）		121°～150°	8
无	15	151°～180°	10
轻度	10	外展（10 分）	
中度	5	0°～30°	0
重度	0	31°～60°	2
B 日常生活活动（20 分）		61°～90°	4
活动水平（10 分）		91°～120°	6
工作限制		121°～150°	8
无受限	4	151°～180°	10
中度受限	2	外旋（10 分）	

续表

评分项目	分值（分）	评分项目	分值（分）
重度受限	0	手放于头后肘可向前	2
娱乐限制		手放于头后肘可向后	4
无受限	4	手放于头顶肘可向前	6
中度受限	2	手放于头顶肘可向后	8
重度受限	0	手可完全举过头顶	10
睡眠影响		内旋（10分）	
无影响	2	手背可到大腿外侧	0
偶尔影响	1	手背可到臀部	2
经常影响	0	手背可到腰骶关节	4
无痛活动到达位置（10分）		手背可到腰（L_3）	6
上抬至腰际	2	手背可到 T_{12}	8
上抬至剑突	4	手背可到肩胛间区（T_7）	10
上抬至颈部	6	D 肌力评分（外展肌力，25分）	
上抬至头顶	8	0级	0
举过头顶	10	Ⅰ级	5
C 主动活动范围（40分）		Ⅱ级	10
前屈（10分）		Ⅲ级	15
0°～30°	0	Ⅳ级	20
31°～60°	2	Ⅴ级	25
61°～90°	4	C+D（客观分数：0～65分）	
91°～120°	6	A+B+C+D：总分（0～100分）	

（二）中医证候评定

需对患者所属中医证候进行评定，可分为风寒痹阻证、气滞血瘀证、肝肾亏虚证。

三、康复治疗

（一）物理治疗

1. 物理因子治疗　主要通过电、光、声、磁、热等物理因子的作用，使神经兴奋性降低、传导速度减慢，提高细胞膜的通透性，使开放的毛细血管增多，改善肩部血液循环，增强营养和代谢，达到镇痛、消肿、松解粘连、降低肌张力、缓解痉挛、软化组织的作用，恢复肩关节的正常功能。针对肩周炎的不同时期，选择合理的物理因子治疗，以最大限度地解决患者的痛苦。

急性期治疗以改善局部血液循环、缓解肌肉痉挛，减轻炎性水肿，以及镇痛为原则。可选择微波、中频电疗、超声波等。慢性期治疗以改善局部血液循环、镇痛、松解粘连的关节，促进肌力和肩关节功能的恢复为原则。可选择穴位敷贴、微波、超声波药物导入、冲击波、干扰电、蜡疗、温热磁疗方法等。

2. 运动疗法　肩周炎早期的运动疗法可以减轻疼痛、保持关节活动度、预防关节粘连，并能够防止肌肉萎缩；慢性期的运动疗法有助于恢复肌力、松解粘连、增加关节活动范围。

关节活动度的训练宜尽早、缓慢、轻柔、最大限度地活动，包括主动训练、主动–辅助训练及被动训练。可利用肩梯、肩轮、吊环、单杠、拉力器等主动训练肩关节。Maitland、Mulligan等关节松动技术，以及整骨等手法技术也被广泛应用于临床。关节松动术在早期应用时，因患者疼痛剧烈，应多用Ⅰ级手法，即在肩关节活动的起始端小范围地松动；在中期，因肩关节活动受限，多用Ⅱ级、Ⅲ级手法。Maitland关节松动术通过关节生理、附属运动方向上的滑动、摆动等，松解关节周围及关节内的粘连，保持组织的延展性，从而恢复关节的功能。此类治疗方法，对于合并肩关节半脱位或严重骨质疏松的患者应慎用或禁用。

（二）药物治疗

1. 口服药物　非甾体消炎药为最常用的药物，如选择性COX-2抑制剂和对乙酰氨基酚等药物；另外，还可以应用缓解肌肉痉挛药物。

2. 外用药物　可选用各种局部止痛的擦剂或膏贴。

3. 药物注射疗法　常用糖皮质激素和止痛药物，可选取痛点局部注射、关节腔内注射等方法。

（三）中医康复治疗

1. 针刺　肩周炎早期，以疼痛症状为主的患者可予针刺治疗，所选择的穴位主要包括肩髃、肩髎、臂臑、曲池、条口、肩井、肩前、肩贞、天宗、合谷等，结合循经取穴和同名经取穴的原则进行治疗。

2. 灸法　可以起到温经通脉、活血化瘀、疏风散寒等作用，一般可采用局部穴位和上肢穴位，如肩髃、曲池、肩贞、天宗等，每天治疗1次，每10～15天为一个疗程。

3. 推拿　早期疼痛较敏感者，以疏通经络、活血止痛为主，局部手法宜轻柔；中期功能障碍明显者，以松解粘连、滑利关节为主，手法刺激可较重，并配合肩关节各功能位的被动运动，常选肩部、上肢部进行推拿，常用手法包括㨰法、按法、揉法、搓法、擦法、扳法、抖法等，并配合相关穴位点按如中府、缺盆、肩髃、肩髎、肩内陵、肩贞、曲池、肩井、天宗等。

4. 中药外治法　可根据中医辨证分型选用中药配伍外敷或熏洗肩关节周围，也可配以红外线照射，以更好地发挥中药作用，以达温经通络、活血化瘀止痛之功。

5. 针刀疗法　应掌握好适应证与禁忌证，注意避免造成医源性损伤。对于肩关节周围粘连部位较少、尚未形成广泛粘连的患者效果较好，结合手法治疗，松解粘连的软组织，可达到更好的疗效。

第九节　腰椎间盘突出症的康复

一、概述

（一）定义

腰椎间盘突出症（LDH）是指腰椎椎间盘纤维环破裂和髓核突出压迫刺激相应水平的一

侧或双侧神经根所引起的一系列症状和体征。在腰椎间盘突出症的患者中，90%以上为$L_{4\sim5}$、$L_5\sim S_1$椎间盘突出，多发于20～50岁，随年龄增大，$L_{3\sim4}$、$L_{2\sim3}$椎间盘发生突出的危险性增加。诱发因素有椎间盘退行性变、职业、吸烟、心理因素、医源性损伤、运动损伤及寒冷、肥胖等。腰椎间盘突出症属中医学"腰痛病"范畴。

（二）分型分期

1. 分型 根据髓核突出的位置、程度、方向、退变情况与神经根的关系及不同的影像学表现，对腰椎间盘突出症有多种分型方法，但多是病理分型的演变。病理上将腰椎间盘突出症分为退变型、膨出型、突出型、脱出后纵韧带下型、脱出后纵韧带后型和游离型。前三型为未破裂型，约占73%；后三型为破裂型，约占27%。根据以上分型，前四型通过非手术治疗可取得满意的疗效，后两型应以手术治疗为主。掌握腰椎间盘突出症的分型，对选择治疗方法至关重要，特别是在非手术治疗中，正确应用分型，能提高治疗效果，防止发生意外损伤。

2. 分期 临床上分为急性发作期及慢性缓解期。急性发作者，腰部及下肢剧烈疼痛，伴有腰部活动障碍；缓解期患者自觉腰部及下肢酸痛不适，腰部活动不同程度受限。

（三）临床特征

1. 症状

（1）局部疼痛 腰椎间盘突出症的患者多表现为下背痛，疼痛涉及腰背部及患侧臀部。腰痛往往是最早的症状，腰椎间盘突出多是在腰椎间盘退行性变的基础上发展而来。

（2）坐骨神经痛 是由神经根受到刺激，放射至患侧下肢引起的，多表现为股后部、小腿外侧、足跟、足背外侧及足趾疼痛。

（3）感觉异常 麻木是突出的椎间盘压迫本体感觉和触觉纤维引起的。有少数患者自觉下肢发凉、无汗或水肿，这与腰部交感神经根受到刺激有关。

中央型巨大突出者，可出现会阴部麻木、刺痛、排便及排尿困难、双下肢疼痛。腰椎间盘突出较重者，常伴有患侧下肢肌肉萎缩，以趾背屈肌肌力减弱为多见。

2. 体征

（1）步态异常 疼痛较重者步态为跛行，又称减痛步态，其特点是尽量缩短患肢的支撑期，重心迅速从患侧下肢移向健侧下肢，并且患肢常以足尖着地，避免足跟着地震动引起疼痛。

（2）局部压痛 椎间盘突出部位的椎体间隙及棘突旁有压痛，慢性患者棘上韧带可有指下滚动感，对诊断腰椎间盘突出症有意义。压痛点也可出现在受累神经分支或神经干上，如臀部、坐骨切迹、腘窝正中、小腿后侧等。

（3）脊柱变形 腰椎间盘突出症患者常出现腰椎曲度变直、侧凸和腰骶角的变化，是机体为避免神经根受压自我调节造成的。患者越年轻，自我调节能力越强，脊柱侧凸、平直或后凸的程度就越重。

（4）感觉障碍 部分腰椎间盘突出症患者有下肢麻木的表现，感觉障碍区域按神经受累区域分布，股外侧和小腿外侧、外踝、足底为常受累的部位。

（5）肌肉萎缩 腰椎间盘突出压迫神经根较重时可出现下肢肌肉萎缩，常见胫前肌、腓肠肌、拇长伸肌、趾长伸肌肌力减弱，引起足下垂。

（6）直腿抬高试验 是诊断腰椎间盘突出症较有价值的试验，其诊断敏感性为76%～97%。直腿抬高试验阳性也可见于急性腰扭伤、强直性脊柱炎、腰骶椎肿瘤患者，但阳性率很低，此时直腿抬高加强试验是鉴别腰椎间盘突出症与其他疾病的有效方法。$L_{4\sim5}$ 和 $L_5 \sim S_1$ 椎间盘突出时，直腿抬高试验阳性率最高；而 $L_{1\sim2}$ 和 $L_{2\sim3}$ 椎间盘突出时，阳性率较低。

3. 辅助检查

（1）腰椎 X 线平片　①脊柱腰段外形的改变：正位片上可见腰椎侧弯，椎体旋转、棘突偏歪，小关节对合不良；侧位片可见腰椎生理前凸明显减小、消失，甚至后凸，腰骶角小。②椎体外形的改变：椎体下缘后半部出现浅弧形压迹。③椎间隙的改变：正位片可见椎间隙左右不等宽；侧位片可见椎间隙前后等宽，或前窄后宽。

（2）CT 扫描　①突出物征象：突出的椎间盘超出椎体边缘，或见与椎间盘密度相同或稍低的结节或不规则块。当碎块较小且外面有后缘韧带包裹时，软组织块影与椎间盘影相连续；当突出的块较大时，在椎间盘平面以外的层面上也可显示软组织密度影；当碎块已穿破后纵韧带，与椎间盘失去连续性时，除了在一个层面移动外，还可上下迁移。②压迫征象：硬膜囊和神经根受压变形、移位、消失。③伴发征象：黄韧带肥厚、椎体后缘骨赘、小关节突增生、中央椎管及侧隐窝狭窄。

（3）MRI　①椎间盘突出物与髓核在几个相邻矢状层面上都能显示分离影像。②突出物超过椎体后缘重者呈游离状。③突出物的顶端缺乏纤维环形成的线条状信号区，与硬膜及其外方脂肪的界限不清。④突出物脱离原椎间盘移位到椎体后缘的上方或下方。

4. 手法治疗禁忌证　影像学示巨大型、游离型腰椎间盘突出，病情较重者且神经有明显受损者；严重心脏病、高血压、肝肾等疾病患者；体表皮肤破损、溃烂或皮肤病患者；有出血倾向的血液病患者禁用。

二、康复评定

（一）肌力评定

肌力评定涉及腰背肌、腹肌、胫前肌、腓肠肌、踇长伸肌等。

（二）关节活动范围评定

腰椎关节活动范围可用手指指地距离方法评定。

（三）感觉功能评定

$L_{3\sim4}$ 椎间盘突出者，大腿前外侧或小腿前内侧感觉障碍；$L_{4\sim5}$ 椎间盘突出者，小腿前外侧、足背或踇趾感觉障碍；$L_5 \sim S_1$ 椎间盘突出者，小腿后外侧、足跟或足背外侧感觉障碍；中央型突出致马尾神经受压者，可出现鞍区疼痛及感觉障碍。

（四）神经电生理评定

脊旁肌和相应节段肢体的肌电图检查发现失神经电位能够确诊该节段神经根受累，胫神经 H 反射异常提示 L_5 神经根受累，趾短伸肌 F 波异常提示 S_1 神经根受累。

（五）活动能力评定

活动能力评定包括腰椎功能评定表（JOA）、Oswestry 功能障碍指数问卷表（ODI）等。

（六）生存质量评定

生存质量评定可应用 SF-36 简明健康状况量表。

（七）疼痛评定

疼痛评定可应用视觉模拟评分法（VAS）评定、痛强度评定。

（八）中医证候评定

需对患者所属中医证候进行评定，寒湿证、湿热证、瘀血证和肾虚证等证型多见。

三、康复治疗

（一）物理治疗

1. 运动疗法

（1）肌力训练　急性期应以卧床休息为主，减轻腰椎负担，避免久坐、弯腰等动作。在疼痛症状初步消退后，宜尽早开始卧位腰背肌训练。可选做挺腰训练，训练时臀部不能离开床面，维持 3～5 秒，还原，重复 5～15 次，避免腰椎过屈或过伸的动作，以不加重腰部疼痛为度，每日 2～3 次。在疼痛症状初步消退后，可进行肌肉松弛训练及低负荷的等长收缩为主的训练。

缓解期主要有腰背肌训练法、腹肌训练法、腰腹肌协同训练法，增强肌力同时可使脊柱前后肌力平衡。腰背肌训练以桥式和飞燕式训练为主，腹肌训练以仰卧抬腿和卷腹训练为主，腹肌协同训练以平板支撑训练为主，动作到位后维持 5～10 秒，10～20 次 / 组，2～3 组 / 日。

（2）牵引　采取间断或持续的电动骨盆牵引，牵引力为体重的 1/5～1/4，每天 1 次，每次 10～20 分钟，适用于缓解期患者，急性期慎用。有条件者也可使用三维多功能牵引。

2. 物理因子治疗

（1）短波或微波　行并置法于痛区，急性期无热量行 10 分钟，亚急性期微热量行 15 分钟；缓解期温热量行 20 分钟。

（2）干扰电治疗　交叉并置两组电极贴片，强度感觉阈治疗 20 分钟。

其他也可选择牵引蜡疗、激光、红外线照射、电磁疗法等，可根据患者情况每日予以单项或者多项选择性治疗。

（二）作业治疗

1. 个人方面　①体位：正确坐姿、站姿指导。②禁忌证教育：不要弯腰、扭转腰部，不要提重物。③饮食、生活习惯教育：多食含钙量高的食物，注意控制体重，规律生活，避免过度劳累。

2. 环境方面　①家庭环境：卧硬板床，使用物品放在触手可及的平面。②工作环境：不坐沙发、低凳。

3. 作业活动方面　①简化作业活动内容：如扫地用长手柄、无须弯腰的吸尘器；购物后用小拉车代替手提物品。②节能技巧教育：如搬重物时，将物体尽可能靠近自己身体，蹲下、挺直腰背，伸直上肢，然后用腿的力量将物体抬起。③工作时注意劳逸结合：长期从事站位工作者，工作一段时间后需坐下休息。长期从事坐位工作者，每隔 1 小时需要起身活动。④指导辅具应用：如拾物器、穿衣杆、长柄刷等。

（三）康复工程

急性期可选择佩戴腰围，时间一般不超过 2 周；可应用拾物器、穿衣杆、长柄刷等减轻腰椎负荷。

（四）中医康复治疗

1. 针刺　主要穴位采用腰椎夹脊穴、膀胱经穴和下肢坐骨神经沿线穴位，可辅助电针治疗。急性期每日针 1 次，以泻法为主；缓解期及康复期可隔日 1 次，以补法、泻法相互结合，配合辨证取穴。

2. 艾灸　直接灸、艾条灸、温针灸、雷火灸等。

3. 推拿　急性发作期宜采用松解类手法，在痛点周围按揉 1～2 分钟，以酸胀为度；时间不宜过长。可在环跳、委中、承山等穴强刺激，以患者可忍受为度。

慢性缓解期宜选用的手法包括：①松解手法：主要采用擦法、拇指弹拨法和擦法，关键刺激部位为腰椎棘突旁、横突外缘、髂嵴上缘、髂腰三角等竖脊肌附着区域，臀中肌、臀大肌、梨状肌、阔筋膜张肌、下肢足少阳胆经线、足太阳膀胱经线。②调整手法：可根据 X 片腰椎及骨盆位置改变，有针对性地施行骨盆矫正法，结合腰椎微调手法和改良斜扳法。③辨证施治：寒湿证，腰骶部松解手法刺激可适度加强，操作时间延长，并横擦肾俞、命门、八髎；湿热证，配合点按阴陵泉、足三里、丰隆等穴；血瘀证，加强腰部及下肢部松解手法；肾虚证，慎用大幅度的腰椎扳法，配合点按肾俞、太溪等穴。

4. 中药外治疗法

（1）中药离子导入　根据不同的辨证分型，将煎煮好的中药汤剂用离子导入的方式透入腰部。每日 1 次，每次 15～20 分钟。

（2）中药贴敷　急性期用活血止痛类膏药；缓解期用散寒止痛、温经通络方药外用贴敷。隔日 1 贴。

（3）中药熏洗　根据不同的辨证分型，将煎煮好的中药汤剂，先以热气熏蒸患处，待水温适度时再用药水浸洗患处。

5. 传统功法训练　可选择易筋经中的"卧虎扑食势""青龙探爪势""打躬势"进行训练。

第十节　软组织损伤的康复

一、概述

（一）定义

软组织损伤是指骨与软骨以外的组织损伤，具体是指皮肤、皮下组织、肌肉、肌膜、筋膜、韧带、滑囊、关节囊、神经、血管等软组织因暴力撞击、强力扭转、牵拉压迫、不慎跌仆闪挫、体虚、劳累过度及持续活动经久积劳等原因所引起的损伤，以四肢扭挫伤最为常见。

（二）损伤类型

1. 按受伤的性质分类

（1）扭伤　是在非正常外力的作用下，使关节的生理活动超出正常范围后，肌肉、肌腱、韧带等组织被过度拉伸而造成的损伤。

（2）挫伤　是直接暴力作用于人体部位而造成的损伤，如棍棒打击、撞击等。

（3）挤压伤　是指在外界直接暴力的作用下使软组织挤压或碾轧受损。

（4）撕裂和断裂伤　是指由于较大的作用力使韧带、关节囊、肌腱等部位发生完全断裂的损伤。有外力直接造成的，也有肌肉瞬间收缩过猛导致的，也有疲劳所致的。

2. 按受伤时间分类

（1）急性损伤　损伤在 2 周以内，局部疼痛、肿胀、皮下组织瘀血或血肿、功能障碍明显。

（2）慢性损伤　损伤时间在 2 周以上，多因急性损伤后未及时治疗或治疗方法不当而转变。也有一部分是姿势不良、受凉、重复性劳动导致。

3. 按受伤后有无皮肤破损分类

（1）开放性损伤　由于割伤、枪伤、爆炸等造成皮肤破损面与外界相通的软组织损伤。此类损伤容易继发感染，所以创面应及时行外科清创处理。

（2）闭合性损伤　损伤局部皮肤完整，无明显创面，皮下有瘀血肿胀，扭挫伤多属此类。

（三）临床特征

1. 症状

（1）急性软组织损伤　多有明确的外伤史，伤后可出现局部疼痛肿胀、肌肉痉挛、损伤局部出血或瘀血、压痛、活动痛、活动受限等。

（2）慢性软组织损伤　多为累积性损伤，能引起局部软组织的劳损、变性、增生、粘连等病理改变。临床表现为局部酸、胀、钝痛或刺痛，无力或沉重感，疼痛症状与长期不良姿势或者职业性劳损有关，通常没有明确外伤史。

2. 辅助检查

（1）超声检查　通过 B 超能够发现较深部软组织损伤引起的出血部位和测量出血量，为穿刺和手术血肿清除准确定位。

（2）X 线检查　虽然不能直接检测软组织损伤状况，但可以看到软组织肿胀程度，并排除骨折。

（3）MRI　对软组织的成像清晰可辨，可准确分辨出软组织损伤的详细状况，发现其他检查不易发现的肌腱和韧带损伤、出血、水肿等状况，具有重要的临床价值。

（四）康复治疗适应证及禁忌证

康复治疗的适应证主要是慢性闭合性软组织损伤。禁忌证为急性开放性软组织损伤，这类损伤往往并发骨折、出血、休克等严重损伤。

二、康复评定

（一）疼痛评定

对损伤部位的疼痛情况进行评定，包括疼痛部位、疼痛频率、疼痛性质、疼痛程度等。①疼痛的部位：让患者指出其主诉症状的部位，如肩部疼痛并不一定是肩部病变引起，也可能是斜方肌上部、肱骨外侧或许多其他部位病变所致的。②频率：多久出现一次，肌肉、肌腱和韧带损伤的最明显的表现是活动这些部位出现疼痛，而休息时症状缓解。持续性疼痛是一个危险的信号。③性质：硬、痛、紧等常用来描述肌肉、肌腱、韧带和关节囊及与其连接的结缔组织的拉伤或轻度劳损，锐性疼痛用来描述肌肉骨骼系统相对严重的损伤或神经根的损伤，烧灼感多用来描述神经根炎症，麻痛感常用来描述神经卡压，跳动痛常用来描述急性炎症和肿胀。④疼痛程度常用视觉模拟评分（VAS）进行评价。⑤以前治疗的过程及疗效。⑥药物治疗的情况。⑦客观正确的检查（不同部位损伤检查方法不同）。

（二）其他评定

包括受累关节活动范围、肌力、感觉功能评定，病情严重者可行平衡功能、日常生活活动能力及心理评定。

三、康复治疗

（一）物理治疗

1. 运动疗法　功能训练可以改善受伤部位血液循环与组织代谢，防止肌肉萎缩、关节粘连，促使损伤组织较快地恢复，对预防损伤组织的缺血和挛缩，加速组织愈合和功能恢复，起到积极的作用。

（1）急性软组织损伤　早期采用"PRICE"原则："P"（protection）保护，用弹性绷带、夹板或矫形器固定患部，保护患区免受进一步损伤；"R"（rest）休息，局部制动、固定有利于局部休息，避免刺激损伤区及牵拉未愈合牢固的组织；"I"（ice）冰敷，在损伤后48小时内，局部冰敷、冰水浸泡或冰按摩12～15分钟，有镇痛、减少出血和渗出的作用；"C"（compression）加压，早期用弹性绷带加压包扎，以减少局部出血及水肿；"E"（elevation）抬高，抬高患部，有利于局部体液回流、减轻水肿。

（2）慢性软组织损伤　①应鼓励积极、主动的肌力训练以提高肌肉收缩启动的协调性，增加肌肉和韧带的支持强度，增强关节稳定性。②纠正不良姿势，注意防止职业性劳损方式及非生理性错误姿势造成的慢性软组织劳损。③加强关节活动度训练，防止软组织粘连，保持关节正常的活动范围。

2. 物理因子治疗　选择多种物理治疗方法可改善局部组织血液循环和代谢，加速损伤组织的修复，起到消炎、消肿、止痛，缓解肌肉痉挛，促进组织修复，改善功能作用。

（1）局部冷敷　根据损伤程度，24或48小时以内，应用冰块冷敷、冷喷雾法、冷水浴等方法可以使局部血管收缩，限制出血，减少渗出（热疗在软组织损伤早期应当被禁止）。

（2）超短波　可消除水肿、止痛，采用单极法或双极法，以对置法或并置法将电极放置损伤区域。急性损伤采用无热量，时间5～10分钟。慢性损伤采用微热量或温热量，时间15～20

分钟。

（3）磁疗法　损伤区敷贴磁片，20～30分钟。

（4）温热疗法　用于亚急性或慢性软组织损伤，可采用红外线、蜡疗、中药热敷等。

（5）干扰电疗法　将两组电极交叉贴在痛点四周，并给予适当剂量，适用于较大范围的病变。

（二）作业治疗

有日常生活活动受限的，可选择治疗性作业活动、功能性作业活动或 ADL 训练。

（三）康复工程

对软组织断裂、关节不稳、关节脱位的患者可使用矫形技术保护固定。对 ADL 受限的患者可使用辅具协助康复。

（四）药物治疗

局部疼痛患者，可以根据病情的需要，外贴止痛膏或涂止痛乳剂，或口服非甾体消炎药及局部药物封闭治疗。

（五）中医康复治疗

1. 针刺　根据损伤部位，可选用局部取穴加循经选穴针刺治疗。每日或隔日 1 次，以泻法为主。

2. 推拿　损伤后早期即可开始，从损伤部位的近心端做向心性推拿手法，以促进静脉回流，减轻水肿。2～3 日后也可做损伤局部轻手法推拿，以促进吸收。慢性损伤可根据损伤部位和程度选择适当手法进行治疗。

3. 艾灸　慢性损伤疼痛日久者，可应用直接灸、艾条灸、温针灸、雷火灸等。

4. 中药外治疗法

（1）中药离子导入　根据损伤部位的不同，将煎煮好的中药汤剂，通过离子导入的方式，透入损伤部位。每日 1 次，每次 15～20 分钟。

（2）中药贴敷　急性期可应用活血止痛类膏药；缓解期可用温经通络的膏药，每日 1 贴。

（3）中药熏洗　慢性损伤恢复期，可将煎煮好的中药汤剂先以热气熏蒸患处，待水温适度时，再用药水浸洗患处，每日 1 次，每次 15～20 分钟。

（六）心理康复与教育

1. 解除患者的思想顾虑，增强治疗的信心。

2. 预防软组织损伤，纠正不良姿势，保持正确体位。

3. 使患者了解软组织损伤后的修复机制，以及不同阶段的治疗目标和方法。

4. 注意劳逸结合，避免疲劳，改善工作环境，经常变换工作姿势，坚持科学的运动方法。

【复习思考题】

1. 为何要进行术前康复指导？

2. 骨折临床愈合标准是什么？

3. 对于年纪较大的骨折患者，术后容易出现哪些并发症？

4. 如何对膝骨关节炎患者进行肌力训练？

5. 手的功能位是怎样的？

6. 如何计算手指的总主活动度？

7. 全髋关节置换后的危险体位有哪几种？

8. 如何依据 Cobb 角的大小制定脊柱侧凸的治疗方法？

9. 脊髓型颈椎病的特点有哪些？

10. 简述肩关节周围炎的临床分期。

11. 简述腰椎间盘突出症患者感觉障碍的定位。

12. 简述"PRICE"原则。

第一节　冠心病的康复

一、概述

（一）定义

冠状动脉粥样硬化性心脏病（coronary atherosclerotic disease，CAD）是指冠状动脉粥样硬化使管腔狭窄或阻塞，导致心肌缺血、缺氧而引起的心脏病，和冠状动脉痉挛一起统称为冠状动脉性心脏病，简称冠心病。据 WHO 统计，冠心病是目前最常见的死亡原因之一。男性多在40～60岁发病，女性常在绝经期后出现症状，男性多于女性。危险因素有血脂异常、吸烟、高血压、糖尿病、腹型肥胖、代谢综合征、心理压力大、摄入水果蔬菜少、饮酒、规律的体力活动减少。冠心病属中医学"胸痹"范畴。

（二）临床分型

根据冠状动脉病变的部位、范围、血管阻塞的程度和心肌供血不足的发展速度、范围和程度的不同，冠心病分为以下 5 种临床类型。

1. 无症状型　患者无症状，但心电负荷试验或心电图检查有心肌缺血的改变。

2. 心绞痛型　为一过性心肌缺血所致，有发作性胸痛。

3. 心肌梗死型　症状严重，由冠状动脉闭塞致心肌急性缺血性坏死所致。

4. 缺血性心肌病型　表现为心脏扩大、心力衰竭和心律失常，为长期心肌缺血导致心肌纤维化所致。

5. 猝死型　因原发性心搏骤停而猝然死亡，多为缺血心肌局部发生电生理紊乱，引起严重心律失常所致。

近年来，从提高诊治效果和降低病死率的角度出发，根据心肌缺血的发生机制、发展速度和预后的不同，将冠心病的临床类型分为慢性心肌缺血综合征和急性冠脉综合征两大类。慢性心肌缺血综合征包括隐匿型冠心病、稳定型心绞痛和缺血性心肌病，主要发病机制为需氧增加性心肌缺血。急性冠脉综合征包括不稳定型心绞痛、急性心肌梗死，主要发病机制为供氧减少性心肌缺血。

二、康复评定

（一）心功能分级

目前主要采用美国纽约心脏病学会（NYHA）1928年提出的分级方案，主要根据患者自觉的活动能力划分为四级。

Ⅰ级：患有心脏病，但体力活动不受限制，平时一般活动不引起疲乏、心悸、呼吸困难、心绞痛等症状。

Ⅱ级（轻度心衰）：体力活动轻度受限。休息时无自觉症状，一般的活动可出现上述症状，休息后很快缓解。

Ⅲ级（中度心衰）：体力活动明显受限。休息时无症状，轻于平时一般的活动即引起上述症状，休息较长时间后方可缓解。

Ⅳ级（重度心衰）：不能从事任何体力活动。休息时亦有心衰的症状，体力活动后加重。

（二）心肺运动试验

1. 心肺运动试验方法　用于诊断、预后判断、日常生活指导和运动处方制定及疗效评定。常用的运动负荷试验方法有运动平板法和功率自行车法，两种测试方法均有一定风险，需严格掌握适应证、禁忌证及终止试验的指征，保证测试安全性。

（1）运动平板法　是一种常见的逐级运动试验，采用症状限制性运动试验，以运动诱发呼吸或循环不良的症状和体征，以心电图异常及心血管运动反应异常作为运动终点，以帮助评定心功能和体力活动能力、制定患者的运动处方、评定治疗效果等。常用的方案是改良 Bruce 方案，每一阶段增加阻力 2～3 代谢当量（metabolic equivalents，METs）。

（2）功率自行车法　是患者坐在功率自行车上进行踏车运动，通过增加踏车的阻力而加大患者的运动负荷。多选用踏车的 Ramp10 方案，运动负荷每次增加 10 W/min，直到达到患者的峰值运动或出现运动试验的终止标准而结束。

2. 运动负荷试验的禁忌证及终止指征　在做各项心肺运动试验之前应掌握绝对禁忌证、相对禁忌证、终止指征等。

（三）生存质量评定

能否恢复各种日常生活活动、社会活动和职业活动，使患者回归满意的社会角色是评定心脏康复效果的最重要指标。常用 SF-36、WHQOL-100 等量表。

（四）中医证候评定

需对患者所属中医证候进行评定，可分为心血瘀阻证、气滞心胸证、痰浊闭阻证、寒凝心脉证、气阴两虚证、心肾阴虚证、心肾阳虚证。

三、康复治疗

（一）物理治疗

冠心病的康复分为 3 期，即院内康复期、院外早期康复或门诊康复期及院外长期康复期。

1. Ⅰ期（院内康复期）　为住院期冠心病患者提供康复和预防服务。

（1）目标　帮助患者恢复体力及基本日常生活能力，出院时达到生活基本自理。避免卧床带来的不利影响（如运动耐量减退、低血容量、血栓栓塞性并发症）。出院时需达到低水平运动试验阴性，可以按正常节奏连续行走 100～200m，或上下 1～2 层楼梯而无症状和体征。运动能力达到 2～3 METs，能够适应家庭生活，使患者理解冠心病的危险因素和注意事项。

（2）适应证　心肌梗死 2 周内或经皮冠状动脉介入治疗（PCI）术后早期，患者生命体征平稳，安静状态下心率≤ 110 次 / 分，无明显心绞痛、心力衰竭、严重的心律失常及心源性休克及严重合并症，过去 8 小时内没有新发心律失常或心电图改变。

（3）禁忌证　康复训练过程中任何可能诱发临床病情恶化的情况都列为禁忌证，包括原发病情不稳定或合并新临床病症。

（4）康复方案　早期运动康复计划因人而异，病情重、预后差的患者运动康复进展宜缓慢。主张应用住院期 4 步早期运动及日常生活指导计划（表 7–1）。运动康复应循序渐进，从被动运动开始，逐步过渡到坐位、坐位双脚悬吊在床边、床旁站立、床旁行走，病室内步行及上 1 层楼梯。这个时期患者运动康复和恢复日常活动的指导必须在心电和血压监护下进行。运动量宜控制在较静息心率增加 20 次 / 分左右，同时患者感觉不大费力（Borg 评分＜ 12 分）。如果运动或日常活动后心率增加大于 20 次 / 分，患者感觉费力，宜减少运动量或日常活动。冠状动脉旁路移植术（coronary artery bypass grafting，CABG）后需进行呼吸训练，用力咳嗽促进排痰以预防肺部感染。在术前教会患者呼吸训练方法，避免患者术后因伤口疼痛影响运动训练效果。为防止用力咳嗽时手术伤口震裂，可让患者手持枕头，保护伤口。

表 7–1　住院期 4 步早期运动及日常生活指导计划

步骤	代谢当量（METs）	活动类型	心率反应适合水平（与静息心率比较）
第 1 步	1～	被动活动、缓慢翻身、坐起、床边椅子坐立、床边坐便	增加 5～15 次 / 分
第 2 步	2～	床边坐位热身、床旁行走	增加 10～15 次 / 分
第 3 步	3～	床旁站立热身、大厅走动 5～10 分钟，2～3 次 / 天	增加 10～20 次 / 分
第 4 步	3～4	站立热身、大厅走动 5～10 分钟、3～4 次 / 天、上一层楼梯或固定踏车训练、坐位淋浴	增加 15～25 次 / 分

2. Ⅱ期（院外早期康复或门诊康复期）　一般出院后 1～6 个月进行。PCI、CABG 后常规 2～5 周进行。

（1）目标　逐步恢复一般日常生活能力，包括轻度家务劳动、娱乐活动等，使运动能力达到 4～6 METs。

（2）适应证　急性心肌梗死（AMI）和急性冠脉综合征（ACS）恢复期、稳定型心绞痛、PCI 或 CABG 后 6 个月内的患者。

（3）禁忌证　不稳定型心绞痛、心功能Ⅳ级、未控制的严重心律失常、未控制的高血压（静息收缩压＞ 160mmHg 或静息舒张压＞ 100mmHg）。

（4）康复方案　主要包括纠正不良生活方式、运动康复及日常生活指导。改变不良的生活方式如戒烟、限酒、接受饮食和营养指导，以及控制体重和睡眠管理。可根据患者的评估及危险分层给予有指导的运动康复。运动程序包括 3 个阶段：①热身训练：多采用低水平有氧运动，目的是放松和伸展肌肉、提高关节活动度和心血管的适应性，预防运动诱发的心脏不良事件及预防运动性损伤。②训练阶段：包含有氧运动、阻抗运动、柔韧性运动等。其中，有氧运动是基础，阻抗运动和柔韧性运动是补充。常用有氧运动方式有行走、慢跑、骑自行车、游泳、爬楼梯，以及在器械上完成的行走、踏车等；每次运动 20 ～ 40 分钟，建议初始从 20 分钟开始，根据患者运动能力，逐步增加运动时间；运动频率 3 ～ 5 次 / 周；运动强度为最大运动强度的 50% ～ 80%，Borg 评分在 12 ～ 16 分范围内。③放松训练：有利于运动系统的血液缓慢回到心脏，避免心脏负荷突然增加诱发心脏事件。患者需循序渐进，禁止过分用力，所有上肢超过心脏平面的活动均为高强度活动，应该避免或减少；任何不适都应该停止运动，及时就诊。

3. Ⅲ期（院外长期康复期）　为心血管事件 1 年后的院外患者提供预防和康复服务。部分患者已恢复到可重新工作和恢复日常活动。为减少心肌梗死或其他心血管疾病风险，强化生活方式改变，进一步运动康复是非常必要的。此期的关键是维持已形成的健康生活方式和运动习惯。

（二）作业治疗

1. 日常生活活动　个人爱好和习惯要根据病后身体功能状况进行适当调整。

2. 节约能量技术　在日常活动中注意节省能量消耗。对不同活动引起的心血管反应的了解是节约能量的基础，如上肢活动较下肢活动可产生更强的心血管反应、站立位比坐位心血管反应大、温暖的环境心率增加、等长活动产生较高的心血管耗能等。

（三）中医康复治疗

中医学认为，冠心病的发生主要与寒邪内侵、饮食失调、情志失节、劳倦内伤、年迈体虚等因素相关。常用的中医康复治疗有中医心理疗法、针灸疗法、推拿疗法、传统功法及食疗药膳等。

1. 中医心理疗法　使用情志引导法使患者消除顾虑、振作精神、树立信心。

2. 针灸　①毫针：取内关、心俞、膻中、通里、巨阙、足三里。心血瘀阻者，配膈俞、阴郄；气阴不足者，配阴郄、太溪、三阴交；心阳不振者，配命门（灸）、巨阙；痰浊壅盛者，配中脘、丰隆；阳气暴脱，配关元（灸）、气海（灸）。常规方法针刺上述穴位，每次选用 4 ～ 5 穴，轮流使用，连续治疗 10 次后可停针数日，再行治疗。②艾灸：取气海、膈俞、曲池，每穴每次 5 ～ 10 壮，每日 1 次。③其他：可采用耳针疗法、穴位注射疗法、穴位敷药疗法等。

3. 推拿疗法　以拇指或手掌按揉心俞、膈俞、厥阴俞、内关、间使、三阴交、心前区阿是穴，每次 10 分钟。

4. 传统功法训练　选用功法时，应根据患者的具体情况。心绞痛发作频繁或心功能较差者宜选择静功，病情稳定后可选择动功，宜运用的功法有放松功、站桩功、太极拳等。

5. 食疗药膳　常用食疗药膳方有山楂糖水、干姜粥、红花酒、丹参酒等。

第二节　慢性阻塞性肺疾病的康复

一、概述

（一）定义

慢性阻塞性肺疾病（chronic obstructive pulmonary disease，COPD）是一种常见的、可以预

防和治疗的慢性气道疾病，以持续呼吸系统症状和气流受限为特征，其病理学改变主要是气道和（或）肺泡异常，通常与大量接触有害颗粒或气体有关，遗传因素、肺异常发育及异常的炎症反应等多种的宿主因素参与发病过程。COPD 的患病率和死亡率在逐年增加，被列为健康中国 2030 行动计划中重点防治疾病。COPD 属中医学"肺胀"范畴。

（二）临床特征

1. 症状 主要症状有气短或呼吸困难、慢性咳嗽、咳痰、喘息、胸闷等症状。同时，出现活动的范围、种类和强度减少等运动耐力的下降。

2. 体征 早期体征不明显，随着疾病进展可以出现以下体征：视诊见桶状胸、呼吸变浅、频率增快、辅助呼吸肌参与呼吸；触诊双侧语颤减弱；叩诊呈过清音；听诊两肺呼吸音减弱，呼气延长，部分可闻及啰音，心音遥远。

3. 辅助检查

（1）胸部 X 线检查 早期可无异常变化，以后可出现慢性支气管炎和肺气肿的影像学改变。CT 检查不作为 COPD 的常规检查项目。但 CT 对辨别小叶中心型或全小叶型肺气肿及确定肺大疱的大小和数量有很高的敏感性和特异性。

（2）血气检查 对晚期可能发生的低氧血症、高碳酸血症、酸碱平衡失调及呼吸衰竭等判断具有重要价值。

（3）其他 合并细菌感染时血常规白细胞增高、核左移、C- 反应蛋白浓度增高；痰培养能检出病原菌可指导抗生素的选用。

二、康复评定

（一）呼吸功能评定

1. 肺功能检查 不仅可以判断病情，还可以指导康复治疗，是诊断 COPD 的"金标准"。用力肺活量（forced vital capacity，FVC）：指深吸气至肺总量位以最大力量、最快速度所能呼出的全部气量。第 1 秒用力呼气量（forced expiratory volume in first second，FEV1）：指尽力吸气后尽最大努力快速呼气，第 1 秒所能呼出的气体容量。FEV1 及 FEV1/FVC 与 COPD 的严重程度及预后相关，吸入支气管舒张剂后 FEV1 < 80%，且 FEV1/FVC < 70% 可确定为不完全可逆的气流受限。气流受限可导致肺过度充气，使肺总量（TLC）、功能残气量（FRC）和残气容积（RV）增高，肺活量（VC）降低。

2. 呼吸困难评定 大多数 COPD 患者都不同程度存在呼吸困难，常用的评价方法为改良Borg 呼吸困难评定法。

（二）运动功能评定

可评估 COPD 患者的心肺功能和运动能力，有利于为 COPD 患者制定安全、适量、个体化的运动治疗方案。

1. 运动平板试验或功率车运动试验 通过运动平板或功率车进行运动试验可获得最大吸氧量、最大心率、最大 METs 值、运动时间等相关量化指标，有助于评定患者的运动能力。

2. 6 分钟步行试验 令患者行走 6 分钟，记录其所能行走的最远距离，以判断患者的运动能力及运动中发生低氧血症的可能性。

（三）日常生活活动能力评定

根据自我照顾、日常生活、家庭劳动及购物等活动，将呼吸功能障碍患者的日常生活活动能力分为 6 级（表 7-2），也可以以 Barthel 指数表示。

表 7-2　COPD 患者日常生活活动能力评定

分级	表现
0 级	虽存在不同程度的肺气肿，但活动如常人，对日常生活无影响，活动时无气短
1 级	一般劳动时出现气短
2 级	平地步行无气短，速度较快或上楼、上坡时，同行的同龄健康人不觉气短而自己有气短
3 级	慢走不及百步即有气短
4 级	讲话或穿衣等轻微动作时即有气短
5 级	安静时出现气短、无法平卧

（四）中医证候评定

需对患者所属中医证候进行评定，可分为痰浊壅肺证、痰热郁肺证、痰蒙神窍证、阳虚水泛证、肺肾气虚证。

三、康复治疗

（一）物理治疗

1. 呼吸训练　具有促进膈肌活动、减少呼吸频率、协调呼吸肌运动、减少呼吸肌耗氧量、改善呼吸困难症状的作用。

（1）肌肉放松训练　由于 COPD 患者因惧怕呼吸急促症状出现，无论精神上还是肌肉均处于紧张状态，故放松训练是康复治疗的内容之一。放松训练可以降低耗氧量、减慢呼吸频率，可采取合适的体位进行，如前倾依靠位、舒适坐位、前倾站立位等。

（2）腹式呼吸训练　又称膈肌呼吸训练，COPD 患者由于病理变化，横膈明显被压低，膈肌活动受到严重限制。腹式呼吸就是通过扩大膈肌活动范围来增加通气量，膈肌活动每增加 1 cm，可增加肺通气量 250～300 mL。其操作方法：①将患者置于舒适放松位置。②治疗师将手放在患者前肋角下缘的腹直肌上进行引导，吸气时保持肩部放松和上胸平静，用鼻缓慢地深吸气，腹壁隆起；呼气时有控制地缓慢呼气，腹部下凹。③训练 3～4 次上述动作，然后休息，以免过度通气。

（3）缩唇呼吸训练　慢性炎症可侵袭支气管，破坏管壁纤维环、软骨环，因此，在呼气时不能对抗胸内压的改变而过早塌陷、闭塞。此方法能够增加呼气时支气管内的阻力，防止小气道过早塌陷，有利于肺泡内气体排出。方法：要求患者深而慢地吸气，然后将口唇轻轻张开裂成一条线，在 4～6 秒将气体缓慢呼出，呼气动作不应用力，吸气呼气时间比为 1∶2。

2. 气道分泌物去除技术　是促进呼吸道分泌物排出、维持呼吸道通畅、预防和减少呼吸道感染的技术。

（1）体位引流　通过适当的体位摆放，使受累肺段内的支气管尽可能垂直于地面，利用重力作用促使支气管内的分泌物流向气管，然后通过咳嗽等方法排出体外。不同的病变部位采用不同的引流体位，其原则是病变部位放在高处，引流支气管开口于低处。体位引流应在餐前进行，饭后不宜进行。引流频率视分泌物的多少而定，痰量多者每日引流 2～4 次；每次引流一个部位，时间为 5～10 分钟；如有数个部位，则总时间不超过 45 分钟，以免疲劳。体位引流适应证：痰量每天大于 30 mL 或痰量中等但其他方法不能排出者。禁忌证：心肌梗死、心功能不全、肺水肿、肺栓塞、胸膜渗出、急性胸部外伤、出血性疾病。

（2）叩击　有助于黏稠、脓痰脱离支气管壁。叩击法操作为手指并拢，掌心呈杯状放在被引流肺叶的胸壁上；双手交替有节律的叩击胸壁。叩击禁忌证：肺栓塞、骨质疏松、治疗部位损伤或骨折。

（3）振动、震颤　振动操作为双手置于胸壁，在患者呼气时给予压力快速振动胸壁；震颤为在患者呼气时给予比振动更有力的断断续续跳动的操作。以上方法可单独应用，也可以组合应用。重复几次后，再嘱患者咳嗽以排痰。禁忌证同叩击。

（4）咳嗽训练　咳嗽是呼吸系统的防御功能之一，COPD 患者咳嗽机制受到损害，最大呼气流速下降，纤毛活动受损，痰液本身比较黏稠。因此，应教会患者有效的咳嗽方法，以促进分泌物排出，减少反复感染的机会。具体方法是患者坐位或立位，上身可略前倾，缓慢深吸气，屏气数秒钟，然后张口连咳 3 次，咳嗽时收缩腹肌，或用自己的手按压在上腹部帮助咳嗽，然后再缓慢深吸气，重复以上动作，连做 2～3 次。也可以采用哈咳法：令患者平静吸气，用力呼气时配合发出"哈、哈"的声音。此法可以减轻疲劳及对胸廓的振动，提高咳嗽、咳痰的有效性。

3. 运动疗法　COPD 患者进行运动训练可提高患者运动能力、改善呼吸困难症状，提高生活质量。运动类型包括有氧训练、抗阻训练及呼吸肌训练。运动强度通常用 Borg 呼吸量表检测，以 4～6 分（共 10 分）为宜。建议每周进行 3～5 次有氧训练，每周 2～3 天抗阻训练及每周 4～5 天呼吸肌训练。

（1）有氧训练　可明显增加 COPD 患者的活动耐量、减轻呼吸困难症状。常采用有氧训练方法，如快走、慢跑、骑车、划船、登山等，步行为首选锻炼方式。在训练前先进行运动平板试验或功率车运动试验，得到实际最大心率及最大 METs 值，然后确定运动强度。运动以能引起轻度呼吸急促为限。靶强度时间为 10～45 分钟，4～10 周为 1 个疗程，患者需要长期坚持训练以保持训练效果。严重患者可以边吸氧边活动。

（2）抗阻训练　主要进行上肢抗阻训练、上肢锻炼以锻炼辅助呼吸肌，如胸大肌、胸小肌、背阔肌、前锯肌、斜方肌等，可采用提重物、手摇车、弹力带等进行训练。

（3）呼吸肌训练　可明显增强呼吸肌的肌力和耐力，从而减轻气短、气促程度。可采用吹气球、吹瓶、吹蜡烛等提供阻力训练，也可以借助仪器提供阻力，如吸气阻力负荷训练法、阈值负荷训练法等。吸气阻力负荷训练法通过缩小呼吸器小孔的直径以增加吸气阻力；阈值负荷训练法可利用呼吸装置，使吸气压力达到特定阈值时开始呼吸，以确保吸气肌负荷。

4. 物理因子治疗　急性发作期可采用超短波、短波、直流电离子导入、紫外线、超声雾化治疗等，有助于炎症消除和排出痰液。

（二）作业治疗

1. 提高日常生活活动能力的作业　学会在日常生活中有效的呼吸，训练腹式呼吸。训练方法：身体屈曲时呼气、伸展时吸气；用力时呼气、放松时吸气；上下楼梯或爬楼时，先吸气再迈步，以"吸－呼－呼"对应"停－走－走"。

2.节省能量技术　通过使用适当的辅助器具和活动简化，减少活动中的能量消耗。基本方法：①物品摆放有序化。②操作动作简化：尽量采用坐位，减少不必要的伸手、弯腰等动作。③劳动工具化：搬东西或劳动时尽量用推车或其他省力的工具。

（三）康复教育

1.戒烟　吸烟是 COPD 患者主要的致病因素，戒烟是重要的治疗手段，能够提高患者生活质量。

2.家庭氧疗　氧疗是被证实能改善 COPD 患者生活质量的方法，补充氧可以维持血氧低下患者的运动能力。氧疗使用指征：① $PaO_2 \leq 55$ mmHg 或 $SaO_2 \leq 88\%$。② PaO_2 55 ～ 70 mmHg 或 $SaO_2 < 89\%$ 合并有肺动脉高压、右心衰或红细胞增多症。吸氧方法：通常用持续经鼻导管低流量吸氧，昼夜间断吸氧持续 15 小时以上，以纠正低氧血症。

3.其他　包括营养支持、心理治疗、防止呼吸道感染及用药指导等。

（四）中医康复治疗

COPD 的发生、发展与肺、脾、肾亏虚的病因病机有密切关系，本虚标实贯穿疾病发展的始终，主张补肺健脾益肾以治本、化痰止咳以治标。

1.中药敷贴　运用冬病夏治理论，COPD 患者在三伏天予以穴位敷贴以起到散寒补肺作用，防止冬季症状加重。

2.针灸　是防治 COPD 的传统方法，包括针刺和艾灸，可起到祛风散寒、化痰止咳、补肺益肾、提高机体免疫力的作用。取穴：迎香、太渊、风池、合谷、肺俞等。

3.传统功法训练　如应用六字诀、八段锦、太极拳等有助于改善症状。传统功法动作平稳缓和、松弛流畅、将肌肉活动与呼吸运动相互结合，涵盖上下肢运动、腹式呼吸等，适合不同病情程度的患者，对稳定期 COPD 患者疗效确切。

（五）适应证及禁忌证

康复治疗的适应证为病情稳定的 COPD 患者。禁忌证为合并严重肺动脉高压、不稳定型心绞痛及近期发生的心肌梗死、充血性心力衰竭、明显肝肾功能异常、癌症转移、脊柱及胸背部创伤骨折等。

第三节　糖尿病的康复

一、概述

（一）定义

糖尿病（diabetes mellitus，DM）是由遗传和环境因素共同引起的一组以糖代谢紊乱为主要表现的临床综合征。胰岛素缺乏和胰岛素作用障碍单独或同时引起糖类、脂肪、蛋白质、水和电解质等的代谢紊乱，临床以慢性高血糖为主要特征。糖尿病属中医学"消渴"范畴。

（二）分型

1. 1 型糖尿病　是指由 β 细胞破坏和胰岛素绝对缺乏所引起的糖尿病。

2. 2 型糖尿病　是指以胰岛素抵抗为主伴胰岛素相对分泌不足，或胰岛素分泌不足为主伴胰岛素抵抗的一类糖尿病。

3. 特殊类型糖尿病　胰岛 β 细胞功能基因突变所致的糖尿病。

4. 妊娠期糖尿病　指妊娠期间发生或发现的血糖受损或糖尿病。

（三）临床特征

1. 症状和体征

（1）代谢紊乱　有的患者无任何自觉症状，仅在体检时发现高血糖。严重者表现为典型的三多一少（多饮、多食、多尿、消瘦）等症状。

（2）并发症和合并症　未经治疗或治疗不当者常出现糖尿病微血管、大血管及神经病变等并发症；合并糖尿病皮肤病变及感染。临床症状为这些相应组织和器官病损的表现。

2. 辅助检查

（1）血糖测定　血糖升高是诊断糖尿病的依据，也是评价疗效的主要指标。空腹血糖 ≥ 7.0 mmol/L 或典型糖尿病症状 (烦渴多饮、多尿、多食、不明原因体质量下降) 加上随机血糖 ≥ 11.1 mmol/L，即可诊断为糖尿病。

（2）葡萄糖耐量试验　是检查人体糖代谢调节功能的一种方法。方法：将无水葡萄糖 75 g 用 250 mL 水溶解后 5 分钟内饮完，服糖 2 小时后血糖 ≥ 11.1 mmol/L 可诊断为糖尿病。

（3）糖化血红蛋白 (HbA1c) 检测　HbA1c 主要反映测定前 2 ~ 3 个月的血糖水平，是糖尿病诊断和监控的重要指标。HbA1c ≥ 6.5% 即可诊断为糖尿病。

（4）其他　尿糖测定、胰岛素或 C- 肽释放试验等。

注：无糖尿病典型症状者，需改日复查确认（不包括随机血糖）。随机血糖是指不考虑上次用餐时间，一天中任意时间的血糖；空腹状态指至少 8 小时没有摄入能量；HbA1c 需在符合标准化测定要求的实验室进行检测。

二、康复评定

（一）运动功能评定

规律运动对绝大多数糖尿病患者有益，但不恰当的运动又会产生不良反应，因此在运动训练前应对患者进行运动功能评定，可采用运动平板或功率自行车进行有氧运动能力测试。

（二）靶器官损害程度评定

出现致残的并发症时，应做相应的功能评价，如评定是否合并糖尿病视网膜病变、糖尿病周围神经病变、脑血管病变、肾脏病变、糖尿病足等。

（三）其他评定

包括日常生活活动能力评定、心理功能评定、生存质量评定等。

（四）中医证候评定

需对患者所属中医证候进行评定，可分为肺热津伤证、胃热炽盛证、气阴亏虚证和肾阴亏虚证、阴阳两虚证。

三、康复治疗

（一）物理治疗

物理治疗主要是运动疗法。运动是糖尿病康复治疗的有效手段，运动可改善胰岛素抵抗。运动疗法以有氧运动为主，应根据患者的兴趣、治疗目标、糖尿病类型、是否存在并发症及严重程度制定个体化运动处方。

1. 运动方式　常用的运动方式有步行、慢跑、游泳、骑自行车、做有氧体操、打太极拳等。其中步行简单易行、方便安全，又能有效提高每日热量消耗，是糖尿病患者最常选用的锻炼方法。

2. 运动强度　制定糖尿病运动处方除应考虑避免心脑血管意外及减少肌肉骨骼损伤外，还要考虑患者能否坚持。绝大多数患者应选用中等强度的运动，最大摄氧量控制在 40%～60%，相当于 Borg 评分的 11～13 分。要达到更好的血糖控制效果可能需要更高运动强度。

3. 运动频率　每周 3～7 天。

4. 持续时间　每周累计至少 150 分钟的中等强度运动。

5. 运动注意事项　①并发外周动脉或神经病变如有足部损伤、溃疡的患者可选用无负重方式进行运动（如椅上体操、上肢运动等），合适的鞋袜及足部检查也非常重要。②并发自主神经病变时宜采用对心率、血压影响轻微的运动方式，由于体温调节能力失常，运动应避免潮湿、过热或过冷环境。③中到重度非增殖性及增殖性糖尿病视网膜病变患者应注意避免显著收缩压增高的运动（如憋气动作、强烈的关节冲击动作、竞争激烈的运动）。④应在最合适的时间进行运动，进行胰岛素治疗的患者应注意避开胰岛素作用的高峰，以免发生低血糖。⑤运动前低血糖：必须在运动前监测血糖以保证运动安全性，血糖低于 5.6 mmol/L 的患者，最好只进行低强度、短时间的运动，并需在运动前补充 10～15 g 糖。⑥运动前高血糖：运动前血糖高于 13.9 mmol/L 的患者，必须检查尿酮以排除酮症，尿酮体水平中度或严重增高应暂缓运动直到血糖改善；运动前血糖高于 16.7 mmol/L 的患者，不论尿酮体是否存在均禁忌运动。

（二）作业治疗

糖尿病足或截肢可影响患者步行功能。需进行日常生活活动能力训练、矫形器具的正确使用和穿戴、拐杖或轮椅的操作技能训练及家居环境改造。采用特殊鞋袜以减轻糖尿病足部压力，将足部装入固定型全接触式支具或特殊支具靴，可以减轻溃疡部的压力；对于步行障碍者还可以使用拐杖或轮椅；截肢者可以安装假肢。

（三）其他治疗

1. 饮食治疗　是糖尿病管理的基础，应严格和长期执行，需根据每日需要摄入的热量折算热量处方，必须设定摄入糖、脂肪和蛋白质的比例，糖类摄入量通常应占总热量的 50%～60%，蛋白质的摄入量应占每日热量摄入的 10%～20%，脂肪的摄入量应给予严格控制，其中饱和脂肪酸摄入量不应超过 10%，多不饱和脂肪酸摄入量需达到 10%，胆固醇每日摄入量不能超过 300 mg。

2. 血糖自我监测 帮助患者将血糖控制在目标范围，运动开始阶段，应在运动前、后监测血糖以保证安全。

3. 药物治疗 药物治疗包括口服降糖药和胰岛素的运用。目前临床应用的口服降糖药主要有六大类，即磺脲类、双胍类、噻唑烷二酮类、非磺脲类促胰岛素分泌剂、葡萄糖苷酶抑制剂，以及其他口服降糖药如胰高糖素肽 –1 类似物和二肽基肽酶Ⅳ抑制剂。

4. 糖尿病健康教育 糖尿病需终身治疗，其治疗效果在很大程度上取决于患者的主动性和病情。糖尿病教育应贯穿糖尿病诊治的整个过程，其内容主要包括糖尿病基础知识、心理卫生、饮食治疗、运动治疗、药物治疗、血糖自我监测及自我保健等。

（四）中医康复治疗

中医学认为，本病的发生主要与禀赋不足、饮食失节、情志失调、劳欲过度有关。常用的方法有传统功法、食疗药膳、推拿疗法等。

1. 传统功法训练 多种传统功法对内分泌系统有直接或间接的影响，对改善临床症状、降低血糖有一定作用。常用的有放松功、内养功，前者对伴有高血压病、冠心病者较适用，后者则不适用于合并冠心病患者。

2. 针灸 采用体针、耳针、艾灸、穴位注射等方法，根据辨病和辨证施以治疗，常用穴位有肺俞、脾俞、肾俞、中脘、关元、曲池、足三里、三阴交等，常用耳穴有内分泌、胰、肾、三焦、神门、心、肝等。

3. 推拿 以脊柱两侧夹脊及膀胱经穴位和四肢诸阴经循行部位为主，按照脊椎各节段与内脏的对应关系，采用手法按摩第 8 胸椎附近区域。并发眼疾者，则可按、推、摸上丹田，点按双眼内眦部，轻揉上、下眼睑。

4. 食疗药膳 ①生芦根粥：鲜芦根 30 g，粳米 50 g。以水 1500 mL 煎芦根，芦根汁煎至1000 mL，煮粳米粥食之，适用于糖尿病口渴多饮较重者。②竹叶粥：石膏 50 g，竹叶 20 g，粳米 50 g。竹叶与石膏加水煮约 30 分钟，澄清放凉，取上清液加水煮成粥，适用于糖尿病烦渴、失眠、大便干结者。③猪胰汤：猪胰加薏苡仁 30 g，黄芪 60 g，怀山药 120 g，水煎服，适用于糖尿病脾肾不足者。

（五）适应证及禁忌证

康复治疗的适应证：轻、中度的 2 型糖尿病患者；对稳定的 1 型糖尿病患者也可进行运动锻炼，以促进健康和生长发育。禁忌证：包括合并各种急性感染、严重的并发症、血糖未得到较好控制（血糖 > 16.8 mmol/L）、有明显酮症酸中毒患者等。

【复习思考题】

1. 冠心病康复治疗的适应证是什么？
2. 冠心病康复可以分为几期？
3. 针对慢性阻塞性肺疾病的呼吸训练包括哪些方法？
4. 气道分泌物去除技术包括哪几种？
5. 糖尿病患者运动注意事项包括哪些？

第一节 骨质疏松症的康复

一、概述

（一）定义

骨质疏松症（osteoporosis，OP）是一种骨代谢异常引起的骨病，属于代谢性骨病之一。骨代谢异常是由破骨细胞骨吸收活性与成骨细胞骨形成活性所构成的骨重建机制失去平衡所致，在骨重建过程中骨量流失较多可损害骨结构。其本质上是一种骨重建异常，是骨强度降低的骨骼疾病，表现为患者骨折危险性增加，易发生骨折。根据临床表现出的全身或腰背疼痛、易发骨折、驼背等症状，可将其归属于中医学"骨痿""骨痹""腰痛"等范畴。

（二）骨质疏松的分类

1. 分类

（1）*原发性骨质疏松症* 主要是指绝经后和年龄增加引起的骨组织的退行性变化，包括绝经后骨质疏松（高转换型）和老年性骨质疏松（低转换型）。

（2）*继发性骨质疏松症* 主要由某些疾病和某些诱因引起，如先天性骨质疏松症、内分泌性骨质疏松症、营养缺乏性骨质疏松症、血液系统性骨质疏松症、药物性骨质疏松症、肾性骨质疏松症、失用性骨质疏松症。

（3）*特发性骨质疏松症* 与遗传有关，包括青少年骨质疏松症、成人骨质疏松症、妇女妊娠哺乳期骨质疏松症。

2. 分型 一般将原发性骨质疏松症分为 2 型：Ⅰ 型即绝经后骨质疏松症，是指自然绝经后发生的骨质疏松，一般发生在绝经后 5 ～ 10 年。Ⅱ 型即老年性骨质疏松症，是单纯伴随增龄衰老发生的骨质疏松，属于退行性的骨质疏松症。

3. 分级 依据骨量减少的程度分 Ⅳ 级。骨量减少 30% 为起点，每减少 15% 即增加一个分级，骨量减少 30% ～ 45% 为 Ⅰ 级，骨量减少 45% ～ 60% 为 Ⅱ 级，骨量减少 60% ～ 75% 为 Ⅲ 级，骨量减少 75% 以上为 Ⅳ 级。

（三）临床特征

原发性骨质疏松症早期无明显症状，但当骨丢失达到一定程度时则会出现腰背部疼痛、身高缩短、骨折及内脏功能障碍等临床症状。

1. 症状与体征

（1）疼痛　是骨质疏松症最常见的症状，表现为腰背部疼痛感酸痛或钝痛，疲劳时加重，休息后缓解；也有突然加重，由轻到重、由短时疼痛逐渐发展为持续疼痛。

（2）身高降低、驼背　身高缩短往往于疼痛之后出现。骨质疏松症易发生于骨松质，早期涉及的即为椎体。椎体骨质变得疏松而脆弱，受压可变形缩短，加之椎间盘水分及软组织减少，椎体总体积小而薄，可造成驼背、身材变小。驼背的程度与年龄、营养状况、遗传及生活方式相关。

（3）脆性骨折　骨折是骨质疏松症严重的并发症，可造成活动不便、生活不能自理，导致脏器功能受损、感染，乃至危及生命，常见 Colles 骨折、股骨颈骨折、胸腰椎压缩骨折。

（4）内脏功能障碍　骨质疏松症可导致脊柱弯曲、胸部畸形，影响胸腔脏器的功能，临床上可有胸闷、气短、呼吸困难、缺氧等，肺气肿发生率也很高，同时腰椎前凸影响心脏、消化系统的血液循环和正常功能。

2. 辅助检查

（1）X 线检查　骨质疏松的 X 线表现主要是骨密度降低，表现为非承重区骨小梁稀疏、数量减少；骨的透光度增加；骨皮质变薄，皮质内哈佛管扩大出现皮质内隧道征、骨折。脊椎骨密度估计：Ⅰ 度为纵向骨小梁明显；Ⅱ 度为纵向骨小梁变稀疏、表面粗糙；Ⅲ 度为纵向骨小梁不明显。Ⅰ 度为可疑，Ⅱ 度和 Ⅲ 度为骨质疏松。

（2）生化检查　骨代谢的生化代谢指标检查具有快速、灵敏及在短期内观察骨代谢动态变化的特点，而骨矿密度（BMD）检查一般半年以上才有动态变化。

1）骨形成指标　包括碱性磷酸酶（AKP）、骨钙素（BGP）、血清 I 型前胶原羧基端前肽（PICP）。

2）骨吸收指标　包括尿羟脯氨酸（HOP）、尿羟赖氨酸糖苷（HOLG）、血浆抗酒石酸盐酸性磷酸酶（TRAP）、尿中胶原吡啶交联（Pyr）或 I 型胶原交联 N 末端肽（NTX）。尿吡啶酚（pyridinoline，PYD）和脱氧吡啶啉（deoxypryidinoline，DPD）是骨吸收的敏感和特异性生化标志物。

3）钙调节激素　包括活性维生素 D、甲状旁腺素、降钙素等。

4）血、尿骨矿成分　包括血清总钙、血清无机磷、血清镁及尿钙、磷、镁的测定。

（3）骨矿密度（BMD）测量　应用仪器对骨骼中的矿物质进行测量和定量分析，以 BMD 代表骨量，对早期诊断骨质疏松症、预测骨折危险性及评估疗效均有着十分重要的意义。常见的此类仪器有单光子骨密度仪（SPA）、双光子骨密度仪（DPA）、双能 X 光吸收仪（DEXA）、定量 CT 法（QCT），可以分别测量松质骨和皮质骨。SPA 是用于测量外周部位的骨质，如桡骨远端；DPA、DEXA 和 QCT 可测量脊柱的骨质。

（4）超声诊断　常用足跟超声检查，超声波在不同介质中的传播速度及其衰减系数存在差异可用以测定骨密度和强度，从而可以早期显示出骨量的变化。

3. 康复治疗适应证及禁忌证

（1）适应证　大部分患者都可以进行康复治疗。但在进行康复功能训练前，需要全面地检查，依据个体状况，制定合理的康复治疗方案。

（2）禁忌证　骨折早期或伴有严重心肺功能障碍、肝肾疾病的患者和老年体弱者禁用。

二、康复评定

（一）骨量评定

骨质疏松症在临床分级上以双能 X 射线吸收仪（DEXA）测得的峰值骨量（M±SD）为正常参考值。①正常：骨密度值低于同性别、同种族健康成人的骨峰值不足 1 个标准差（M < –1 SD）。②骨量减少：骨密度降低 1 ～ 2.5 个标准差（–1 SD<M<–2.5 SD）。③骨质疏松：骨密度降低程度大于等于 2.5 个标准差（M ≥ –2.5 SD）。④严重骨质疏松：骨密度降低 3 个标准差以上（M>–3 SD）无骨折，或骨密度降低 2.5 个标准差以下（M<–2.5 SD）并伴有一处或多处骨折。

（二）生存质量评定

原发性骨质疏松症患者生活质量量表（osteoporosis quality of life scale）包含 75 个条目，其中疾病维度为 20 个条目，生理维度为 17 个条目，社会维度为 17 个条目，心理维度为 13 个条目，满意度维度为 8 个条目，覆盖了与生活质量有关的 5 个维度（疾病、生理、社会、心理、满意度）和 10 个方面。

（三）其他评定

包括疼痛、肌力、耐力、关节活动度、平衡与协调、生存质量等评定。

（四）中医证候评定

需对患者所属中医证候进行评定，可分为痰浊证、肾虚证、脾虚证、血瘀证等。

三、康复治疗

（一）康复原则

骨质疏松症的发生是一个渐进的过程，原发性骨质疏松症是随着年龄的增长而发生的，继发性骨质疏松症是由于某些疾病后某些原因所致，无论是哪种类型的骨质疏松症，其康复预防、治疗的原则应是共性的。

1.预防　强调三级预防：①一级预防：应从青少年做起，如注意合理膳食结构，坚持科学的生活方式，坚持体育锻炼；对有遗传基因的高危人群要重点随访，早期防治。②二级预防：人到中年，尤其妇女绝经后，如骨量丢失加速进行，应积极应用抑制骨吸收和促进骨形成的药物治疗。③三级预防：对老年骨质疏松症患者应预防摔倒，对已发生骨折者应积极手术治疗。

2.对症治疗　疼痛、驼背、骨折等是骨质疏松症最常见的临床症状和体征，可采用矫形器具、止痛药、理疗、功能训练等措施。

3.延缓骨量丢失或增加骨量　特别强调年龄段，女性 35 岁以前为骨量增长期，此后逐渐丢失，50 岁以后呈快速丢失，在骨量丢失的年龄段（女性绝经前），应延缓其骨量丢失，在女性绝经后快速丢失时应采用相应的治疗和预防措施（如雌激素替代疗法）。

（二）物理因子治疗

1. 低频脉冲电磁场疗法 低频脉冲电磁场（PEMFs）是一种高能非电离辐射，通过产生随时间变化的电磁场来诱导电流产生，电流的流动对骨细胞和胶原聚集与排列产生影响，从而改善骨结构，使骨结构产生适应性反应，使之适应功能的需要。

2. 体外冲击波疗法 体外冲击波（ESW）是一种高能量和高压力波，可促进人类骨膜细胞增殖和钙沉积，具有加强骨质疏松症局部组织再生、软组织修复和骨折愈合的作用。

3. 光疗 即日光浴，可促进肠道对钙、磷的吸收，促进骨的形成，从而起到防治骨质疏松的作用。

4. 高压氧疗法 高压氧治疗可缓解疼痛和增加骨密度。

（三）运动疗法

1. 四肢肌力的训练方法 等张抗阻训练法，如直接举起哑铃、沙袋等重物。等长（静力性）训练法，通常采用 Tens 规律，即每次等长收缩维持 10 秒，休息 10 秒，重复 10 次为一组，每天重复 10 组。

2. 腰背部肌肉的训练方法 采用等张、等长训练法，如俯卧式抬胸、背飞、燕飞、桥式等。

3. 户外运动 包括散步、慢跑、跳舞、骑车、球类运动、体操及负重和抗阻训练等有氧运动。户外运动有利于接受充足的阳光，使体内维生素 D 浓度升高，改善胃肠功能及钙磷代谢，从而促进体内钙吸收；运动还能提高各器官系统的功能，促进全身新陈代谢，增加肌肉力量，改善身体灵敏性、协调性和平衡性，减少摔跌事件可有效减少骨折的发生。

（四）作业疗法

在对骨质疏松患者伤残情况进行全面评价以后，有目的、有针对性地从日常生活活动、职业劳动、认知活动中选择一些作业指导患者进行训练，并进行健康宣教，以改善或恢复患者躯体、心理功能和预防骨质疏松骨折。

（五）康复工程

在治疗中应利用康复工程原理，为患者制作适合的支具、矫形器和保护器。如脊柱支具既能限制脊柱的过度屈伸，又使患者有一定的活动度、预防椎体出现压缩骨折。

（六）骨质疏松后骨折的治疗

治疗原则是标本兼治，即在治疗骨折的同时给予骨质疏松症的病因学治疗，只有这样，才能收到较好的效果。骨折治疗应遵循准确复位、牢固固定及功能锻炼的三大原则，根据骨折部位与类型采用相应的治疗方法。

（七）中医康复治疗

1. 针刺 取委中、肾俞、阳陵泉、三阴交、太溪、命门、足三里、合谷等穴，每次 3～5 穴，留针 20～30 分钟，用补法或平补平泻法，或电针治疗。

2. 艾灸 可应用直接灸、艾条灸、温针灸、雷火灸等。

3. 推拿 以足太阳经及足阳明经为主，取委中、肾俞、阳陵泉、三阴交、太溪、命门、足三里、合谷等穴位，用推、拿、提、捏、揉等手法进行治疗，以期达到疏通经络、行气止痛的疗效。治疗时手法必须轻柔，切忌用力过猛。

4. 中药内治 精亏证治以滋肾填精，方用河车大造丸；气虚证治以健脾益气，方用参苓白术散；阴虚证治以滋阴壮骨，方用左归丸；阳虚证治以温阳补肾，方用河车大造丸；瘀血证治以活血化瘀，方用身痛逐瘀汤。

5. 中药外治

（1）中药离子导入 根据不同的辨证分型，将煎煮好的中药汤剂用离子导入的方式透入疼痛部位。

（2）中药熏洗 根据不同的辨证分型，将煎煮好的中药汤剂先以热气熏蒸患处，待水温适度时再用药水浸洗患处。

6. 传统功法 可选择太极拳、健身气功、八段锦、易筋经、五禽戏等进行训练。

第二节 肿瘤的康复

一、概述

（一）定义

肿瘤（cancer）康复是综合运用各种康复技术、改善肿瘤患者的生活各方面，诸如心理、躯体功能、各器官功能、癌痛等，以提高肿瘤患者的生活质量，延长患者生存期。

（二）病理分级评定

未分化癌细胞多呈小圆形、小梭形或呈星形、胞质极少或呈裸核状，恶性程度高；高分化细胞接近正常分化程度，恶性程度低。

1. 四级法 Ⅰ级：未分化癌细胞占 0 ～ 25%；Ⅱ级：未分化癌细胞占 25% ～ 50%；Ⅲ级：未分化癌细胞占 50% ～ 70%；Ⅳ级：未分化癌细胞占 70% ～ 100%。

2. 三级法 分为高度分化、中度分化、低度分化三级，恶性程度依次递增。

（三）临床特征

1. 对机体的影响严重 恶性肿瘤生长迅速，常向他处转移或向全身播散，可以导致邻近脏器受压或空腔脏器梗阻，继发坏死、溃疡、出血、疼痛、肢体水肿或静脉曲张、病理性骨折、癌性或血性胸腹水、内分泌紊乱等。晚期出现极度消瘦、无力、贫血、全身衰竭，称为恶病质。

2. 临床治疗不良反应大 临床手术可以引起组织器官缺损，易造成对术中涉及的周围组织器官功能的影响；化疗可引起毒副反应，包括胃肠道反应，骨髓抑制，心、肺、肝、肾、神经等器官毒性；放疗的不良反应表现为一系列的功能紊乱与失调，如精神不振、食欲下降、疲乏等全身反应，以及局部的皮肤与黏膜反应。

3. 精神心理反应剧烈 恶性肿瘤患者从疑诊时开始，到确诊后、治疗前后、终末期都可能发生严重的剧烈心理变化和心理反应过程，出现震惊、恐惧、否认、淡漠、抑郁、焦虑、悲伤等恐癌情绪表现。社会、家庭的容忍和经济状况的改变可引起患者社会心理上的不愉快和抑郁感。严重者会出现肿瘤精神综合征。

4. 容易转移复发　虽然目前恶性肿瘤患者的痊愈率得到提高，存活期有所延长，但恶性肿瘤细胞难以彻底消除，某些环境和个人因素难以控制，对恶性肿瘤的发展、转移、复发和预后均产生影响，故其病死率、致残率仍较高。

二、康复评定

（一）躯体功能的评定

1. 全身活动功能的评定　恶性肿瘤患者全身活动功能的评定常采用 Karnofsky 评定量表，根据患者自理生活的程度进行评定（表 8-1）。此外，也可以采用常用的日常生活活动能力 Barthel 指数（BI）与功能独立评定量表（FIM）进行评定。

表 8-1　Karnofsky 活动状况量表

项目	表现	计分
能进行正常活动，不需要特殊照顾	正常，无症状，无疾病的表现	100
	能进行正常活动，症状与体征很轻	90
	经努力能正常活动，有些症状和体征	80
不能工作，生活需不同程度的协助	能自我照料，但不能进行正常活动或工作	70
	偶需他人协助，但尚能自理多数的个人需要	60
	需他人较多的帮助，常需医疗护理	50
不能自理生活，需特殊照顾，病情发展加重	致残，需特殊照顾与协助	40
	严重致残，应住院，无死亡危险	30
	病重，需住院，必须积极的支持性治疗	20
	濒临死亡	10
	死亡	0

2. 各系统、器官功能的评定　恶性肿瘤患者各系统器官功能的评定与一般伤病患者相应的评定方法相同。根据恶性肿瘤与恶性肿瘤治疗副反应的特点，恶性肿瘤患者各系统器官功能的评定，多着重于关节活动范围、肌力、步行能力、肢体围径、疼痛，心功能、肺功能，言语功能、吞咽功能等方面。

（二）癌痛的评定

针对癌痛的 5 级评定法简便易行，即根据用药的种类和方法将癌痛分为 5 级。0 级：不需要任何镇痛剂；1 级：需非麻醉镇痛剂；2～4 级：分别需口服、肌肉注射、静脉注射麻醉剂。

通用疼痛评定法有目测类比测痛法（VAS）、口述等级评分法（VRS）、McGill 疼痛问卷法等，可根据实际情况选用。

（三）心理评定

主要评估肿瘤给患者及家属带来的心理负担，及肿瘤患者的自杀风险。常用量表有症状自评量表（SCL-90）、焦虑自评量表（SAS）和抑郁自评量表（SDS）、Rutter 儿童行为问卷、老年抑郁量表（GDS）和社会支持评定量表（SSRS）等。少数有严重精神障碍者，需精神专科医师会诊评定。

（四）营养评定

肿瘤患者主要出现的营养问题，一是厌食和体重下降；二是肿瘤患者的代谢异常。营养不良可分为消瘦型营养不良、蛋白质型营养不良、混合型营养不良三类。可根据具体情况选择主观整体营养评分量表（scored patient-generate subjective global assessment，PG-SGA）、营养评定指数（NAI）等方法。

（五）术后肢体肿胀的评估、淋巴水肿的测量方法

1. 周长测量法　用卷尺测量上臂不同点的周长，通过检测周长的变化或者根据特定公式将周长换算成体积来了解淋巴水肿的发生发展状况。例如，取五点测臂围，手臂远端尺骨茎突中点为测量起点，从该点开始往手臂近端每 10 cm 测量一次，一直测量到 40 cm 处。该 5 个测量点可以将肢体分成 4 个截圆锥体，然后运用以下公式计算每段肢体的体积：

$$V = \frac{h(C_1^2 + C_2^2 + C_1 C_2)}{12\pi}$$

其中，C_1 和 C_2 为测量段上下两点的臂围，h 为测量段的长度即 10 cm；整个肢体体积则为各段体积之和。

2. 水置换法　被认为是测量淋巴水肿的金标准。①在特定大小的钢桶内放一定量的水，将肢体放入桶内一定长度；根据水面的高度变化推算出肢体的体积。②在容器中放满水，将肢体放入容器后直接测量溢出的水的容积，或对此部分水称重后计算体积。

3. 远红外肢体测量计　通过分析被肢体挡住的阴影部位，得到肢体的体积。

三、康复治疗

（一）肿瘤康复目标

恶性肿瘤患者康复的目标是改善功能状况、提高生活质量。由于在肿瘤发生发展的不同阶段，不同肿瘤及其不同程度功能障碍的康复目标不同，故将肿瘤患者的康复目标分为以下四种。

1. 预防性康复　在肿瘤患者治疗前及治疗（手术、放疗、化疗等）过程中进行康复的目的是尽可能减轻恶性肿瘤的发展及其可能引起的功能障碍对患者精神上造成的冲击、预防残疾的发生、减轻可能发生的功能障碍及残疾的程度。

2. 恢复性康复　通过治疗，肿瘤得到治愈或控制时进行康复的目的是促进患者恢复健康，使其功能障碍减轻至最低程度，以便能自理生活，参加力所能及的工作，回归社会。

3. 支持性康复　在患者治疗过程中或肿瘤仍存在并有进展时进行康复的目的是减缓肿瘤的发展、改善患者的身体健康和功能，提高其自理生活的能力，预防继发性残疾和并发症的发生，延长生存期。

4. 姑息性康复　晚期肿瘤患者肿瘤继续恶化时进行康复的目的是尽可能改善患者的一般情况、控制疼痛、预防或减轻继发性残疾和并发症的发生和发展，使患者得到精神上的支持和安慰。

恶性肿瘤是一种易转移、复发的疾病，康复治疗上需要多学科综合治疗、治疗方案个体化。

（二）运动疗法

肿瘤导致器官或局部功能损伤时对其进行有针对性的功能训练。如乳癌根治术后，手术侧肩

关节活动受限，需对肩关节的活动功能进行训练；骨肿瘤截肢配备假肢后，需进行假肢的活动功能训练；肺癌肺部手术后，需进行患侧呼吸训练，改善肺功能；喉癌全喉切除术后，患者不能发声，需进行食管言语训练；发声重建术后需进行发声、言语训练；颌面肿瘤根治术后，需进行张口、咀嚼、吞咽、言语功能训练等。

对于术后肢体肿胀，进行徒手淋巴引流手法：①开通淋巴通路：用手掌大、小鱼际肌静止旋转抚摩浅表淋巴结，由近端开始。②舒缓瘢痕组织：沿着伤口的上方按压瘢痕，疏松结缔组织，减少因瘢痕挛缩引起的淋巴回流受阻、关节活动能力下降及紧缩感。③淋巴引流：在患侧肢体从远心端向近心端沿浅表淋巴管走行，用环状推进、旋转推进、勺状推进的手法进行抚摩。注意抚摩手法需轻柔，以不造成局部皮肤发红为宜。

恶性肿瘤患者应进行适合自己体力的运动和活动，以不产生明显疲劳和症状加重为度。长期卧床后，在开始恢复运动时，要注意防止体位性低血压，必要时可以用起立床过渡。

（三）物理因子治疗

近年来多应用物理因子治疗，常用的包括高频电、激光、超声波、冷冻、直流电、磁疗等。方式分为体外治疗、腔内治疗或组织间治疗，多数与放疗、化疗、手术相结合，也可单独治疗。如利用 915 MHz 的分米波治疗鼻咽癌、超声波配合放疗治疗皮肤恶性肿瘤、高能聚焦超声热疗治疗胰腺癌等。

（四）心理与行为干预

心理与行为干预能改善不良情绪、缓解疼痛、改善睡眠，可以提高患者的免疫功能，改善认知功能，降低肿瘤转移、复发的可能性。少数有严重精神障碍者需精神专科医师会诊治疗。

（五）癌痛康复

1. 物理疗法 冷敷可以减轻炎症和疼痛。每次持续时间不宜超过 15 分钟，防止冻伤，不宜用于外周血管性病变区域或放射治疗损伤区域。

经皮神经电刺激等低中频电疗、磁疗、电极植入椎管内的脊髓电刺激疗法等能减轻疼痛。中等强度的耐力性锻炼有助于增加体内内啡肽含量、改善情绪、缓解疼痛。骨关节和脊柱肿瘤所产生的疼痛往往和局部活动有关，可采用支具进行局部制动。

2. 心理疗法 癌性疼痛可使患者出现焦虑、抑郁症状，而患者的精神紧张和焦躁常使痛阈降低，疼痛加重，如此可导致恶性循环。心理治疗可打破这一循环链，减轻或消除烦躁或抑郁，减缓疼痛。

3. 其他药物 是癌痛常用的治疗方法，可根据癌痛三级阶梯治疗方案进行，也可采用患者自控镇痛技术。

（六）营养支持疗法

营养支持适用于接受积极抗肿瘤治疗，同时存在营养不良或预期长时间不能消化和（或）吸收营养物的患者，终末期肿瘤患者通常不推荐使用营养支持作为姑息性治疗。营养支持有肠内和肠外两种方式。

（七）形体康复

恶性肿瘤本身及恶性肿瘤手术，尤其是根治性手术，易对组织器官造成严重损伤，形成心理与功能的缺陷，故患者需进行形体康复。如骨肿瘤截肢后常配用假肢；颌面肿瘤根治术后常需安装假体以改善面容；喉切除术后为掩饰气管造口者的缺陷，可用低领适当掩盖颈前造口等。

（八）中医康复疗法

中医治疗肿瘤注重整体观念，常用的治疗方法包括扶正和祛邪两类。在具体运用过程中要权衡轻重缓急，确定先攻后补、先补后攻或攻补兼施，辨证论治。祛邪治法包括理气行滞、活血化瘀、软坚散结、清热解毒等；扶正治法包括健脾益气、补肾益精、滋阴补血、养阴生津等。针灸能迅速缓解疼痛和放化疗副反应，可改善骨髓抑制、改善消化道症状、改善顽固发热症状，提高机体免疫力，多作为手术、放疗、化疗等方法的辅助手段。

第三节　烧伤的康复

一、概述

（一）定义

烧伤（empyrosis）是指由热水、蒸汽、火焰等热力、电流、化学物质和放射性物质等引起的皮肤、黏膜、肌肉等的损伤。严重的烧伤即大面积深度烧伤，能引起全身系统感染、休克甚至危及生命。深度烧伤治愈后常会遗留下不同程度的瘢痕和功能障碍。因此，烧伤的康复强调早期、全程、综合、持久。

（二）烧伤的分期

1.体液渗出期　组织烧伤后的立即反应就是体液渗出。烧伤面积大而深者，由于体液的大量渗出和其他血流动力学的变化，可急剧发生休克。小面积浅度烧伤，体液的渗出量有限，通过人体的代偿不致影响全身的有效循环血量。

2.急性感染期　烧伤水肿回收期一开始，感染就上升为主要矛盾。严重烧伤由于经历休克的打击，全身免疫功能处于低迷状态，烧伤创面的坏死组织损害了生理屏障，又有坏死组织和含有大量蛋白的渗出液，早期暴发全身性感染的概率高，且预后也最差。

3.创面修复期　组织烧伤后，炎症反应发生的同时，组织也已开始修复。浅度烧伤多能自行修复，深Ⅱ度烧伤靠残存的上皮融合修复，Ⅲ度烧伤靠皮肤移植修复。大面积深度烧伤的康复过程需要较长的时间，多需要行整形手术。

4.康复期　深度创面愈合形成的疤痕，需要康复、整形以期恢复。某些器官功能损害及心理异常也需要康复。

（三）临床特征

烧伤导致的主要功能障碍包括：①皮肤瘢痕。②关节功能障碍。③肌萎缩、肌力下降。④感觉障碍。⑤心肺功能障碍。⑥日常生活活动能力障碍。⑦职业能力障碍。⑧心理障碍。

二、康复评定

（一）烧伤面积评定

烧伤的严重程度与烧伤的面积和深度密切相关，正确评定烧伤的面积和深度，是判断病情和确定治疗方案的重要依据。

1. 中国新九分法　是我国创建的、适用于判断国人烧伤面积的评估方法。将体表面积划分为11个9%的等分，另外加1%，构成100%的体表面积。

2. 手掌法　将伤者本人的五指并拢，一掌面积约等于体表面积的1%，以此估算烧伤面积。一般用于面积小，不规则的烧伤的面积估算。

（二）烧伤深度评定

目前普遍采用三度四分法。即根据烧伤的深度分为：Ⅰ度、浅Ⅱ度、深Ⅱ度、Ⅲ度。

1. Ⅰ度烧伤（红斑性烧伤）　损伤表皮浅层，局部似红斑，轻度红肿，表皮干燥，有烧灼感，皮温稍高，拔毛痛，3～7日可脱屑痊愈，短期内有色素沉着，不留瘢痕。

2. 浅Ⅱ度烧伤（水疱性烧伤）　损伤表皮深层和真皮乳头层。依赖残存的生发层细胞和皮肤附件可较快地进行修复。表现为局部红肿明显，大小不一的水疱形成，内含淡黄色澄清液体，水疱皮如剥脱，创面红润、潮湿，疼痛明显，皮温增高，拔毛痛，上皮再生靠残存的表皮生发层和皮肤附件上的上皮增生，如不感染，1～2周痊愈，一般不留瘢痕，多数有色素沉着。

3. 深Ⅱ度烧伤（水疱性烧伤）　伤及真皮，可达深层。深浅不尽一致，也可有水疱，水疱较小，去疱皮后创面湿润，红白相间，痛觉较迟钝。局部皮温略低，如不感染，可融合修复，需3～4周时间。

4. Ⅲ度烧伤（焦痂性烧伤）　伤及全皮层，达皮下、肌肉、骨骼。创面无水疱，呈蜡白或焦黄色，甚至碳化，痛觉消失，局部温度低，皮层凝固性坏死后形成焦痂，触之如皮革，痂下可显树枝状栓塞的血管。因皮肤及附件全部烧毁，无上皮再生的细胞来源，故必须靠植皮愈合。

（三）烧伤严重程度评定

目前国内通用的是20世纪70年代全国烧伤会议拟定的标准（表8-2）。

表8-2　国内通用烧伤严重程度分类标准

严重程度	成人		小儿	
	烧伤总面积（%）	或Ⅲ度面积（%）	烧伤总面积（%）	或Ⅲ度面积（%）
轻	≤10	0	≤5	0
中	11～30	≤10	6～15	≤5
重	31～50	11～20	16～25	6～10
特重	≥51	≥21	≥26	≥11

（四）肥厚型瘢痕评估

1. 临床评定　记录患者的受伤时间，通过肉眼观察和比较增生性瘢痕的面积、厚度、色泽、弹性、质地，询问患者是否有瘙痒、疼痛等症状。可采用vancouver烧伤瘢痕评估表（表8-3）。

弹性可采用弹力计测定。

表 8-3　vancouver 烧伤瘢痕评估表

项目			评分标准
色素沉着（melanism）	M	0	正常：与身体其他部位颜色相似
		1	较浅色素
		2	混合色泽
		3	色素沉着
血供（vessel）	V	0	正常：与身体其他部位颜色相似
		1	粉红色
		2	红色
		3	紫色
柔顺性（pliability）	P	0	正常
		1	柔软：很小的外力作用即变形
		2	较软：压力作用下即变形
		3	坚硬：外力作用下不变形，不易被推动或呈块状移动
		4	带状：绳索样，伸展瘢痕时，组织变白
		5	挛缩：瘢痕永久性缩短，导致畸形
瘢痕厚度（height）	H	0	正常：平坦
		1	$0\ mm < H \leqslant 1\ mm$
		2	$1\ mm < H \leqslant 2\ mm$
		3	$2\ mm < H \leqslant 4\ mm$
		4	$H > 4\ mm$

2. 仪器测定　①超声波测量。②血、尿羟脯氨酸测定。③经皮氧分压测定。④激光多普勒测定。

（五）其他功能评定

其他功能评定包括关节活动范围评定、肌力测定、感觉评定、吞咽功能评定、生活质量评价、日常生活活动能力（ADL）评定、心理状态的评定、职业能力的评定等。

三、康复治疗

烧伤的康复治疗是烧伤患者全面整体治疗的重要内容之一，是使患者身心健康与功能恢复的重要手段。在烧伤患者病情的不同阶段，采用的康复治疗手段及其侧重点有所不同。

（一）早期康复

烧伤的早期康复指烧伤一开始就进行康复干预，可以减轻疼痛、预防和控制感染、促进创面愈合、防止关节挛缩畸形和瘢痕增生、促进肢体功能恢复。

1. 体位摆放　大面积烧伤的急性期，通过体位摆放，可限制水肿的形成，维持关节活动度，防止挛缩和畸形，以及使受损的功能获得代偿。大面积烧伤患者应每隔 2 小时变化体位 1 次，并用绷带、布垫、夹板、矫形器等维持肢体在正确的位置上，一般采用抗挛缩体位，但不同的烧伤部位体位摆放也有差别。

2. 运动疗法　目的是恢复或维持关节活动度，防止肢体挛缩，保持肌肉力量和改善躯体功能，应尽早进行训练，宜少量多次进行运动，尽可能进行主动和助力运动训练。

（1）关节活动度训练　此法有助于预防烧伤后组织粘连和关节囊的紧缩，维持关节活动度。患者各关节全范围被动活动训练，每天至少 3 ～ 4 次，每一关节活动 3 ～ 5 次。训练时需密切观察生命体征，如出现呼吸困难、面色苍白、皮肤冰凉，应立即终止训练。

（2）关节松动技术　主要应用于烧伤后关节功能障碍者。伴有关节肿胀明显、关节炎症或未愈合骨折的烧伤患者不适宜此法治疗。

（3）改善肌力的运动　对烧伤患者进行的肌力训练，可防止因长期卧床、肢体制动所引起的失用性肌萎缩、增强肌肉力量、加强关节的动态稳定性。

（4）呼吸训练　长期卧床，尤其是有呼吸道损伤的患者，应指导其进行呼吸训练。重点进行腹式呼吸训练、咳痰训练、胸部震颤和拍击手法等。

对于下列情况要慎用运动疗法：①手背部烧伤，无论是深Ⅱ度还是Ⅲ度，运动疗法均受到限制，应立即用夹板固定，在治疗师的指导和监督下训练。②穿着弹力衣治疗时，治疗师不能直接观察创面张力变化，容易造成创面撕裂。③关节或肌腱暴露时，不能进行运动，即使轻微的关节活动也应避免，否则可能导致肌腱或关节囊的断裂或关节结构的移位。④关节深部疼痛提示关节存在病理性变化，查出原因前应停止关节运动。⑤皮肤移植术后 5 ～ 7 天禁止被动关节运动。

3. 物理因子治疗　烧伤早期对烧伤创面除进行清创、去痂、抗感染治疗外，在创面进行理疗，有助于保护和促进新鲜肉芽组织生长，促进烧伤的愈合，缩短愈合时间及减轻瘢痕程度。

（1）水疗　对轻度烧伤先用冷水冲洗创面，然后使用专业烧烫伤药物处理，采用暴露疗法，即涂药后不用包扎，直接暴露在空气中，有利于创面愈合。中重度烧伤可以在水疗中或水疗后进行机械性清创，采用 35 ～ 36℃漩涡浴有利于创面的焦痂脱落，对局部烧伤进行治疗时水温可稍高，为 37 ～ 39℃，每次 30 分钟。可在水中加入 1 ∶ 5000 高锰酸钾溶液或 1 ∶ 1000 苯扎溴铵溶液进行消毒。

（2）光疗　①电光浴、红外线疗法：主要作用是促进创面干燥结痂，减少渗出，预防感染，并有一定的保温作用。大面积烧伤可用全身光疗，温度为 30 ～ 33℃或更高，每次 30 ～ 60 分钟。小创面用红外线灯，每次 30 ～ 60 分钟。②紫外线疗法：当创面脓性分泌物或坏死的组织多，肉芽生长不良时，可进行紫外线治疗，用中强红斑量照射；分泌物较少或脱痂露出肉芽组织时可减至阈红斑量；浅而新鲜的创面可用亚红斑量照射，直至创面愈合。

（3）短波及超短波治疗　主要用于局部治疗，可用微热量。但是有瘢痕增生倾向者慎用超短波治疗，以免促进瘢痕生长。

（4）冷疗　温度以 5 ～ 10℃为宜，持续 30 分钟以上，以去除冷疗后创面不痛或稍痛为准。

4. 压力疗法　以弹性物质对创面痊愈部位持续压迫而达到预防和治疗瘢痕增生的方法称为压力疗法。目前，此法被认为是预防和治疗肥厚型瘢痕最有效的方法，包括弹性包裹、管形加压绷带、压力衣等。压力治疗越早开始越好，创面愈合后即可开始，直到瘢痕成熟（变薄、变白、变软）为止。

5. 作业疗法　通过 ADL 训练和使用自助具，可提高患者在体位变换、穿衣、进食、修饰、行走、如厕及家务等方面的自理能力。

6. 矫形器治疗 在体位固定和矫形器应用期间，每日需去除矫形器两次，观察创面愈合情况，并进行运动治疗，每日锻炼时间一般不超过 4 小时。

7. 心理治疗 烧伤后由于瘢痕增生、肢体畸形、毁容、丧失独立生活能力等，容易使患者产生悲观、厌世等情绪，其心理变化一般要经历震惊阶段、否定阶段、抑郁反应阶段、对抗独立阶段、适应阶段。烧伤患者的心理治疗应贯穿早期、手术前期、后期全过程。

8. 中医康复治疗 ①湿敷：10% 黄柏、地榆、紫草油，煎水冷湿敷，也可加入鸡蛋清调匀涂敷。②药物外敷：紫色疽疮膏和化毒散饮膏各半均匀外敷，待痂皮脱落后可用五倍子、白及等研细撒在疮面上。

9. 其他治疗 如吞咽功能训练、言语训练等。

（二）后期康复

1. 肥厚型瘢痕 是皮肤真皮层损伤后形成的瘢痕，潮红，质地硬，伴有瘙痒、疼痛。深Ⅱ度、Ⅲ度烧伤后常出现严重的瘢痕增生，肥厚型瘢痕一般在烧伤 3 个月后出现，0.5 ~ 1 年最明显，最后自行变软、变薄，整个过程可持续 2 ~ 3 年，最终为部分缓解或完全缓解，也可能终生不缓解。通过积极的康复治疗，可以控制瘢痕的发展、恢复功能，促进患者重返社会和家庭。目前的治疗方法包括：

（1）压力疗法　不同时期的瘢痕所需施加的压力不同，一般以 1.33 ~ 3.33 Pa 为宜。

（2）矫形器应用　选择合适的矫形器可以保持已获得的关节活动度，还可控制瘢痕的发展。

（3）硅凝胶治疗　宜早期使用，一般采用硅胶膜贴敷的方法，每日持续 12 小时以上，连续使用 3 个月以上。

（4）物理因子治疗　激光疗法能使直径小于 0.05 mm 的血管闭塞；超声波疗法可以软化瘢痕和消除皮下粘连，体表较平的部位用接触移动法，面部则用水囊法；冷冻疗法（−196℃）可导致细胞膜破裂，瘢痕组织及细胞坏死，使瘢痕变平、软化。

（5）放射治疗　X 射线和 β 射线照射可抑制瘢痕过度增生，常用浅层 X 线照射和放射性核素敷贴来治疗瘢痕。

（6）手术治疗　适用于小面积的瘢痕和有严重功能障碍者。

（7）药物治疗　主要治疗药物包括肾上腺皮质激素、秋水仙碱、苯海拉明、胶原酶等。

（8）心理治疗和健康教育　有时心理因素甚至比烧伤给患者造成的创伤影响更为深远。应重视患者的心理状态，积极进行心理治疗。同时，需对患者同步进行的是烧伤康复的健康知识教育。

2. 挛缩 严重烧伤患者会长期卧床，加上不正确的体位摆放，易导致关节附近的肥厚型瘢痕收缩造成关节挛缩。挛缩的处理方法包括牵引、矫形器、被动运动和手术治疗等。

第四节　重症康复

一、概述

（一）概念

重症康复是指在早期康复理念的基础上，在充分评估患者病情、有效控制原发病及并发症、保证医疗安全的前提下，尽早选用适宜的康复技术进行康复治疗，从而达到减少并发症、激发康复潜能、促进快速康复的目的。重症患者的康复治疗应在有关临床专科组织多学科团队参与制订康复计划，并由医师、康复治疗师和护士等协同进行，是一个早期介入的综合康复治疗体系。

（二）原则

重症康复的实施主要遵循以下主要原则：①加强监护，保障康复技术操作的标准化和安全性。②具备条件者，尽早离床，避免因长期卧床导致的一系列并发症。③在评定基础上，确定阶段性康复目标。④确定超早期标准化 ABCDE 组合康复程序，即：A. 唤醒；B. 呼吸训练；C. 适度镇静；D. 谵妄的监控；E. 早期移动和 / 或运动练习。⑤可选用针对性的物理因子治疗及中医药辨证施治。⑥营养支持，循序渐进地恢复患者耐力。⑦强调多学科合作，关注整体康复。⑧对患者及家属的心理支持、宣教应列入康复计划。

（三）重症康复的相关疾病

颅脑损伤、呼吸衰竭、心力衰竭患者早期康复治疗、高位脊髓损伤早期康复治疗、ICU 获得性肌无力（ICU-AW）早期康复治疗、谵妄状态的康复干预。

（四）康复介入与暂停的时机

1. 康复介入时机

（1）血流动力学及呼吸功能稳定后，立即开始。

（2）入 ICU/NICU 24 ～ 48 小时后，符合以下标准：心率（P）> 40 次 / 分或 < 120 次 / 分；收缩压（SBP）≥ 90 或 ≤ 180 mmHg，和（或）舒张压（DBP）≤ 110 mmHg，平均动脉压（MBP）≥ 65 mmHg 或 ≤ 110 mmHg；呼吸频率 ≤ 35 次 / 分；血氧饱和度 ≥ 90%，机械通气吸入氧浓度（FIO）2 ≤ 60%；呼气末正压（PEEP）≤ 10 cmH$_2$O。在延续生命支持阶段，小剂量血管活性药支持，多巴胺 ≤ 10 μg/kg/min 或去甲肾上腺素 / 肾上腺素 ≤ 0.1 μg/kg/min 即可实施康复介入。特殊体质患者，可根据其具体病情实施。

（3）生命体征稳定的患者，即使带有引流管（应有严格防止脱落措施），也可逐渐过渡到每天选择适当时间作离床、坐位、站位、躯干控制、移动活动、耐力训练及适宜的物理治疗等。

2. 康复暂停时机 见表 8-4。

表 8-4　暂停康复治疗的生命体征参数

心率	血压	呼吸频率和症状的改变	机械通气
70% 年龄的最大心率的预计值 < 40 次 / 分或 > 130 次 / 分；新发的恶性心律失常；新启动了抗心律失常的药物治疗或合并心电或心肌酶谱证实的新发的心肌梗死	SBP > 180mmHg，或 DBP > 110mmHg，MAP < 65mmHg；新启动的血管升压药或者增加血管升压药的剂量	< 5 次 / 分，或 >40 次 / 分；不能耐受的呼吸困难；氧饱和度 < 88%	FiO$_2$ ≥ 0.60；PEEP ≥ 10cmH$_2$O；人机不同步机械通气改变为辅助或压力支持模式；人工气道难以固定维持

二、康复评定

针对患者的病情进行详细和全面的评估，包括其目前病情、生命指征和疾病诊断、并发症及预后。

（一）意识障碍的评估

意识障碍的评估主要是评估患者对刺激的反应是反射性，还是有主动觉知能力参与；需系统、细致地检查和多次重复评定；注意排除镇静、抗癫痫、神经兴奋等药物的影响，排除感觉缺失、运动障碍、失语、抑郁等限制。

1. 临床行为评估

（1）意识障碍程度评定量表　适用于早期意识障碍评定的量表主要有格拉斯哥昏迷评分量表（GCS）、改良后昏迷恢复量表（CRS-R，表 8-5）、韦塞克斯头部损伤量表（WHIM）、无反应状况全貌量表（FOUR）、感觉形态评估与康复技术量表（SMART）、意识障碍评定量表（DoCS），针对疼痛的评估量表有伤害性昏迷量表（NCS）等。改良后昏迷恢复量表在临床广为应用。

（2）感觉模式评定与康复技术（SMART）　强调优化评定前环境、长时间的观察评定、评定中纳入家属和照顾团队，以及评定内容的标准化。

表 8-5　昏迷恢复量表（CRS-R）

姓名＿＿＿昏迷恢复量表（CRS-R）											
昏迷恢复分值	月	月	月	月	月	月	月	月	月	月	月
听觉											
4- 对指令有稳定的反应											
3- 可重复执行指令											
2- 声源定位											
1- 对声音有眨眼反应（惊吓反应）											
0- 无											
视觉											
5- 识别物体											
4- 物体定位：够向物体											
3- 眼球追踪性移动											
2- 视觉对象定位（＞2 秒）											
1- 对威胁有眨眼反应（惊吓反应）											
0- 无											
运动											
6- 会使用对象											
5- 自主性运动反应											
4- 能摆弄物体											
3- 对伤害性刺激定位											
2- 回撤屈曲											
1- 异常姿势（屈曲 / 伸展）											
0- 无											
言语反应											
3- 表达可理解											

续表

姓名_____昏迷恢复量表（CRS-R）										
2- 发声 / 发声动作										
1- 反射性发声运动										
0- 无										
交流										
2- 功能性（准确的）										
1- 非功能性（意向性的）										
0- 无										
唤醒度										
3- 能注意										
2- 睁眼										
1- 刺激下睁眼										
0- 无										
测试者										

2. 神经影像学评估　脑核磁共振平扫或计算机扫描（MRI/CT）、功能磁共振成像（fMRI）、弥散张量成像（DTI）、正电子发射计算机断层显像（PET）等。

3. 神经电生理评估　量化脑电图（qEEG）、诱发电位、事件相关电位评定、经颅磁刺激联合脑电图（TMS-EEG）等。

（二）气道评定

人工气道建立并辅以呼吸支持后应定期评估患者的呼吸及氧合情况，判断缺氧是否得到缓解，气道是否通畅，痰液黏稠度，吸痰、气道湿化、气囊压力情况。

1. 分泌物量与黏稠程度的变化　不同疾病痰液量有差异，国内常用的衡量方法：轻度为 < 10 mL/d，中度为 10 ~ 150 mL/d，重度为 > 150 mL/d。痰液黏稠度分度常规分为 3 度：Ⅰ度为痰液如米汤或泡沫样，吸痰管内壁上无痰液滞留；Ⅱ度为痰的外观较黏稠，吸痰后有少量痰液在内壁滞留，但容易被水冲净；Ⅲ度为痰的外观明显黏稠，吸痰管内壁上常滞留大量痰液且不易被水冲净。

2. 咳嗽强度评估　①咳嗽峰流速（PCF）或呼气峰流速（PEF）：可用便携式肺活量计、呼气峰值流量计、呼吸机评估。②肺功能指标：以用力肺活量、肺活量、二者之比等肺功能指标的变化评价治疗前后的变化，用力肺活量小于 1/3 的预计肺活量预示着患者肺膨胀受限。

3. 咳嗽评分（CSS）　插管患者利用咳嗽强度评分（0 ~ 5 分）评估咳嗽能力和预测患者再插管风险。0 分为指令不咳嗽；1 分为指令下听到气管插管内空气运动，但不可闻及咳嗽；2 分为弱（勉强）可闻及咳嗽；3 分为可闻及咳嗽；4 分为可闻及强咳嗽；5 分为多次连续强咳嗽。

三、康复治疗

（一）物理治疗

1. 运动疗法　运动方案应根据患者的意识是否清醒及运动反应情况，分级进行管理。无意识及生命体征不稳定患者的早期运动方案适宜 0 级运动方式，每 2 小时翻身 1 次。意识清醒患者的早期运动方案适宜一、二、三、四、五级运动方式。一、二级运动方式除翻身外，应保持患者关节活动度，防止肌肉萎缩，摆放良肢位，要求患者维持坐姿至少 20 分钟，每日 3 次。当患者上臂能够抵抗重力运动时进入三级运动方式。三级运动方式除按二级的运动方式外，要求患者坐于床沿，当双腿能够抵抗重力运动时进入四级运动方式。四级运动方式除按三级的运动方式外，要求患者站立或坐在轮椅上，每日保持坐位至少 20 分钟。五级运动方式应逐渐达到主动下床行走。原则上气管插管患者进行一、二级运动，气管切开患者进行三、四、五级运动。

2. 物理因子治疗　主要是神经调控治疗。①重复经颅磁刺激（rTMS）：频率为 5 ～ 20 Hz，刺激背外侧前额叶（dLPFC）、顶枕交接区或运动区 M1 区，每日 1 次，疗程为 10 ～ 20 天。②经颅直流电刺激（tDCS），强度为 1 ～ 2 mA，每次 10 ～ 20 分钟，疗程为 10 ～ 20 天。③正中神经电刺激，强度为 10 ～ 20 mA，频率为 40 ～ 70 Hz，每日 1 次。

（二）呼吸康复

通过对呼吸运动的控制和调节来改善呼吸功能，包括呼吸肌训练、咳嗽训练、气道廓清技术等。这里重点介绍气道廓清技术，主要包括肺膨胀技术、气道振荡技术、辅助咳嗽技术等。

1. 适应证　气道相关疾病，神经、肌肉疾病，外科手术中麻醉、肌肉松弛药物的使用，细菌、病毒等感染急性期患者。

2. 注意事项　对患者实施气道廓清治疗前均需进行呼吸功能和排痰障碍原因的评估，以制定个体化的气道廓清方案。

3. 肺膨胀技术　是指根据患者的肺活量或深吸气量预测值，对患者指导性咳嗽、主动呼吸循环技术、无创正压通气或持续气道正压、间歇气道正压等治疗方法。①指导性咳嗽：采取坐姿，需为患者提供胸腹部支撑，患者一侧肩膀向内旋转，头部和脊柱略微弯曲以利于呼气和对胸腔施压。如果患者无法坐起，则应抬高床头并确保患者膝盖略微弯曲使双脚支撑在床垫上进行咳嗽。用力呼气方法为在张开嘴和声门的同时，快速发出"huff、huff、huff"的声音。②主动呼吸循环技术：是呼吸控制、胸廓扩张运动和用力呼气技术的组合，深呼吸次数、用力呼气次数和呼吸控制时间的长短随患者的病情而灵活变化。③间歇气道正压：是短时（15 分钟）间歇气道正压，帮助患者深吸气，可增加雾化药物输送效率。

4. 气道振荡技术　运用呼气末正压／振动呼气末正压、肺内叩击通气、振动和叩击、高频胸壁振荡的方法，促进呼吸道的黏稠痰液排出。①呼气末正压／振动呼气末正压：使用固定或可变孔径的装置产生 10 ～ 20 cmH$_2$O 的阻力，呼气末产生一定正压维持气道和肺泡开放，促进分泌物排出。②肺内叩击通气：提供脉冲式气道正压，在气道内产生叩击振荡，促进气道分泌物松动、排出，有利于增加纤毛黏液系统的清除功能。③肺内叩击通气：提供脉冲式气道正压，在气道内产生叩击振荡，促进气道分泌物松动、排出，增加纤毛黏液系统的清除功能。④振动和叩击：用有节奏的手法手动叩击胸壁或用机械装置使其振动，以松动气道分泌物。⑤高频胸壁振荡：通过可充气背心，给患者外胸壁提供高频和小容量的气体脉冲，使气道分泌物聚集，利于排出。

5. 辅助咳嗽技术　应用手法辅助咳嗽、机械式吸入呼出装置、人工气道／支气管镜、早期被动活动／主动运动的方法，增加患者呼气流量、咳嗽峰流量、呼气肌力量，促进分泌物排出。

（三）高压氧治疗

高压氧治疗可提高脑组织氧张力，促进脑干 – 网状结构上行激动系统的兴奋性，促进开放侧支循环，早期 1～3 个月开始实施。

（四）感官及环境刺激疗法

感官及环境刺激疗法有助于促进皮层与皮层下的联系，经过多种刺激得到恢复，如听、视、触、嗅、味觉和口腔刺激、神经易化技术刺激、环境刺激等。

（五）中医康复治疗

1. 针刺　具有促醒功能，如刺激感觉区、运动区、百会、四神聪、神庭、人中、合谷、内关、三阴交、劳宫、涌泉、十宣等穴可激活脑干网状觉醒系统的功能，促进意识恢复。应用通督醒神针法醒脑开窍，针刺百会、四神聪、神庭、本神，可连接电针仪加强刺激。

2. 艾灸　如脐部隔物灸，利用肚脐皮肤薄、敏感度高、吸收快的特点，借助艾火的纯阳热力以调和气血，疏通经络。

3. 穴位注射　在感觉区、运动区、百会、四神聪、神庭等穴，选用活血化瘀的中成药制剂。

4. 放血疗法　可取手井穴、足井穴、十宣穴刺络放血。

5. 埋线法　可取督脉、任脉和病侧夹脊、手足三阳经的穴位进行埋线。

6. 中药辨证论证　可选醒脑开窍的单药或组方，如麝香、安宫牛黄丸、通窍活血汤等。

第五节　手术快速康复

一、概述

（一）定义

手术快速康复（fast track surgery，FTS），亦称为加速康复外科（enhancement recovery after surgery，ERAS），是以循证医学证据为基础，以减少手术患者的生理及心理的创伤应激反应为目的，通过外科、麻醉、护理、营养等多学科协作，对围手术期处理的临床路径予以优化，从而减少围手术期应激反应及术后并发症，缩短住院时间，促进患者康复。这一优化的临床路径贯穿住院前、手术前、手术中、手术后、出院后的完整治疗过程，其核心是强调以服务患者为中心的诊疗理念。

ERAS 理念 1997 年被丹麦 Henrik Kehlet 教授首次提出，2007 年由黎介寿教授引入国内，首先在结直肠外科开展应用，后续逐渐应用于心胸外科、肝胆外科、骨外科、泌尿外科等绝大多数外科领域。

（二）手术快速康复的重要内容

手术快速康复的重要内容包括：术前患者教育，更好的麻醉、止痛及外科技术以减少手术应激反应、疼痛及不适反应，强化早期康复治疗和早期肠内营养。康复医学应积极、主动配合手术科室开展手术快速康复，将康复理念和干预措施更好地融入 ERAS 中，促进手术患者功能恢复。

二、康复评定

术前功能状况较差的患者也许并不能针对住院和手术的有害作用做出适宜的反应，会妨碍术后恢复。术前的评定和康复有助于改善机体生理及心理状态，以提高对手术应激的反应能力，预防术后并发症的发生，改善术后功能恢复。术前应全面评估筛查患者的营养状态、心肺功能及基础疾病，并经相关科室会诊予以针对性处理。

1. 肺功能评估　包括患者的呼吸困难程度、气道炎症、吸烟指数、肺功能检查等。术前肺功能评估可预测手术效果及术后并发症，有助于选择手术类型和手术范围。必要时可行心肺运动试验，以客观评估患者的运动能力（功能储备情况或身体健康状态），识别高危患者，同时可作为制订患者术前运动负荷量的依据。

2. 衰弱评估　衰弱是因生理储备下降所致的抗应激能力减退的非特异性状态，术前衰弱评估及有效干预可降低术后死亡率，建议以临床衰弱量表（clinical frail scale，CFS）进行衰弱评估及术前干预。

三、康复治疗

手术快速康复的治疗主要包括术前康复和术后康复。

（一）术前康复

1. 术前宣教　包括术前戒烟戒酒、术后早期进食及下床活动等。研究显示，术前戒烟超过 4 周可显著缩短术后住院时间、降低伤口感染率及总并发症发生率；戒酒 2 周即可明显改善血小板功能，缩短出血时间，一般推荐术前戒酒 4 周。

2. 呼吸和肢体运动　指导患者进行有效咳嗽、体位引流、胸背部拍击等方法，帮助患者保持呼吸道通畅，及时清除呼吸道分泌物。肺功能正常的患者可以在手术前一天进行练习，这是预防可能发生的肺并发症（分泌物潴留、肺不张和肺炎等）的重要部分；患有哮喘、肺气肿或慢性支气管炎的患者应进行两到三周的呼吸训练，直到所有分泌物消失，或者减少至胸片呈清晰。

3. 衰弱干预　轻中度衰弱老年人对干预反应良好，重度衰弱干预效果不佳。针对评估的情况制订个性化方案，可以采用营养康复、运动锻炼康复。抗阻运动与有氧耐力运动是预防及治疗衰弱的有效措施。值得注意的是，在老年衰弱人群中，即使最衰弱的老年人也可以从任何可耐受的体力活动中获益。重度衰弱患者可选用被动运动的方式进行康复。

（二）术后康复

作为术前康复的延续，术后康复是践行 ERAS 理念的重要一环，其目的是减轻手术应激反应，缓解术后焦虑，减少并发症，促进患者功能恢复，缩短住院时间。

1. 早期活动（early mobility）　术后康复的核心理念是早期活动。早期下床活动可促进呼吸、胃肠、肌肉骨骼等多系统功能恢复，有利于预防肺部感染、压疮和下肢深静脉血栓形成。实现早期下床活动应建立在术前宣教、多模式镇痛及早期拔除鼻胃管、尿管和腹腔引流管等各种导管的基础之上。推荐术后清醒即可半卧位或适量在床上活动，无须去枕平卧 6 小时；术后 1 日即可开始下床活动，建立每日活动目标，逐日增加活动量。要做到这一点，训练有素的物理治疗师的监督是必不可少的，应避免低强度和无监督的活动。

2. 静脉血栓栓塞症的康复防治　恶性肿瘤、化疗、复杂手术（手术时间≥ 3 小时）和长时间卧床患者是静脉血栓栓塞症（venous thrombo embolism，VTE）的高危人群。鼓励高危人群早期下床活动，如暂时不能下床活动，可鼓励患者在床上主动活动肢体。如患者不能主动活动，可以帮助患者活动肢体或床旁康复治疗。在急性期（起病 2 周内）主要的物理治疗是抬高患肢，少活动，禁止挤压患肢。机械性预防措施如肢体锻炼、间歇性压力梯度仪等，可作为药物性预防的辅助措施，但不能作为唯一措施。

3. 术后重症监护患者的康复问题　危重患者术后会转入 ICU，然而存活者往往会遗留一系列的生理、认知和心理的功能障碍，也被称为重症监护后综合征（post-intensive care syndrome，PICS），这在很大程度上与患者长时间不活动有关。主要的康复措施包括早期活动、体位变换和物理治疗等。一般来说，外科 ICU 患者在生理指标稳定后就可以开始早期活动，常采用阶梯式活动方案，从床上关节被动活动，到床边坐、转移到椅子，站立，行走。当然在实施过程中需要考虑一些特别因素，比如伤口愈合、术后疼痛、负重限制和手术引流等。

4. 呼吸系统管理　贯穿围手术期全程，患者术后可通过呼吸和肢体运动增加呼吸运动，改善肺的通气并改善心脏的静脉回流，清除呼吸道分泌物，并维持四肢肌肉紧张。常用的康复措施有：

（1）呼吸肌训练　呼吸肌无力、肌肉力量与呼吸系统负荷的失衡，以及心血管功能障碍是导致术后患者拔管失败的主要原因，额外的机械辅助通气更会导致外科 ICU 患者发生膈肌快速萎缩和功能失调。通过吸气肌肉训练，会显著增加吸气肌肉力量，改善呼吸功能。

（2）电刺激　神经肌肉电刺激（NMES）可以在不影响通气压力的情况下诱导肌肉功能变化，非常适于卧床患者下肢肌肉训练；经皮膈神经电刺激可以通过刺激膈肌活动，增强呼气肌力量；经皮神经电刺激（TENS）可显著减少术后疼痛，并可增强呼吸肌肌力。

（3）呼吸训练和强化吸气锻炼器（incentive spirometry，IS）的使用　IS 广泛应用于腹部、心脏和胸部等手术患者术后康复。有研究证实在腹部手术后使用呼吸训练和 IS 在预防术后肺部并发症（postoperative pulmonary complications，PPC）发生和呼吸功能恢复等方面的益处。

（4）肢体运动　肢体运动同样不能忽视，因为它们不仅可以加速血液流向心脏，双下肢的主动和被动运动可以增加呼吸通气多达 150%。

（三）中医康复治疗

近年来，中医药方法在 ERAS 中的应用已积累了较为丰富的临床实践经验，并形成中西医结合 ERAS（Chinese medicine in ERAS，CMERAS）。CMERAS 针对的是术前、术中和术后的关键问题，引进一系列有中医理论和实践依据的优化措施，辨证施治，减少患者在围手术期的应激反应，提高患者的机体免疫力，以促进患者术后康复。

1. 中药疗法　手术尤其是恶性肿瘤手术患者，由于久病伤正，加之手术，造成正气虚弱，部分患者还要在手术后短期内接受化疗，而化疗又是对正气的打击。另外，由于入院后生活环境的改变、对手术等的恐惧等原因，患者会情绪紧张，产生心理应激。因此，可选择中药扶正祛邪、益气安神、健脾助运，以及调整患者情绪，促进康复。

2. 针刺疗法　术前针刺可显著减轻患者的焦虑情绪，起到镇静的作用；术中针刺还能缩短患者全麻术后的苏醒时间，同时能降低术后不良反应发生率，具有安全性高、生理干扰低、术后恢复快的优点；术后针刺对于手术引起的恶心呕吐（postoperative nausea and vomiting，PONV）及排尿、排便困难等具有相当的疗效。

3. 传统运动疗法 如练习太极拳、八段锦、六字诀等，可提高心肺功能，增强对手术的耐受能力，从而降低术后并发症的发生率。

第六节 盆底功能障碍性疾病的康复

一、概述

（一）定义

盆底功能障碍性疾病是因盆底支持结构缺陷、薄弱、损伤及衰老等导致盆底组织结构发生病理改变，最终导致盆腔脏器位置异常及相应器官功能障碍的系列疾病。盆底功能障碍性疾病是中老年女性常见病、多发病，妊娠、分娩、绝经期是导致盆底功能障碍性疾病发生的独立高危因素。

（二）分类

盆底功能障碍性疾病主要包括盆腔器官脱垂、尿失禁、排便功能异常、慢性盆腔疼痛及性功能障碍等。

1. 盆腔器官脱垂 各种原因导致盆底支持组织薄弱，造成盆腔器官下降移位，引发器官位置及功能异常；以外阴部肿物突出为主要症状，伴或不伴有排尿、排便异常，外阴部出血及炎症等；不同程度地影响患者生活质量。

2. 尿失禁 各种原因引起尿液不自主漏出，属于盆底功能障碍性疾病中最常见的类型；包括压力性尿失禁、急迫性尿失禁、充溢性尿失禁及真性尿失禁等。

3. 排便功能异常 包括便秘和大便失禁。

4. 慢性盆腔疼痛 是指骨盆及骨盆周围组织器官持续 6 个月及以上的周期性或非周期性的疼痛，导致机体功能紊乱，或者需要进行药物或手术治疗的一组综合征。慢性盆腔疼痛常导致一个及多个脏器功能紊乱，并与心理异常（抑郁、焦虑）、性虐待及身体虐待引起的一系列躯体症状相关。

5. 性功能障碍 指发生在女性性反应周期中一个或几个环节的障碍（性欲减退障碍、性唤起障碍、性高潮障碍等），或出现与性交有关的疼痛。

（三）临床诊断

盆底功能障碍性疾病的临床表现多样而复杂，需要将临床检查和症状调查问卷相结合，综合评价盆底功能障碍。评估盆底功能障碍性疾病症状的严重程度、对患者生活及健康状况的影响可采用以下方法：

1. 症状问卷调查 盆底功能障碍性疾病症状问卷（PFDI–20）、盆底疾病生活质量影响问卷短表（PFIQ–7）、国内尿失禁影响问卷简版（IIQ–7）等。

2. 阴道检查明确脱垂程度及类型 可采用盆腔器官脱垂定量分期法（POP–Q），见表 8–6。

表 8-6　盆腔器官脱垂定量分期法（POP-Q）

参照点	解剖描述	正常定位范围（cm）
Aa	阴道前壁中线距处女膜缘 3 cm 处，对应 "膀胱尿道皱折" 处	−3
Ba	阴道前穹隆的反摺或阴道残端（子宫切除者）距离 Aa 点最远处	−3
Ap	阴道后壁中线距处女膜缘 3 cm 处	−3
Bp	阴道后穹隆的反摺或阴道残端（子宫切除者）距离 Ap 点最远处	−3
C	子宫完整者，代表宫颈外口最远处；子宫切除者则相当于阴道残端	−tvl ～ −（tvl−2）
D	阴道后穹隆或直肠子宫陷凹的位置，解剖学上相当于宫骶韧带附着于宫颈水平处；对子宫切除术后无宫颈者，D 点无法测量。D 点用于鉴别宫颈延长	−tvl ～ −（tvl−2）
gh	尿道外口到阴唇后联合中点的距离	
pb	阴唇后联合到肛门开口中点的距离	
tvl	当 C、D 在正常位置时，阴道顶部至处女膜缘的总长度	

注：①除 tvl 外，各指标要在加腹压情况下测量；②将处女膜缘定为 0。

3. 辅助检查　盆腔磁共振、动态膀胱直肠造影、尿动力学检查、直肠肛管压力测定等。

4. 康复治疗适应证及禁忌证

（1）适应证　适宜妊娠、围产期、产后、绝经期女性，以及妇科、泌尿外科、肛肠科术后有盆底功能障碍的患者。症状严重者，应先进行全面检查评估，必要时选择手术治疗。

（2）禁忌证　合并急性炎症及传染病时，避免侵入性治疗。

二、康复评定

对盆腔器官脱垂、尿失禁、排便功能异常、慢性盆腔疼痛、性功能障碍等症状及其严重程度，以及患者日常生活能力、疼痛及焦虑抑郁状态进行评估，同时评价治疗效果。

（一）盆底肌功能评估

1. 肌力评定　采用改良牛津肌力分级法：①0 级：感觉不到盆底肌收缩。②1 级：非常弱的收缩——检查者手指感觉到颤动或搏动。③2 级：弱收缩——肌肉张力增加但没有任何能感觉到的抬举或挤压感。④3 级：中等程度收缩——以阴道后壁的抬高和检查者手指根部感觉到挤压感，并伴随会阴体向内收为特征。会阴视诊通常可以看出 3 级或更高级别的收缩。⑤4 级：良好的收缩——可以对抗阻力产生阴道后壁抬高，有会阴体内收。如果将两根手指（食指和中指）横向或垂直放入阴道并分开，4 级肌力收缩可以对抗阻力将两指挤压在一起。⑥5 级：强有力的收缩——可以对抗强大的阻力产生阴道后壁抬高，并将食指和中指挤压在一起。

2. 盆底表面肌电 Glazer 评估　评估肌肉收缩强度、肌肉收缩持续时间、疲劳度、对称性、重复收缩能力及快速收缩次数；评估盆底肌肌力、肌纤维疲劳度、动态压力、收缩速度、放松速度、静压力；测量数据为 Ⅰ、Ⅱ类肌纤维肌力，Ⅰ、Ⅱ类肌纤维疲劳度及动态压力。

（二）阴道压力评估

1. I 类肌（慢肌）纤维的肌力及疲劳度　①持续 1 秒肌力为 I 级；②持续 2 秒肌力为 II 级；③持续 3 秒肌力为 III 级；④持续 4 秒肌力为 IV 级；⑤持续 5 秒肌力为 V 级。起点的最高点到 6 秒钟终点的最高点之间的下降比率的百分比为疲劳度，正常为 0。

2. II 类肌（快肌）纤维的肌力及疲劳度　①持续 1 次肌力为 I 级；②持续 2 次肌力为 II 级；③持续 3 次肌力为 III 级；④持续 4 次肌力为 IV 级；⑤持续 5 次肌力为 V 级。起点的最高点到保持并持续的最高点之间的下降比率的百分比为疲劳度，正常为 0。

（三）尿垫试验

1.1 小时尿垫试验步骤　①试验前患者正常饮水，试验前 1 小时及试验当中患者不再排尿。②预先放置经称重的尿垫（如卫生巾）。③试验开始 15 分钟内：患者饮 500 mL 白开水，卧床休息。④之后的 30 分钟：患者行走，上下 1 层楼台阶。⑤最后 15 分钟：患者坐立 10 次，用力咳嗽 10 次，跑步 1 分钟，捡起地面 5 个物体，再用自来水洗手 1 分钟。⑥试验结束时，精确称重尿垫，要求患者排尿并测尿量。

2.1 小时尿垫试验结果分析　①尿垫试验≥2 g，为阳性；②轻度：2 g≤1 小时漏尿<5 g；③中度：5 g≤1 h 漏尿<10 g；④重度：10 g≤1 小时漏尿<50 g；⑤极重度：1 小时漏尿≥50 g。

（四）盆底三维超声

观察静息状态下阴道、膀胱、尿道、膀胱颈、耻骨联合与直肠的解剖结构和空间位置；动态观察周围的弹性、功能性疾病的变化，了解膀胱颈活动度、尿道旋转的程度及盆底支持结构的变化。

三、康复治疗

（一）康复目标

康复目标为恢复解剖，缓解症状，避免并发症。治疗主要包括非手术治疗（康复治疗及行为指导）和手术治疗。治疗方案应个体化，根据盆底功能障碍性疾病的类型、程度、部位、患者年龄、健康状况及性生活情况，因人而异、具体制定。

（二）运动疗法

运动疗法主要包括对盆底肌及相关肌群进行力量、耐力、放松的综合训练。

1. 盆底肌训练　即凯格尔（Kegel）训练法。①盆底 I 类肌锻炼：缓慢收缩会阴及肛门至最大肌力，持续 3～5 秒，然后缓慢放松持续 3～5 秒。②盆底 II 类肌锻炼：最大肌力快速收缩会阴及肛门后立即放松，连续收缩、放松 3～5 次后，再放松 6～10 秒；患者训练时可采取半卧位、坐位及站位，15～30 分钟，每日 2～3 次。

2. 阴道康复器辅助训练　将阴道哑铃置于阴道内 2.0～2.5 cm；阴道肌肉用力夹持住阴道哑铃使之勿脱落。阴道哑铃质量从轻到重，分为 A1～A5 号，从 A1 号开始训练，直至 A5 号，并保持采用 A5 号进行训练。①慢速肌肉训练：持续收缩阴道肌肉；再放松，反复训练多次；快速肌肉训练：2～3 秒完成 1 次阴道肌肉快速收缩、放松后，休息后反复训练多次。②场景训练：模拟咳嗽、打喷嚏、大笑、提重物、上下楼梯、下蹲等场景，阴道肌肉用力夹住阴道哑铃使之勿脱落。每次训练 15～30 分钟，每日 2 次。

此外，还可应用腹式呼吸运动训练、核心肌群训练、姿势矫正训练等。

（三）物理因子治疗

1. 低频电刺激治疗技术 刺激肌肉、感觉和运动神经，1～10 Hz 可引起肌肉收缩，适宜阴道或直肠置入电极；5～20 Hz，电极置于腹部或骶尾部。

2. 电子生物反馈疗法 盆底康复生物反馈治疗技术包括肌电生物反馈治疗技术、压力生物反馈治疗技术、实时超声显像生物反馈治疗技术等。

3. 盆底功能磁刺激 是一种兴奋神经系统和肌肉组织的无创治疗方法，用于预防肌肉萎缩（盆底肌肉），促进神经系统（外周神经，以骶神经为主的盆底神经损伤）及身体各器官生理功能恢复。

（四）手法治疗

可选用会阴手法推拿，肌筋膜放松和扳机点治疗。步骤 1：对盆底肌肉（浅层肌群、耻骨尾骨肌、耻骨直肠肌、髂骨尾骨肌、尾骨肌等）和盆壁肌肉（闭孔内肌和梨状肌等）进行评估，感受并定位紧张拘缩的肌肉，并找到压痛点或扳机点。步骤 2：对痉挛的肌肉筋膜进行拉伸和脱敏，即手指以垂直肌肉方向拉伸缩短的肌纤维，通过推拿拉伸，可以使痉挛缩短的肌肉舒展，恢复供血，缓解疼痛。

（五）行为指导

减肥，尤其 BMI > 30 kg/m² 时；戒烟、戒酒；减少饮用含咖啡因的饮料；多吃蔬菜、水果，保持大便通畅；避免长时间的站立或蹲；避免或减少使腹压增高的活动；治疗咳嗽等引起腹压增高的原发病；膀胱训练。

（六）中医治疗

1. 针灸 ①针刺关元、中极、三阴交、肾俞、足三里等穴。②灸法具有温经散寒、消瘀散结的作用，灸膀胱俞、关元、中极等穴易出现热敏化现象，可补元气。

2. 点穴 点按关元、肾俞、膀胱俞、三焦俞等穴能强壮全身功能，恢复肾气的固摄能力。

3. 穴位贴敷 药物可选金樱子、桑螵蛸、益智仁、补骨脂、五倍子、丁香、肉桂等，共研细末，用白酒调成膏，做成饼状，贴敷于神阙、关元、气海等穴。

4. 中药辨证论证 ①心肾两虚，水火不交证，治以涩精止遗，方用桑螵蛸散。②脾虚气陷证，治以升阳举陷，方用补中益气汤。③大气下陷证，治以益气升陷，方用升陷汤。

此外，还可选用中药熏洗、穴位注射、穴位埋线等中医药治疗方法。

【复习思考题】

1. 骨量评定的标准是什么？
2. 骨质疏松症患者肌力训练的基本原则是什么？
3. 恶性肿瘤的康复目标包括哪几种？
4. 烧伤深度评定的方法是什么？可以分为几级？
5. 烧伤后肥厚型瘢痕的治疗方法有哪些？

扫一扫，查阅本章数字资源，含PPT、音视频、图片等

第一节 疼 痛

一、概述

（一）定义

疼痛是临床常见的症状之一，是一种组织损伤或与潜在损伤相关的不愉快的躯体主观感受、情感、认知和社会维度的痛苦体验。

（二）发病机制

疼痛是由一定的伤害刺激作用于外周感受器，通过疼痛传导纤维传递神经冲动，通过各级中枢整合后产生疼痛感觉和疼痛反应。由躯体、行为、心理、认知、环境等多种因素引起，最终表现为慢性疼痛或剧痛。

（三）临床特征

部分外周或中枢神经系统的病变引起的疼痛多伴有运动功能障碍，造成局部疼痛部位的组织器官、系统的功能障碍。根据疼痛的性质不同，患者可有不同的感觉体验，表现为刺痛、灼痛、酸痛，另有一些神经病理性疼痛，疼痛性质为灼烧感、放射痛、电击样痛、发作性撕裂痛、搏击性疼痛等。慢性疼痛及精神（心理）性疼痛患者多伴有焦虑、抑郁等心理功能障碍。

二、康复评定

（一）病史及查体

全面了解患者一般情况并进行全身系统体检，着重了解患者疼痛的特征。体格检查中，应详尽进行神经肌肉和关节功能的检查，以明确导致疼痛的病因所在。对患者的疼痛进行有针对性的检查，如胸痛患者常需进行心脏等相关的检查。

（二）评定方法

目测类比评分法、数字疼痛评分法、口述分级评分法、McGill 疼痛问卷、行为评定法、痛阈

的测定等。临床常用的行为评定法为 6 点行为评分法，将疼痛分为 6 级：①无疼痛。②微有疼痛但易被忽视。③有疼痛，无法忽视，但不影响日常生活。④有疼痛，无法忽视，干扰注意力。⑤有疼痛，无法忽视，所有日常活动均受影响，但能完成基本生理活动，如进食和排便等。⑥存在剧烈疼痛，无法忽视，需休息或卧床。

三、康复治疗

（一）物理治疗

1. 热疗和冷疗

（1）热疗　如电热垫、电光浴、中药熏洗等。热疗可以提高痛阈，也可使肌梭兴奋性下降、放松肌肉、减少肌肉痉挛，也可扩张血管、加快血液循环、减少患部充血、促进炎症吸收。

（2）冷疗　包括冷敷、冷水浴等。冷疗可以降低肌张力，减慢肌肉内神经传导速度，从而减轻原发骨关节病变所致的肌肉痉挛，适用于扭伤疼痛、关节炎疼痛、筋膜炎、骨折术后、肌腱炎等症的治疗，忌用于雷诺病、外周血管病变和结缔组织疾病。

2. 电刺激疗法

（1）经皮神经电刺激（TENS）　是应用一定频率、一定波宽的低频脉冲电流作用于体表，刺激感觉神经以镇痛的治疗方法。为临床首选治疗方法，适用于术后伤口痛、神经痛、扭挫伤、肌痛、截肢后残端痛、幻痛、分娩宫缩痛、癌痛等。

（2）经皮脊髓电刺激疗法　将电极置于相应脊髓的外部进行刺激，使用高频率、短时间的电流刺激，使上行神经传导径路达到饱和，不易感觉到疼痛。用此短时间刺激可以产生较长时间的止痛效应。

（3）其他电疗　如脊髓刺激、深部脑刺激、间动电疗、干扰电疗、音频电疗、正弦调制及脉冲调制中频电疗等都有较好的止痛效果，超短波、微波电疗及直流电离子导入也有不同程度的止痛作用。

3. 运动疗法　此方法尤适用于运动损伤导致的疼痛，主要是指采用主动、被动运动的形式，通过改善、代偿和替代的方式，改善运动组织（肌肉、骨骼、关节、韧带等）的血液循环和代谢，促进神经肌肉功能恢复，提高肌力、耐力、心肺功能和平衡功能，减轻异常压力或施加必要的治疗压力，纠正躯体畸形和功能障碍。可采用推动、牵拉和旋转等手法对疼痛局部进行被动活动。手法操作需要具有一定的节律性，且与关节的生理运动和附属运动相符合。也可进行适当的主动运动、放松训练、肌力训练等，但需注意避免因运动过度而导致新发的损伤，诱发疼痛加重。

（二）康复工程

保持正常的对位、对线可以减缓疼痛。在患者自身矫正、注意姿势的前提下可以采用支具，如腕部支具、脊柱支具等，以稳定和支持关节，减轻肢体的压力和应力。但要注意合理使用支具及佩戴支具的时间。

（三）药物治疗

药物治疗是疼痛治疗中较为基本的方法，目的是使疼痛尽快缓解，有利于患者尽早恢复或获得功能性活动。常选用的药物包括镇痛药、镇静药、抗痉挛药、抗抑郁药、糖皮质激素、血管活性药物和中草药。镇痛药是主要作用于中枢神经系统、选择性抑制痛觉的药物，一般分为三类：

1. 麻醉性镇痛药 镇痛作用较强，常用于治疗顽固性疼痛，尤其是癌痛。常用的有可待因、吗啡、芬太尼等。

2. 非甾体消炎药 有中等程度的镇痛作用，具有解热、镇痛、消炎、抗风湿作用，对慢性疼痛有较好的镇痛效果。常用的有阿司匹林、布洛芬、吲哚美辛等。要注意长期使用引起的胃肠道等方面的不良反应。药物的使用要充分注意疼痛的特点，明确疼痛的病因、性质、程度、部位及对止痛药物的反应。

3. 辅助性镇痛药物 临床上常有慢性疼痛伴焦虑、抑郁、烦躁、失眠、食欲缺乏等症状者，需联合应用辅助药物治疗，如三环类抗抑郁药、苯二氮䓬类抗焦虑药和镇静催眠药物等。

（四）神经阻滞疗法

神经阻滞疗法是直接在末梢的神经干、神经丛、脑脊神经根、交感神经节等神经组织内或附近注入药物或给予物理刺激从而阻断神经功能传导的方法。神经阻滞疗法的机制是通过阻断痛觉的神经传导通路、阻断疼痛的恶性循环、改善血液循环、抗感染等，以达到镇痛的目的。临床常选用激素或麻醉剂等进行注射，常选取疼痛点，或是在腱鞘内、关节腔内、神经根、椎管内硬膜外等给药，以达到镇痛的目的。

（五）认知行为疗法和健康教育

大多数慢性疼痛患者均伴有认知行为和精神心理的改变，从而进一步加重疼痛，若不进行干预，易形成恶性循环。认知行为疗法是针对慢性疼痛患者的综合性、多方面的治疗，通过鼓励患者积极参与，帮助患者学习自我控制和处理问题，改善与疼痛相关的认知结构及功能状态。采取的方法可包括忽略想象、疼痛想象转移、注意力训练、放松训练等。

健康教育是利用口头宣教、宣传册、录影带等，用简单易懂、图文并茂、生活化的语言表述专业知识，针对患者疼痛的诱发因素及注意事项等进行宣传教育，增强患者对疼痛的正确认识，有助于预防疼痛及其并发症的复发。

（六）中医康复治疗

1. 针灸 可以激活神经元的活动，从而释放出 5- 羟色胺、内源性阿片肽物质、乙酰胆碱等神经递质，起到镇痛作用。针刺配穴应以局部取穴、远端取穴、远近配伍取穴为原则，可行提插捻转等手法以促进局部气血运行，从而达到活血化瘀、行气止痛的目的，临床常用局部取穴、各经输穴（"输主体重节痛"）、合穴等，选取常规针刺手法，每次治疗留针 15 ～ 30 分钟，留针期间可运用一定手法以守气，每 5 ～ 10 分钟行针一次，以保持得气感而提高疗效，亦可加电针选择密波以镇痛。

2. 推拿 对关节或肌肉进行推拿治疗有助于放松肌肉、改善异常收缩、纠正关节紊乱、减轻活动时的疼痛。临床多用点法、按法、揉法、擦法、拿法等。根据疼痛部位不同，选择不同手法。疼痛部位肌肉丰厚处可选取拿法；疼痛部位面积较大，如背部，可选取擦法等；也可多种手法同时使用，以达到更好的治疗效果。

3. 拔罐疗法 拔罐可以散寒祛湿、疏通经络、促进局部血液循环，达到消肿止痛、恢复功能的目的。

4. 传统功法 八段锦、太极拳、五禽戏等传统功法能够改善肢体及全身的血液循环，调节脏腑功能，达到缓解疼痛的目的。

5. 其他 如刮痧、敷贴、熏洗等。

第二节 痉 挛

一、概述

（一）定义

痉挛是指由于不同的中枢神经系统疾病引起的上运动神经元病变的综合征，表现为肌肉的不自主收缩反应和速度依赖性的牵张反射亢进。在临床上痉挛常见于脑卒中、脊髓损伤、脊髓病、脑瘫、多发性硬化等中枢性神经系统疾病。其机制主要是脑干网状结构、大脑皮质、基底节和小脑发生损伤导致的肌张力增高。痉挛属于中医学"痉证"的范畴。

（二）分型

1. 脑源性痉挛 多见于脑卒中、脑外伤和脑瘫患者，根据病情一般在发病后 3 ～ 4 周出现。当病变损伤到皮质、基底节、脑干及其下行运动通路的任何部位，均可出现瘫痪肢体的痉挛。

2. 脊髓源性痉挛 可见于脊髓损伤、脊髓缺血、退行性脊髓病、横贯性脊髓炎、脊髓肿瘤、颈椎病等，痉挛一般在发病后 3 ～ 6 个月出现。

3. 混合型痉挛 该病常累及脑白质和脊髓的轴突，从而出现运动通路不同水平的病变而导致痉挛，可为全身性、区域性和局灶性痉挛，具体表现由病变程度和侵犯部位决定。

（三）临床特征

痉挛临床表现为肌张力增高、腱反射活跃或亢进、阵挛、被动运动阻力增加、运动协调性降低，可伴有共同运动及联合反应等异常运动模式。痉挛严重时可导致静脉栓塞和静脉炎、皮肤损伤、疼痛、排痰困难等并发症，长期活动受限将出现静脉血栓形成、骨质疏松、肌肉挛缩及由此产生的关节畸形，严重的下肢痉挛可导致骨折、关节脱位和其他严重损伤。

二、康复评定

1. 肌张力评定量表

（1）痉挛评定量表 目前临床上常用的痉挛评定量表是 Ashworth 痉挛量表与改良 Ashworth 痉挛评定量表。Ashworth 痉挛量表将肌张力分为 0 ～ 4 级；而改良 Ashworth 痉挛量表则在原基础上增加 1+ 级，更新为六个等级。二者使痉挛评定由定性转为定量，更方便临床应用，且用于上肢痉挛评定的信度优于下肢。

（2）内收肌张力量表 该量表是评定髋内收肌群的特异性量表，主要用于内收肌张力高的患者治疗前后肌张力改变的评估。

（3）临床痉挛指数 是一个定量评定痉挛的量表，包括三个方面：腱反射、肌张力及阵挛，目前主要用于脑损伤和脊髓损伤后下肢痉挛的评定。

（4）改良 Tardieu 量表 是一个等级量表，用于评定特定伸展速度下的肌肉反应强度（从最慢到尽可能快）和关节的角度，在评定痉挛的同时考虑到了这三个变量的关系。

2. 运动障碍综合评定量表　包括 Barthel 指数等日常生活能力的评定、功能独立性评定（FIM）、Brunnstrom 评定法、Rivermead 运动指数、Fugl-Meyer 评定量表等。

3. 其他评定方法　生物力学评定方法，如钟摆试验、屈曲维持试验、等速肌力测试等；电生理评定，如 H 反射、F 波等；平衡评定和步态评定。

4. 中医学评定　痉证的病因病机可分为外感、内伤两个方面。外感型是由风、寒、湿、热之邪，或寒阻经络致气血失畅，或热盛动风而致；内伤型则是由肝肾阴虚、肝阳上亢、阳亢化风所致，或阴虚血少、筋脉失养、虚风内动而致。

三、预防及康复治疗

（一）痉挛的预防

痉挛的预防主要是减少产生痉挛的外界刺激。采取良姿位摆放的抗痉挛模式；消除加重痉挛的危险因素，如压疮、便秘或尿路感染及各种原因引起的疼痛；适度按摩和活动患侧；慎用某些抗抑郁药物。

（二）痉挛的康复治疗

1. 运动疗法

（1）持续被动牵伸　关节活动应缓慢、稳定而达全范围。每日持续数小时的静力牵伸，可使亢进的反射降低，是防止痉挛最基本的方法。可采用徒手、器械及佩戴夹板的方式。

（2）抑制异常反射性模式　①使用控制关键点等神经发育技术抑制异常反射性模式。②通过日常活动训练（如坐 - 站、行走），使患者获得再适应和再学习的机会。

（3）放松疗法　对于全身性痉挛，放松训练是一种有效的治疗手段。如在不同体位下使用巴氏球，在多种体位下旋转躯干等。

2. 物理因子治疗

（1）冷疗　如冰敷、冰水浸泡等，将痉挛上肢远端浸泡于冰水之中 5～10 秒后取出，反复数次可使手指较易松开。

（2）电刺激疗法　痉挛肌及其拮抗肌的交替电刺激疗法是利用交互抑制和高尔基腱器兴奋引起抑制以对抗痉挛。其他还可应用脊髓通电疗法、痉挛肌电刺激疗法、直肠电极置入电刺激法等。

（3）温热疗法　常用的方法包括各种传导热（沙、蜡、泥、盐）、辐射热（红外线）、内生热（微波、超短波）。

（4）温水浴　患者在具有一定水温的游泳池或 Hubbard 槽中治疗，利用温度的作用，有助于缓解痉挛。

3. 药物治疗

（1）口服药　常用口服药物包括肌肉松弛剂，如巴氯芬、丹曲林、替扎尼定等，以及地西泮、复方氯唑沙宗、吩噻嗪类等中枢神经抑制剂。

（2）局部外用药　主要用于缓解靶肌肉或小肌群痉挛，这种方法使药物集中在关键肌肉，减少了全身副作用。如肌内注射，最常用的是肉毒毒素注射；鞘内注射，常用巴氯芬等；神经或运动点阻滞，常用乙醇、苯酚或局麻药。

4. 中医康复治疗

（1）中药口服 ①邪壅经络者，用羌活胜湿汤加减。②阴虚风动者，用大定风珠加减。③痰浊阻络者，用导痰汤加减。④肝经热盛者，用羚角钩藤汤加减。⑤阳明热盛者，用白虎汤合增液承气汤加减。⑥心营热盛者，用清营汤加减。

（2）针刺 根据经络辨证取穴，具有缓解痉挛的作用。

（3）灸法 艾灸具有散寒解痉的作用，在一定程度上可缓解痉挛。

（4）推拿 具有促进血液循环、松解软组织粘连、调节神经功能的作用，在一定程度上可缓解痉挛，常用滚法、拿法、按法、捏法、推法、揉法、拍法等。

5. 矫形器的应用 矫形器的合理科学利用，能够预防痉挛引起的关节僵硬和肌肉挛缩，能够适当矫正已造成的挛缩畸形，改善患者日常生活活动能力。

6. 手术疗法 当痉挛不能用药物和其他方法缓解时，可考虑手术治疗。通过破坏神经通路的某些部分，以达到缓解痉挛的目的，包括神经切断、高选择性脊神经根切断、脊髓部分切断、肌腱切断或肌腱延长术。

第三节 压 疮

一、概述

（一）定义

压疮，又称压迫性溃疡，是指局部皮肤或皮下组织长时间受压或受摩擦力与剪切力的作用后，受力部位出现血液循环障碍而引起局部皮肤和皮下组织缺血、坏死。多见于脊髓损伤、颅脑损伤、年老体弱等长期卧床者。压疮可以发生于身体软组织受压的任何部位，好发于骶尾部、足跟、股骨大转子、枕骨隆突、坐骨结节等骨隆突处。长期创面不愈合可引发局部脓肿、菌血症、脓毒血症、骨髓炎等，直接影响患者受损功能的改善与康复，甚至危及生命。

（二）形成压疮的危险因素

皮肤表面的机械压力、剪切力、摩擦力和潮湿是导致压疮的主要原因。营养不良、运动障碍、感觉障碍、急性疾患、年龄、体重、血管病变、脱水等是形成压疮的诱发因素。另外，长时间坐卧不良姿势、移动方法不当、大小便失禁和环境因素等也会导致或加重压疮。

（三）分型

1. 溃疡型 溃疡先从皮损开始向深层发展，逐渐形成溃疡。其阶段可分为：瘀血红润期、炎性浸润期及溃疡期（浅度溃疡期和坏死溃疡期）。

2. 滑囊炎型 主要发生在解剖结构突出部、治疗骨折的体内固定支撑物附近的深层组织，早期皮肤无明显损害，坏死从深部开始。

（四）临床特征

压疮在临床主要表现为皮肤和皮下组织的破损；压疮的发生还能诱发其他病症的发生，如加重痉挛等；压疮亦可导致康复治疗的延缓和停止，阻碍其他功能的恢复。压疮常使患者的日常生活能力下降，严重者可导致局部或全身感染、心理障碍等。

二、康复评定

压疮的评定主要包括对其创面及周围组织的描述、程度的分级、渗出量、局部感染和疼痛情况，以及范围、深度的测量。此外，还应包括患者的一般状况、躯体功能（运动及感觉等）、日常生活活动能力、心理等因素的评定。

（一）常用分级标准

美国压疮学会的标准：Ⅰ度：出现红斑，30分钟内不消退（不能变回原皮肤色泽），但皮肤完整。Ⅱ度：损害涉及皮肤表层或真皮层，表现为皮损、水疱或浅层皮肤创面；Ⅲ度：损害涉及皮肤全层及其与皮下脂肪交界的组织，表现为较深皮肤创面；Ⅳ度：损害广泛，涉及肌肉、骨骼或支持结缔组织。

Yarkony-Kirk分级量表和Shea分级量表在临床上也较为常用。Yarkony-Kirk分级量表有7个分级：1级，有局部发红区域，持续存在大于30分钟，但小于24小时者为A级，大于24小时者为B级；2级，表皮和（或）真皮溃损，但看不到皮下组织和脂肪；3级，可见到皮下组织，但见不到肌肉；4级，可见肌肉筋膜，但未累及骨骼；5级，深及骨骼，未波及关节腔；6级，累及关节腔、压疮愈合；7级，压疮愈合但容易复发。Shea分级量表有5个分级：1级，局限于表皮，露出真皮，有发红区；2级，真皮全层受损；3级，有皮下脂肪破坏，深及皮肤筋膜；4级，溃疡涉及肌肉或深达骨骼；5级，闭合性大的腔道性损伤（直肠、小肠、阴道或膀胱），形成窦道。

（二）压疮危险度的评定

对于处于危险因素下及需要采取预防的危险人群，还应进行压疮的危险度评估，常用Norton量表和Braden量表进行评定，Norton量表包括身体状况、精神状况、活动性、运动能力及二便失禁情况5个因素，每个因素定为1~4分，总分5~20分，分数越低危险度越高。Braden量表包括运动能力、活动性、湿度、感觉能力、营养、摩擦力和剪切力6个因素。其中，摩擦力和剪切力评分为1~3分，其余为1~4分，总分为23分，评分≤16分被认为具有一定危险性。

三、预防及康复治疗

（一）预防

压疮的预防是基于对病因学的理解，着重于去除能影响患者损伤的危险因子，卫生状况和良好的皮肤护理也尤为重要。

1. 定时更换姿势 运动障碍患者要定时变换姿势，调整矫形器；创面较多的患者应使用交替式充气床垫，避免持久受压，禁止使用橡皮圈，以免影响血流进而影响组织生长。长期卧床患者应每2小时翻身一次。

2. 选择合适的轮椅 使用适合的轮椅及坐垫，坐姿时应保证座位区域最大的支撑面，足踏板应高度适宜，置于使大腿承重的高度，过高则会将下肢重量传送到坐骨，增加坐骨的受力。坐轮椅时至少每半个小时调整一次姿势。

3. 定期检查皮肤 定期进行皮肤检查与护理是预防压疮的基础，同时要随时保持皮肤清洁、干燥，对受压部位的皮肤应避免按摩，以免加重对局部毛细血管的损伤。

4. 积极治疗原发病 补充营养，保持皮肤卫生，对患者及其家属进行健康教育，消除危险因素，减少发生压疮的可能。

（二）康复治疗

在治疗压疮时，首要任务是明确并去除压疮产生的原因。

1. 全身治疗 应从整体出发，结合患者自身情况加强营养，充分补充蛋白质、维生素、矿物质等；重视预防贫血的发生和治疗；在发生全身或局部感染时应用抗生素对症治疗。停用一些不利于伤口恢复的药物，如镇静剂等。

2. 局部治疗

（1）创面处理 破损创面的愈合要求适当的温度、湿度、氧分压及 pH 值等，重要的是保持创面的清洁。换药是治疗压疮的基本措施，可用生理盐水、带有表面活性剂和抗菌剂的清洗溶液冲洗创面，达到清创的目的，从而促进健康组织生长。每次清洗创面时要更换敷料，并清除创口表面的物质。清除坏死组织时应避免损伤正常的肉芽组织生长而影响上皮组织生长或引起感染扩散。

（2）抗感染 加强局部换药是控制感染的主要方法，压疮局部可使用抗生素。对于无感染、无分泌物或已有肉芽组织生成的创面可 2 ～ 3 日换药一次，用无菌生理盐水或采用中草药直接外敷；渗出较多的创面可一日换药 1 ～ 2 次，如有坏死组织则需清除或用双氧水冲洗；对于感染的创面，要加强局部换药和引流，必要时用抗生素溶液或 2% 硼酸溶液冲洗。

（3）物理因子治疗 可使用紫外线、超短波、红外线、超声疗法及激光疗法治疗。

（4）手术治疗 对于长期治疗不愈合、疮面肉芽老化、边缘有瘢痕组织形成合并有骨关节感染或深部窦道形成者，应采用手术治疗。

（5）中医康复治疗 局部艾灸，或外用金黄膏、九一丹、祛腐生肌膏，或根据患者体质辨证配合中药内服，以改善局部组织代谢，促进创面愈合。早期皮肤仍然完整的压疮，可以采用轻柔的局部按摩，改善组织代谢。

第四节 神经源性膀胱

一、概述

（一）定义

控制膀胱的中枢或周围神经伤病引起的排尿功能障碍称为神经源性膀胱。膀胱和尿道的主要功能是储尿和排尿，这一过程包含了自主神经、周围神经和中枢神经系统的协调活动。神经源性膀胱的发病机制包括中枢神经系统对排尿的调控、脑桥水平对排尿的调控、脊髓中枢对排尿的调控等多方面。可由多种神经系统疾病或外伤、药物、认知功能障碍等导致，最终表现为尿失禁或尿潴留。本病属中医学"癃闭"范畴，根据症状不同又分为"癃"和"闭"，点滴而出者为"癃"、点滴不出者为"闭"。

（二）分型

神经源性膀胱目前有多种分类方法，各有优缺点。其中根据尿流动力学和尿道功能分为失禁型障碍、潴留型障碍和潴留失禁型障碍的尿流动力学和功能分类法，是临床上较为实用的分类方法（表9-1）。

欧洲泌尿协会（EAU）提供的 Madersbacher 分类系统（1990）则是根据尿流动力学和临床症状，基于逼尿肌和括约肌运动情况制定的功能分类的评定方法，对发现危险因素及帮助确定治疗方案有重要的意义。廖利民提出的廖氏神经源性膀胱患者全尿路功能障碍分类方法，能较好地反映上尿路和下尿路的功能和临床症状。

表 9-1　尿流动力学和功能分类（Wein 分类）

失禁	A. 由膀胱引起
	无抑制性收缩
	容量减少
	顺应性差
	正常（因认知、运动等原因引起）
	B. 由流出道引起
	膀胱颈压下降
	外括约肌压下降
潴留	A. 由膀胱引起
	逼尿肌反射消失
	容量大／顺应性强
	正常（因认知、运动等原因引起）
	B. 由流出道引起
	高排出压，伴低尿流率
	内括约肌协调不良
	外括约肌协调不良
	括约肌过度活跃（括约肌或假性括约肌协调不良）
潴留和失禁	由膀胱引起，无抑制性收缩，合并逼尿肌活动下降

（三）临床特征

尿失禁、尿潴留、尿频等是神经源性膀胱常见的临床表现。这些临床表现产生于不同的病变部位，同一患者可以同时出现两种以上的症状。

二、康复评定

（一）病史及体格检查

全面了解患者的一般情况和排尿情况，并进行全身系统体检，对神经系统及腹部、泌尿、生殖器、直肠肛门等应重点检查。

（二）实验室检查

可进行尿常规、细菌计数、细菌培养、药敏试验、血尿素氮、血肌酐等检查。

（三）影像学检查

必要时行肾脏、膀胱、尿道造影、CT 及 MRI 等。

（四）尿流动力学检查

主要参数包括尿流率测定、膀胱压力容积测定、尿道压力分布测定、括约肌肌电图等。

（五）影像尿动力学检查

该检查是在膀胱测压显示和记录尿动力学参数的同时，显示和摄录 X 线透视或 B 超的下尿路动态变化图形。

（六）中医学评定

需对本病中医证型进行评定，主要包括肾阳衰惫型、膀胱湿热型、肺热壅盛型、浊瘀阻塞型、脾气不升型、肝郁气滞型。

三、康复治疗

治疗原则是控制和消除尿路感染，使膀胱具有适当的排空能力和控尿能力，减少残余尿量、保护肾脏功能。

（一）导尿

1. 留置性导尿　是神经源性膀胱常用的治疗方法，但是容易引起感染，需每隔 1～4 周更换一次尿管。早期导尿引流以持续性导尿为主，1 周后每 3～4 小时开放一次，每次排放量在 300～400 mL 为宜。

2. 间歇性导尿　又称清洁导尿，可使膀胱周期性扩张与排空，刺激膀胱功能恢复，大大减少感染等并发症的发生率。对于逼尿肌反射不能、反射亢进型运动神经元损伤，及逼尿肌外括约肌协同失调、膀胱输尿管反流和肾积水等，都可通过适当的间歇导尿得到妥善处理。脊髓损伤患者初期即可进行间歇性导尿，是最安全的膀胱引流法。

间歇性导尿期间每日摄入液体量 2000 mL 左右，早、中、晚各 400 mL 左右，另可在上午、下午和睡前各饮 200 mL。一般 4～6 小时导尿 1 次，每日不超过 6 次，每次导尿量为 300～500 mL，残余尿量在 80～100 mL 以下时可停止导尿。在间歇性导尿期间，每 1～2 周复查一次尿常规，如有感染迹象应给予抗感染治疗。

（二）膀胱功能训练

膀胱功能训练是通过各种手法或物理方法进行刺激，从而提高膀胱排尿功能，达到自行排尿的常用方法。物理因子治疗包括电刺激疗法、超短波疗法、生物反馈疗法、磁刺激法等重建膀胱的排尿功能。

临床应及早对神经源性膀胱尿道功能障碍的患者进行训练，禁忌者包括膀胱输尿管反流、肾积水、肾盂肾炎患者，对于泌尿系统感染、结石和高血压、糖尿病、冠心病患者则应慎用。

常用的膀胱训练方法包括：

1. 耻骨上区轻叩法　用手指轻叩耻骨上区，引起逼尿肌收缩，从而产生排尿。此法常用于逼尿肌反射亢进患者。

2. 屏气法（valsava 法排尿）　患者身体前倾，快速呼吸 3 ~ 4 次后，做一次深吸气，然后屏住呼吸，向下用力做排便动作。用增加腹内压的方法增加膀胱压力，这样反复间断数次，直到没有尿液排出为止。痔疮、疝气患者慎用此法，膀胱输尿管反流患者禁用此法。

3. 扳机点法　在腰骶神经节段区找扳机点，通过反复挤捏阴茎（阴蒂）、牵拉阴毛，在耻骨上区、会阴部和大腿内侧持续有节奏地轻敲等，诱导反射性膀胱排尿。此法常用于骶髓以上神经病变的患者。

4. Crede 手法　患者取前倾坐位，用拳头由脐部深按压向耻骨方向滚动，注意避免耻骨上加压使尿液反流引起肾盂积水。伴有认知障碍患者要定时排尿，每隔 2 ~ 5 天排尿间隔时间增加 10 ~ 15 分钟，直至达到合理的间隔时间为止。

（三）集尿器的使用

外部集尿器装置主要用于各种类型的尿失禁患者，使用时须勤清洗、勤更换。常见的问题为不易固定而滑脱，使用不当可引起皮肤过敏、感染溃疡、坏死等并发症。

（四）阴部神经阻滞术

尿道外括约肌受阴部神经支配。阴部神经阻滞术可使外括约肌松弛、张力降低、尿道阻力降低，因此常与膀胱训练配合使用。

（五）药物疗法

抗胆碱能类药物（如羟丁酸）可抑制逼尿肌收缩增加膀胱容量；α 肾上腺素能药物或 β 肾上腺素能阻滞剂（麻黄素、丙米嗪）可增加膀胱括约肌收缩，提高尿道出口阻力；胆碱酯酶抑制剂（吡啶斯的明）可加强逼尿肌收缩，增加膀胱内压，促进膀胱排空；α 肾上腺素能阻滞剂（酚苄酮、高特灵等）可抑制膀胱括约肌收缩，降低尿道出口阻力；平滑肌松弛剂和骨骼肌松弛剂（巴氯酚）等药物可以降低尿道外括约肌张力。对膀胱外括约肌痉挛者还可以采用肉毒毒素注射缓解痉挛。当保守治疗无效时应考虑外科手术治疗。

（六）中医康复治疗

1. 中药　临床上根据患者不同证型辨证口服中药。如肾阳衰惫型，予济生肾气丸加减；膀胱湿热型，予八正散加减；肺热壅盛型，予清肺饮加减；浊瘀阻塞型，予代抵当丸加减；脾气不升型，予补中益气汤合春泽汤加减；肝郁气滞型，予沉香散加减。

2. 针刺　主穴常取次髎、会阳，临床上根据患者情况，采用不同的配穴。如膀胱湿热型，配以中极、阴陵泉等穴；脾气不升型，配以脾俞、太渊、三阴交、足三里等穴；气虚血瘀型，配以膈俞、肝俞、肾俞、气海、委阳等穴；肾阳虚衰型，配以肾俞、太溪、气海等穴。

3. 灸法　可取神庭、百会、风府为主穴，配大椎、身柱、至阳、筋缩、脊中、悬枢、命门、腰阳关、长强等督脉穴位施灸。

4. 其他疗法

（1）耳针法　取肾、膀胱、肺、肝、脾、三焦、交感、神门、皮质下、腰骶椎等耳穴，每次选 3～5 穴，毫针中强刺激，或用埋针法、压丸法。

（2）穴位贴敷法　取神阙穴，用葱白、冰片、田螺或鲜青蒿、甘草、甘遂各适量，混合捣烂后敷于脐部，外用纱布固定，加热敷。

第五节　神经源性肠道

一、概述

（一）定义

神经源性肠道是指支配肠道的中枢或周围神经结构受损或功能紊乱导致的排便功能障碍，表现为便秘、大便失禁等肠道并发症。如果康复和护理不当，可使患者的生活质量严重下降，由此导致的感染等并发症会危及生命。正常排便时，其排便指令由皮质经过脊髓下达到位于 $S_{2\sim4}$ 的排便中枢，使整个大肠产生集团运动，将肠内容物推送至乙状结肠，再至直肠。脊髓损伤影响了神经系统的传导通路，形成神经源性肠道，导致排便困难、腹胀、腹泻甚至大便失禁等症状。本病属中医学"便秘""泄泻"范畴，病位主要在肾与大肠。

（二）分类

临床上根据骶髓反射是否存在，将排便障碍分为两型：上运动神经元病变导致的肠道功能障碍和下运动神经元病变导致的肠道功能障碍。前者是由 $S_{2\sim4}$ 节段以上的中枢神经病变引起，主要表现为机械性刺激结肠或直肠可以诱发脊髓排便反射、肛门静息张力增加而导致协调运动受损、便秘或腹胀。后者主要是由支配肛门括约肌的下运动神经元或外周神经病变引起，主要表现为脊髓排便反射消失、无便意，肛门静息张力降低等。

（三）临床特征

临床特征包括排便困难、排便时间延长、排便疼痛、便秘、腹泻、计划外的排便等，主要以便秘和大便失禁为主。

1. 便秘　是指比健康时排便困难、排便次数减少，严重时出现肠型和痉挛性腹痛，在直肠和腹部触诊中可触及移动性粪块。长期卧床而没有床上排便习惯者更容易发生，脑卒中患者在绝对卧床的急性期易发生便秘，脊髓损伤者因排便反射障碍易出现麻痹性肠梗阻。

2. 失禁　指大便排出时患者因感觉或意识的原因而不能感知。

二、康复评定

（一）病史及体格检查

对患者肠道功能进行详细的系统评定，对神经源性肠道的康复治疗及随访具有重要的意义。在评定之前应全面了解患者所患疾病及发病前后的肠道功能和排便模式，如完成排便所需的时间、排便频率、大便的性状等。另外，需了解有无使用直肠刺激、有无计划外排便、有无使用诱发排便的食物及影响肠道功能的药物史等；需通过直肠指诊及辅助检查对患者的肌力及肌张力、感觉损伤平面、球海绵体肌反射、提睾反射、肛门反射、自主收缩进行检查。

（二）其他检查

可进行肛肠测压试验、盆底肌电图检查、排便录像造影、肛门自制功能试验、直肠动力学检查等。

（三）中医学评定

需对本病的中医证型进行评定：

1. 便秘 通过辨其虚实进行评定。实者，包括热秘、冷秘、气秘；虚者，包括气虚秘、血虚秘、阴虚秘、阳虚秘。

2. 泄泻 根据临床症状的不同进行评定，分为脾胃虚弱证、脾气下陷证、肾阳虚衰证。

三、康复治疗

应根据患者的具体情况进行适当的调整，降低患者便秘或大便失禁的发生率，降低对药物的依赖性，帮助患者建立胃结肠反射、直结肠反射、直肠肛门反射，使患者在社会活动时间内能控制排便。

（一）肠道功能训练

1. 建立适合患者的排便习惯，排便时选择合适的体位有助于患者排便。当排便困难增加时也可通过手指直肠刺激诱发肛门反射，帮助排便。参照患者既往饮食及排便习惯，制定合理的饮食结构，适量饮水，多食高纤维食物、高容积等食物。以上方法不能取得效果时也可选取灌肠或药物治疗等。

2. 根据患者自身情况进行每日站立和肌肉活动，增加肠道蠕动，防止便秘。

3. 进行盆底肌训练（缩肛运动），每日缩肛、提肛 10～20 次，练习 4～6 次，以促进盆底肌功能恢复。

4. 排便前可进行腹部推拿以刺激肠蠕动。

（二）外科治疗

临床上常用的手术方法是结肠造口术或回肠造口术，但手术治疗神经性肠道的临床效果有限，且有肠梗阻、造口脱垂等并发症发生。且必须严格掌控手术指征，尊重患者自身的意愿。

（三）物理因子治疗

1. 电刺激 包括干扰电或直肠内电刺激，可刺激直肠和括约肌同时收缩，刺激停止后肛门外括约肌立即舒张，从而引发排便。

2. 生物反馈治疗 采用肌电生物反馈可以改善直肠和盆底部肌肉功能，放松痉挛肌肉，提高无力肌收缩。

（四）其他治疗

1. 可适当给予直肠收敛性药物、直肠动力控制药物，对于合并直肠炎症的患者需注意抗感染治疗。

2.适当选用胃肠蠕动刺激剂、粪便软化剂和缓泻剂，但应注意用量要根据患者具体情况而定，不可长期使用。

3.直肠灌肠和排气。在通便药效果不佳且大便干结、量大、排出困难时，可以用肥皂水灌肠。肠道积气过多，可以插管排气，以缓解腹胀。

4.也可使患者学会自我调控情绪，以配合治疗师顺利完成直肠功能训练和相关的直肠清洁护理。

5.Brindley 型骶神经前根（$S_{1\sim4}$）刺激。该刺激器除了可以诱发排尿反射外，还可用于诱发排便。刺激时直肠括约肌同时收缩；刺激停止后，肛门外括约肌立即舒张，而直肠则缓慢松弛，引起自发性排便。

（五）中医康复治疗

1.中药

（1）便秘 ①热秘：麻子仁丸加减。②冷秘：温脾汤加减。③气虚秘：黄芪汤加减等。④血虚秘：润肠丸加减。⑤阴虚秘：增液汤加减。⑥阳虚秘：济川煎加减。⑦气秘：六磨汤加减。

（2）泄泻 ①脾胃虚弱证：参苓白术散加减。②脾气下陷证：补中益气汤加减。③肾阳虚衰证：四神丸加减。

2.针刺

（1）便秘 主穴取天枢、支沟、水道、归来、丰隆。①热秘者：加合谷、内庭。②气秘者：加太冲、中脘。③虚秘者：加脾俞、气海。④冷秘：加关元、神阙。

（2）泄泻 主穴取神阙、天枢、大肠俞、上巨虚、三阴交。①脾胃虚弱证：加脾俞、足三里。②脾气下陷证：加百会、太白。③肾阳亏虚证：加肾俞、命门、关元。

3.灸法 隔盐灸或隔姜灸神阙穴可用于本病的治疗。

4.推拿 穴位多选用足三里、三阴交、支沟、天枢、合谷等，采用点按法或指揉法，便秘者采用顺时针摩腹，泄泻者采用逆时针摩腹。

5.传统功法 可应用太极拳、柔力球、八段锦等运动方式进行身心调节。

第六节 局部感染

一、概述

（一）定义

感染是由病原体入侵、滞留与繁殖所引起的炎症反应，病原体包括病毒、细菌、真菌与寄生虫等。局部感染属中医学"疮疡"的范畴。临床常见病因主要为局部皮肤黏膜有病损或破损、管腔阻塞内容物淤积、局部组织血流障碍、全身性抗感染能力降低等。

（二）感染的分类

按病菌种类可分为由金黄色葡萄球菌、溶血性链球菌、大肠埃希菌、变形杆菌、铜绿假单胞菌等引起的非特异性感染，和由结核分枝杆菌、破伤风梭菌、产气荚膜梭菌、炭疽杆菌、念珠菌等致病菌引起的特异性感染。按病程可分为急性、亚急性及慢性感染三种。

（三）临床特征

1. 局部症状　大部分感染常为混合感染，多数有明显而典型的局部症状，表现为红、肿、热、痛和功能障碍。

2. 器官 – 系统功能障碍　感染侵及某一器官时，该器官或系统可出现功能异常。

3. 全身症状　感染轻微时可无全身症状，感染重时常有发热、乏力、周身不适、食欲减退等表现。严重脓毒症时可出现神志不清、尿少，甚至出现休克。

二、康复评定

（一）病史及体格检查

全面了解患者的一般情况及患者的既往病史（是否有外伤史、手术史等；是否有糖尿病、足癣、溃疡等），以及是否伴有全身症状；局部红、肿、热、痛的部位、范围、程度，触诊是否有压痛、肿块或硬结及波动感，区域淋巴结是否肿大等。

（二）临床伤口评估

临床伤口评估包括伤口面积、伤口体积、伤口外观、灌注评估及压力和剪切力评估。慢性伤口评估应每周或每两周实施一次，以记录治疗的效果并及时调整治疗方案。

（三）实验室检查

根据病情需要，可选择血常规、肝功能、血糖等检查。必要时取脓液、血、尿、痰或穿刺液做细菌培养及药敏试验。

（四）影像学检查

主要用于深部组织感染，包括超声检查、X 线、CT、MRI 等。

（五）中医学评定

根据机体正邪交争变化可将疮疡分为三期：第一期为疮疡初步形成时，即疮疡初期；第二期为热毒内陷的成脓期；第三期为疮疡后期，即溃疡期。

三、康复治疗

（一）软组织化脓性感染

1. 早期浸润阶段

（1）紫外线照射　多用于较表浅的炎症，具有消炎杀菌镇痛的作用。

（2）毫米波治疗　可以促进血液循环，消炎消肿止痛，治疗时应注意防止剂量过大。

（3）抗感染药物的应用　较轻或局限的感染可不用或口服抗菌药物；范围较大或扩散趋势的感染，需全身用药。应根据细菌培养与药敏试验结果选用有效药物。以清热解毒为主的中药，也有抗感染作用。

（4）中医康复疗法　火罐疗法也可用于感染早期或帮助排脓。

2. 化脓坏死阶段　此阶段的坏死已不可逆转。可以应用较大剂量超短波、红外线等治疗，以促使组织坏死液化，加速脓肿形成，形成脓肿后可行手术切开引流。

3. 吸收修复阶段　微热量超短波、亚红斑量紫外线、氦氖激光、红外线、微波等治疗均可加速组织修复愈合。

4. 慢性迁延阶段　可采用红外线、激光、微波等治疗加强局部血液循环，改善组织营养，提高免疫力，促进炎症完全吸收。也可采用运动疗法和按摩与温热疗法相结合应用，增进关节活动功能。

5. 溃疡、窦道、瘘管　在除外结核等特异性感染和癌变后可进行物理治疗。

（二）骨关节化脓性感染

化脓性骨髓炎、化脓性关节炎可在应用抗感染药物的同时及早进行物理治疗。首选超短波，以缓解疼痛、消散水肿、减少渗出，增加药物在局部的吸收及促使炎症局限消散。急性期先用无热量，炎症静止后采用微热量，也可使用电抗菌药物离子导入疗法。为防止关节内粘连，改善关节功能，在对病变关节进行有效的局部治疗后，可进行适当被动运动；局部炎症消退后，尽早开始主动运动，以改善关节活动度、增强肌力。

（三）内脏器官化脓性感染

内脏器官炎症感染的部位较深，在急性期全身中毒症状消失后，即可采用无热量超短波治疗；炎症局限后改用微热量治疗，疗程可稍长。

（四）炎症后遗症

1. 肥厚型瘢痕　伤口感染持续越久，所遗留的瘢痕往往越肥厚，不但影响美观，还会造成局部活动功能障碍，应早期进行康复治疗。

（1）蜡疗、红外线等温热疗法　有改善血液循环、软化瘢痕的作用。

（2）音频电、调制中频电、直流电碘离子导入等治疗　有较好的消散粘连、阻止结缔组织增生、软化瘢痕及止痛止痒的作用。

（3）超声波治疗　具有消炎、消肿、松解粘连、软化瘢痕的作用。

（4）运动疗法　关节活动受限者应进行运动疗法，可减轻瘢痕挛缩，改善关节活动功能。

（5）磁疗　具有消炎、消肿、减轻瘢痕粘连、促进骨质生长等作用。

（6）推拿　具有改善血液循环、软化瘢痕的作用，常与温热疗法、运动疗法结合应用。

（7）压力衣的应用　预防瘢痕增生。

2. 关节挛缩　关节感染制动易致关节囊和韧带肥厚、粘连，而致关节挛缩，故应积极治疗。

（1）蜡疗、红外线等温热疗法　可改善血液循环，阻止关节挛缩的发展。

（2）音频电、调制中频电、超声波等治疗　有预防纤维增生、消散粘连的作用。

（3）运动疗法与推拿　与温热疗法结合应用可增进关节活动功能。

3. 腹腔内粘连　腹腔感染治愈后应尽早开始康复治疗，以减轻或防止粘连的形成。

（1）蜡疗、红外线　可改善血液循环，缓解腹胀、腹痛等症状。

（2）音频电、干扰电、调制中频电疗　具有消散粘连、缓解疼痛的作用。

（3）呼吸运动、腹肌锻炼、腹部按摩及下肢活动　有利于预防粘连的形成，改善消化功能。

4. 胸膜粘连　病情初步控制后即应指导患者进行呼吸训练，加大胸廓活动度，防止粘连形成。粘连已形成时，可进行吹瓶等有阻力的呼吸训练。胸膜粘连的物理因子治疗，可根据粘连部位选择相应的方法，但心前区禁用中频电疗。

（五）中医康复治疗

疮疡的中医治疗需内外治相结合。

疮疡的内治法为消、托、补。在疮疡初期尚未成脓时，用消法使之消散，针对不同病因采用清热解毒、和营行瘀、行气、解表、温通、祛湿等治法，其中清热解毒为疮疡最常用的治法；中期疮疡脓成不溃或脓出不畅，用托法以托毒外出；后期正气虚弱用益气养血、滋阴助阳等补法治之。

疮疡外治法初期宜箍毒消肿；中期宜切开排脓；后期宜提脓祛腐。

【复习思考题】

1. 常用的疼痛评定方法有哪些？
2. 痉挛的临床特征是什么？
3. 治疗痉挛可以使用的物理治疗方法有哪些？
4. 压疮常用分级标准包括哪些？
5. 如何预防压疮？
6. 针对神经源性膀胱的康复治疗中，膀胱功能训练的方法包括哪些？
7. 神经源性肠道的临床分类有哪些？
8. 软组织化脓性感染的康复治疗可以分为哪几个阶段？请简要描述治疗内容。

主要参考书目

1. 黄晓琳，燕铁斌. 康复医学. 5 版. 北京：人民卫生出版社，2013.

2. 励建安，江钟立. 康复医学. 3 版. 北京：科学出版社，2016.

3. 柴铁劬. 康复医学. 上海：上海科学技术出版社，2008.

4. 金荣疆，张宏. 物理治疗学. 北京：人民卫生出版社，2012.

5. 胡军. 作业治疗学. 北京：人民卫生出版社，2013.

6. 万萍. 言语治疗学. 北京：人民卫生出版社，2013.

7. 皮邵文，由广旭. 作业治疗——康复治疗技术理论与实践. 北京：人民卫生出版社，2006.

8. 王玉龙. 康复功能评定学. 北京：人民卫生出版社，2013.

9. 唐强，张安仁. 临床康复学. 北京：人民卫生出版社，2012.

10. 邓倩. 临床康复学. 北京：人民卫生出版社，2014.

11. 陈立典，吴毅. 临床疾病康复学. 北京：科学出版社，2010.

12. 倪朝民. 神经康复学. 北京：人民卫生出版社，2013.

13. 吴江，贾建平. 神经病学. 3 版. 北京：人民卫生出版社，2015.

14. 吴勉华，王新月. 中医内科学. 北京：中国中医药出版社，2012.

全国中医药行业高等教育"十四五"规划教材
全国高等中医药院校规划教材（第十一版）

教材目录

注：凡标☆号者为"核心示范教材"。

（一）中医学类专业

序号	书 名	主 编		主编所在单位	
1	中国医学史	郭宏伟	徐江雁	黑龙江中医药大学	河南中医药大学
2	医古文	王育林	李亚军	北京中医药大学	陕西中医药大学
3	大学语文	黄作阵		北京中医药大学	
4	中医基础理论☆	郑洪新	杨 柱	辽宁中医药大学	贵州中医药大学
5	中医诊断学☆	李灿东	方朝义	福建中医药大学	河北中医药大学
6	中药学☆	钟赣生	杨柏灿	北京中医药大学	上海中医药大学
7	方剂学☆	李 冀	左铮云	黑龙江中医药大学	江西中医药大学
8	内经选读☆	翟双庆	黎敬波	北京中医药大学	广州中医药大学
9	伤寒论选读☆	王庆国	周春祥	北京中医药大学	南京中医药大学
10	金匮要略☆	范永升	姜德友	浙江中医药大学	黑龙江中医药大学
11	温病学☆	谷晓红	马 健	北京中医药大学	南京中医药大学
12	中医内科学☆	吴勉华	石 岩	南京中医药大学	辽宁中医药大学
13	中医外科学☆	陈红风		上海中医药大学	
14	中医妇科学☆	冯晓玲	张婷婷	黑龙江中医药大学	上海中医药大学
15	中医儿科学☆	赵 霞	李新民	南京中医药大学	天津中医药大学
16	中医骨伤科学☆	黄桂成	王拥军	南京中医药大学	上海中医药大学
17	中医眼科学	彭清华		湖南中医药大学	
18	中医耳鼻咽喉科学	刘 蓬		广州中医药大学	
19	中医急诊学☆	刘清泉	方邦江	首都医科大学	上海中医药大学
20	中医各家学说☆	尚 力	戴 铭	上海中医药大学	广西中医药大学
21	针灸学☆	梁繁荣	王 华	成都中医药大学	湖北中医药大学
22	推拿学☆	房 敏	王金贵	上海中医药大学	天津中医药大学
23	中医养生学	马烈光	章德林	成都中医药大学	江西中医药大学
24	中医药膳学	谢梦洲	朱天民	湖南中医药大学	成都中医药大学
25	中医食疗学	施洪飞	方 泓	南京中医药大学	上海中医药大学
26	中医气功学	章文春	魏玉龙	江西中医药大学	北京中医药大学
27	细胞生物学	赵宗江	高碧珍	北京中医药大学	福建中医药大学

序号	书名	主编		主编所在单位	
28	人体解剖学	邵水金		上海中医药大学	
29	组织学与胚胎学	周忠光	汪涛	黑龙江中医药大学	天津中医药大学
30	生物化学	唐炳华		北京中医药大学	
31	生理学	赵铁建	朱大诚	广西中医药大学	江西中医药大学
32	病理学	刘春英	高维娟	辽宁中医药大学	河北中医药大学
33	免疫学基础与病原生物学	袁嘉丽	刘永琦	云南中医药大学	甘肃中医药大学
34	预防医学	史周华		山东中医药大学	
35	药理学	张硕峰	方晓艳	北京中医药大学	河南中医药大学
36	诊断学	詹华奎		成都中医药大学	
37	医学影像学	侯键	许茂盛	成都中医药大学	浙江中医药大学
38	内科学	潘涛	戴爱国	南京中医药大学	湖南中医药大学
39	外科学	谢建兴		广州中医药大学	
40	中西医文献检索	林丹红	孙玲	福建中医药大学	湖北中医药大学
41	中医疫病学	张伯礼	吕文亮	天津中医药大学	湖北中医药大学
42	中医文化学	张其成	臧守虎	北京中医药大学	山东中医药大学
43	中医文献学	陈仁寿	宋咏梅	南京中医药大学	山东中医药大学
44	医学伦理学	崔瑞兰	赵丽	山东中医药大学	北京中医药大学
45	医学生物学	詹秀琴	许勇	南京中医药大学	成都中医药大学
46	中医全科医学概论	郭栋	严小军	山东中医药大学	江西中医药大学
47	卫生统计学	魏高文	徐刚	湖南中医药大学	江西中医药大学
48	中医老年病学	王飞	张学智	成都中医药大学	北京大学医学部
49	医学遗传学	赵丕文	卫爱武	北京中医药大学	河南中医药大学
50	针刀医学	郭长青		北京中医药大学	
51	腧穴解剖学	邵水金		上海中医药大学	
52	神经解剖学	孙红梅	申国明	北京中医药大学	安徽中医药大学
53	医学免疫学	高永翔	刘永琦	成都中医药大学	甘肃中医药大学
54	神经定位诊断学	王东岩		黑龙江中医药大学	
55	中医运气学	苏颖		长春中医药大学	
56	实验动物学	苗明三	王春田	河南中医药大学	辽宁中医药大学
57	中医医案学	姜德友	方祝元	黑龙江中医药大学	南京中医药大学
58	分子生物学	唐炳华	郑晓珂	北京中医药大学	河南中医药大学

（二）针灸推拿学专业

序号	书名	主编		主编所在单位	
59	局部解剖学	姜国华	李义凯	黑龙江中医药大学	南方医科大学
60	经络腧穴学☆	沈雪勇	刘存志	上海中医药大学	北京中医药大学
61	刺法灸法学☆	王富春	岳增辉	长春中医药大学	湖南中医药大学
62	针灸治疗学☆	高树中	冀来喜	山东中医药大学	山西中医药大学
63	各家针灸学说	高希言	王威	河南中医药大学	辽宁中医药大学
64	针灸医籍选读	常小荣	张建斌	湖南中医药大学	南京中医药大学
65	实验针灸学	郭义		天津中医药大学	

序号	书　名	主　编	主编所在单位	
66	推拿手法学☆	周运峰	河南中医药大学	
67	推拿功法学☆	吕立江	浙江中医药大学	
68	推拿治疗学☆	井夫杰　杨永刚	山东中医药大学	长春中医药大学
69	小儿推拿学	刘明军　邰先桃	长春中医药大学	云南中医药大学

（三）中西医临床医学专业

序号	书　名	主　编	主编所在单位	
70	中外医学史	王振国　徐建云	山东中医药大学	南京中医药大学
71	中西医结合内科学	陈志强　杨文明	河北中医药大学	安徽中医药大学
72	中西医结合外科学	何清湖	湖南中医药大学	
73	中西医结合妇产科学	杜惠兰	河北中医药大学	
74	中西医结合儿科学	王雪峰　郑健	辽宁中医药大学	福建中医药大学
75	中西医结合骨伤科学	詹红生　刘军	上海中医药大学	广州中医药大学
76	中西医结合眼科学	段俊国　毕宏生	成都中医药大学	山东中医药大学
77	中西医结合耳鼻咽喉科学	张勤修　陈文勇	成都中医药大学	广州中医药大学
78	中西医结合口腔科学	谭劲	湖南中医药大学	
79	中药学	周祯祥　吴庆光	湖北中医药大学	广州中医药大学
80	中医基础理论	战丽彬　章文春	辽宁中医药大学	江西中医药大学
81	针灸推拿学	梁繁荣　刘明军	成都中医药大学	长春中医药大学
82	方剂学	李冀　季旭明	黑龙江中医药大学	浙江中医药大学
83	医学心理学	李光英　张斌	长春中医药大学	湖南中医药大学
84	中西医结合皮肤性病学	李斌　陈达灿	上海中医药大学	广州中医药大学
85	诊断学	詹华奎　刘潜	成都中医药大学	江西中医药大学
86	系统解剖学	武煜明　李新华	云南中医药大学	湖南中医药大学
87	生物化学	施红　贾连群	福建中医药大学	辽宁中医药大学
88	中西医结合急救医学	方邦江　刘清泉	上海中医药大学	首都医科大学
89	中西医结合肛肠病学	何永恒	湖南中医药大学	
90	生理学	朱大诚　徐颖	江西中医药大学	上海中医药大学
91	病理学	刘春英　姜希娟	辽宁中医药大学	天津中医药大学
92	中西医结合肿瘤学	程海波　贾立群	南京中医药大学	北京中医药大学
93	中西医结合传染病学	李素云　孙克伟	河南中医药大学	湖南中医药大学

（四）中药学类专业

序号	书　名	主　编	主编所在单位	
94	中医学基础	陈晶　程海波	黑龙江中医药大学	南京中医药大学
95	高等数学	李秀昌　邵建华	长春中医药大学	上海中医药大学
96	中医药统计学	何雁	江西中医药大学	
97	物理学	章新友　侯俊玲	江西中医药大学	北京中医药大学
98	无机化学	杨怀霞　吴培云	河南中医药大学	安徽中医药大学
99	有机化学	林辉	广州中医药大学	
100	分析化学（上）（化学分析）	张凌	江西中医药大学	

序号	书 名	主编		主编所在单位	
101	分析化学（下）（仪器分析）	王淑美		广东药科大学	
102	物理化学	刘 雄	王颖莉	甘肃中医药大学	山西中医药大学
103	临床中药学☆	周祯祥	唐德才	湖北中医药大学	南京中医药大学
104	方剂学	贾 波	许二平	成都中医药大学	河南中医药大学
105	中药药剂学☆	杨 明		江西中医药大学	
106	中药鉴定学☆	康廷国	闫永红	辽宁中医药大学	北京中医药大学
107	中药药理学☆	彭 成		成都中医药大学	
108	中药拉丁语	李 峰	马 琳	山东中医药大学	天津中医药大学
109	药用植物学☆	刘春生	谷 巍	北京中医药大学	南京中医药大学
110	中药炮制学☆	钟凌云		江西中医药大学	
111	中药分析学☆	梁生旺	张 彤	广东药科大学	上海中医药大学
112	中药化学☆	匡海学	冯卫生	黑龙江中医药大学	河南中医药大学
113	中药制药工程原理与设备	周长征		山东中医药大学	
114	药事管理学☆	刘红宁		江西中医药大学	
115	本草典籍选读	彭代银	陈仁寿	安徽中医药大学	南京中医药大学
116	中药制药分离工程	朱卫丰		江西中医药大学	
117	中药制药设备与车间设计	李 正		天津中医药大学	
118	药用植物栽培学	张永清		山东中医药大学	
119	中药资源学	马云桐		成都中医药大学	
120	中药产品与开发	孟宪生		辽宁中医药大学	
121	中药加工与炮制学	王秋红		广东药科大学	
122	人体形态学	武煜明	游言文	云南中医药大学	河南中医药大学
123	生理学基础	于远望		陕西中医药大学	
124	病理学基础	王 谦		北京中医药大学	
125	解剖生理学	李新华	于远望	湖南中医药大学	陕西中医药大学
126	微生物学与免疫学	袁嘉丽	刘永琦	云南中医药大学	甘肃中医药大学
127	线性代数	李秀昌		长春中医药大学	
128	中药新药研发学	张永萍	王利胜	贵州中医药大学	广州中医药大学
129	中药安全与合理应用导论	张 冰		北京中医药大学	
130	中药商品学	闫永红	蒋桂华	北京中医药大学	成都中医药大学

（五）药学类专业

序号	书 名	主 编		主编所在单位	
131	药用高分子材料学	刘 文		贵州医科大学	
132	中成药学	张金莲	陈 军	江西中医药大学	南京中医药大学
133	制药工艺学	王 沛	赵 鹏	长春中医药大学	陕西中医药大学
134	生物药剂学与药物动力学	龚慕辛	贺福元	首都医科大学	湖南中医药大学
135	生药学	王喜军	陈随清	黑龙江中医药大学	河南中医药大学
136	药学文献检索	章新友	黄必胜	江西中医药大学	湖北中医药大学
137	天然药物化学	邱 峰	廖尚高	天津中医药大学	贵州医科大学
138	药物合成反应	李念光	方 方	南京中医药大学	安徽中医药大学

序号	书 名	主 编		主编所在单位	
139	分子生药学	刘春生	袁 媛	北京中医药大学	中国中医科学院
140	药用辅料学	王世宇	关志宇	成都中医药大学	江西中医药大学
141	物理药剂学	吴 清		北京中医药大学	
142	药剂学	李范珠	冯年平	浙江中医药大学	上海中医药大学
143	药物分析	俞 捷	姚卫峰	云南中医药大学	南京中医药大学

（六）护理学专业

序号	书 名	主 编		主编所在单位	
144	中医护理学基础	徐桂华	胡 慧	南京中医药大学	湖北中医药大学
145	护理学导论	穆 欣	马小琴	黑龙江中医药大学	浙江中医药大学
146	护理学基础	杨巧菊		河南中医药大学	
147	护理专业英语	刘红霞	刘 娅	北京中医药大学	湖北中医药大学
148	护理美学	余雨枫		成都中医药大学	
149	健康评估	阚丽君	张玉芳	黑龙江中医药大学	山东中医药大学
150	护理心理学	郝玉芳		北京中医药大学	
151	护理伦理学	崔瑞兰		山东中医药大学	
152	内科护理学	陈 燕	孙志岭	湖南中医药大学	南京中医药大学
153	外科护理学	陆静波	蔡恩丽	上海中医药大学	云南中医药大学
154	妇产科护理学	冯 进	王丽芹	湖南中医药大学	黑龙江中医药大学
155	儿科护理学	肖洪玲	陈偶英	安徽中医药大学	湖南中医药大学
156	五官科护理学	喻京生		湖南中医药大学	
157	老年护理学	王 燕	高 静	天津中医药大学	成都中医药大学
158	急救护理学	吕 静	卢根娣	长春中医药大学	上海中医药大学
159	康复护理学	陈锦秀	汤继芹	福建中医药大学	山东中医药大学
160	社区护理学	沈翠珍	王诗源	浙江中医药大学	山东中医药大学
161	中医临床护理学	裘秀月	刘建军	浙江中医药大学	江西中医药大学
162	护理管理学	全小明	柏亚妹	广州中医药大学	南京中医药大学
163	医学营养学	聂 宏	李艳玲	黑龙江中医药大学	天津中医药大学
164	安宁疗护	邸淑珍	陆静波	河北中医药大学	上海中医药大学
165	护理健康教育	王 芳		成都中医药大学	
166	护理教育学	聂 宏	杨巧菊	黑龙江中医药大学	河南中医药大学

（七）公共课

序号	书 名	主 编		主编所在单位	
167	中医学概论	储全根	胡志希	安徽中医药大学	湖南中医药人学
168	传统体育	吴志坤	邵玉萍	上海中医药大学	湖北中医药大学
169	科研思路与方法	刘 涛	商洪才	南京中医药大学	北京中医药大学
170	大学生职业发展规划	石作荣	李 玮	山东中医药大学	北京中医药大学
171	大学计算机基础教程	叶 青		江西中医药大学	
172	大学生就业指导	曹世奎	张光霁	长春中医药大学	浙江中医药大学

序号	书 名	主 编		主编所在单位	
173	医患沟通技能	王自润	殷 越	大同大学	黑龙江中医药大学
174	基础医学概论	刘黎青	朱大诚	山东中医药大学	江西中医药大学
175	国学经典导读	胡 真	王明强	湖北中医药大学	南京中医药大学
176	临床医学概论	潘 涛	付 滨	南京中医药大学	天津中医药大学
177	Visual Basic 程序设计教程	闫朝升	曹 慧	黑龙江中医药大学	山东中医药大学
178	SPSS 统计分析教程	刘仁权		北京中医药大学	
179	医学图形图像处理	章新友	孟昭鹏	江西中医药大学	天津中医药大学
180	医药数据库系统原理与应用	杜建强	胡孔法	江西中医药大学	南京中医药大学
181	医药数据管理与可视化分析	马星光		北京中医药大学	
182	中医药统计学与软件应用	史周华	何 雁	山东中医药大学	江西中医药大学

（八）中医骨伤科学专业

序号	书 名	主 编		主编所在单位	
183	中医骨伤科学基础	李 楠	李 刚	福建中医药大学	山东中医药大学
184	骨伤解剖学	侯德才	姜国华	辽宁中医药大学	黑龙江中医药大学
185	骨伤影像学	栾金红	郭会利	黑龙江中医药大学	河南中医药大学洛阳平乐正骨学院
186	中医正骨学	冷向阳	马 勇	长春中医药大学	南京中医药大学
187	中医筋伤学	周红海	于 栋	广西中医药大学	北京中医药大学
188	中医骨病学	徐展望	郑福增	山东中医药大学	河南中医药大学
189	创伤急救学	毕荣修	李无阴	山东中医药大学	河南中医药大学洛阳平乐正骨学院
190	骨伤手术学	童培建	曾意荣	浙江中医药大学	广州中医药大学

（九）中医养生学专业

序号	书 名	主 编		主编所在单位	
191	中医养生文献学	蒋力生	王 平	江西中医药大学	湖北中医药大学
192	中医治未病学概论	陈涤平		南京中医药大学	
193	中医饮食养生学	方 泓		上海中医药大学	
194	中医养生方法技术学	顾一煌	王金贵	南京中医药大学	天津中医药大学
195	国医养生学导论	马烈光	樊 旭	成都中医药大学	辽宁中医药大学
196	中医运动养生学	章文春	邬建卫	江西中医药大学	成都中医药大学

（十）管理学类专业

序号	书 名	主 编		主编所在单位	
197	卫生法学	田 侃	冯秀云	南京中医药大学	山东中医药大学
198	社会医学	王素珍	杨 义	江西中医药大学	成都中医药大学
199	管理学基础	徐爱军		南京中医药大学	
200	卫生经济学	陈永成	欧阳静	江西中医药大学	陕西中医药大学
201	医院管理学	王志伟	翟理祥	北京中医药大学	广东药科大学
202	医药人力资源管理	曹世奎		长春中医药大学	
203	公共关系学	关晓光		黑龙江中医药大学	

序号	书名	主编	主编所在单位
204	卫生管理学	乔学斌　王长青	南京中医药大学　南京医科大学
205	管理心理学	刘鲁蓉　曾智	成都中医药大学　南京中医药大学
206	医药商品学	徐晶	辽宁中医药大学

（十一）康复医学类专业

序号	书名	主编	主编所在单位
207	中医康复学	王瑞辉　冯晓东	陕西中医药大学　河南中医药大学
208	康复评定学	张泓　陶静	湖南中医药大学　福建中医药大学
209	临床康复学	朱路文　公维军	黑龙江中医药大学　首都医科大学
210	康复医学导论	唐强　严兴科	黑龙江中医药大学　甘肃中医药大学
211	言语治疗学	汤继芹	山东中医药大学
212	康复医学	张宏　苏友新	上海中医药大学　福建中医药大学
213	运动医学	潘华山　王艳	广东潮州卫生健康职业学院　黑龙江中医药大学
214	作业治疗学	胡军　艾坤	上海中医药大学　湖南中医药大学
215	物理治疗学	金荣疆　王磊	成都中医药大学　南京中医药大学